只要青春
不要痘

主　编　杨　森
副主编　吕雪莲　崔　勇　潘炜华　梁燕华

人民卫生出版社

图书在版编目（CIP）数据

只要青春不要痘/杨森主编.—北京：人民卫生
出版社，2019
ISBN 978-7-117-28913-9

Ⅰ.①只… Ⅱ.①杨… Ⅲ.①痤疮-防治 Ⅳ.
①R758.73

中国版本图书馆 CIP 数据核字（2019）第 210257 号

人卫智网	www.ipmph.com	医学教育、学术、考试、健康， 购书智慧智能综合服务平台
人卫官网	www.pmph.com	人卫官方资讯发布平台

版权所有，侵权必究!

只要青春不要痘

主　　编：杨　森
出版发行：人民卫生出版社（中继线 010-59780011）
地　　址：北京市朝阳区潘家园南里 19 号
邮　　编：100021
E - mail：pmph @ pmph.com
购书热线：010-59787592　010-59787584　010-65264830
印　　刷：三河市潮河印业有限公司
经　　销：新华书店
开　　本：710×1000　1/16　印张：17
字　　数：277 千字
版　　次：2019 年 11 月第 1 版　2019 年 11 月第 1 版第 1 次印刷
标准书号：ISBN 978-7-117-28913-9
定　　价：79.00 元
打击盗版举报电话：010-59787491　E-mail：WQ @ pmph.com
（凡属印装质量问题请与本社市场营销中心联系退换）

主编简介

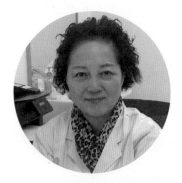

杨森

教授，一级主任医师

原卫生部突出贡献中青年专家，享受国务院特殊津贴。现为安徽翡睿皮肤医学研究院院长，担任中华医学会医学美容学分会常务委员兼激光美容学组组长，中国医师协会皮肤科医师分会常务委员，中华预防医学会皮肤病与性病预防与控制专业委员会副主任委员，中国医学装备协会皮肤病与皮肤美容分会护肤品和护肤材料组组长，中国化妆品科学技术专业委员会常务委员，中国康复医学会皮肤病康复专业委员会常务委员，中国整形美容协会激光美容专业委员会常务委员，中国中药协会皮肤病药物研究专业委员会常务委员兼研究指导专家，中华医学会皮肤性病学分会梅毒研究中心 PI，中华医学会安徽分会医学美学与美容学会主任委员，安徽省皮肤性病专科医疗联合体委员会主任委员，安徽省医学会皮肤性病学分会副主任委员，安徽省医学会常务理事，安徽医科大学第一附属医院化妆品不良反应监测中心主任，安徽省医疗美容质量控制中心主任。任《中华疾病控制杂志》副主编、《中华皮肤科杂志》编委、《中国皮肤性病杂志》常务编委、《临床皮肤科杂志》编委、《国际皮肤性病学杂志》编委等十余本专业杂志的编委。

主持"973 计划"前期研究专项 1 项,国家自然科学基金面上项目 4 项,作为主要完成人参与国家"九五""十五""十一五""863"计划项目、"973"计划项目、国家自然科学基金重点项目等项目研究。先后培养硕士、博士研究生 40 余人,其中两人破格晋升为教授,一人获得全国百篇优秀博士学位,两人获得全国百篇优秀博士学位论文提名奖,多人获安徽省优秀硕士论文。

从事皮肤性病专业临床、教学和科研工作 40 年。长期从事皮肤美容、性传播疾病及遗传性皮肤病的医教研工作。其中皮肤美容及性传播疾病的诊疗已与国际接轨,紧密跟踪国际发展前沿。获国家科技进步奖二等奖 1 次、中华医学科技奖一等奖 3 次、教育部自然科学奖一等奖 1 次、安徽省科学技术奖二等奖 1 次以及其他省部级科技奖三等奖 5 次等。荣获 2015 年"中国女医师协会第四届五洲女子科技奖"、2016 年中国首届"最美女医师奖"、2017 年"全国巾帼标兵"及 2018 年"安徽医师杰出成就奖"等光荣称号。

副主编简介

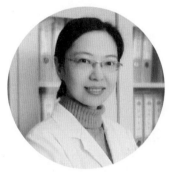

吕雪莲

教授，主任医师

首都医科大学附属北京安贞医院皮肤科主任医师。北京协和医学院皮肤性病专业博士，中国人民解放军陆军总医院全军损伤修复研究所博士后。

从事皮肤科临床工作20余年，专业特长为面部皮肤疾病、医学真菌、激光美容护肤。目前担任中华预防医学会皮肤病与性病预防与控制专业委员会秘书长，中华预防医学会健康科普专家委员会委员，中国中西医结合学会医学美容专业委员会激光美容分会常委、中国菌物学会第七届理事、中华医学会皮肤性病学分会真菌学组委员、中国中西医结合学会皮肤性病分会真菌学组委员、中国医师协会皮肤科医师分会真菌专业委员会委员、中国微生物学会真菌专业委员会委员，《中国真菌学杂志》《实用皮肤病学杂志》编委，《保健时报》专家咨询委员会委员。

获中国医师协会皮肤科分会第八届"优秀中青年医师"奖。主持国家自然科学基金2项，主持及参与省部级以上科学基金十余项，第一作者及通讯作者发表SCI期刊论文及国内核心期刊论文40余篇。

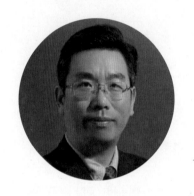

崔勇

教授,主任医师

国家级创新人才推进计划中青年领军人才,教育部新世纪人才,中央保健会诊专家,享受国务院特殊津贴。现任中日友好医院皮肤病与性病科主任、科研处处长、临床医学研究所管委会副主任、精准医学中心负责人。兼任中华医学会皮肤性病学会皮肤影像学组(筹)组长和皮肤遗传学组副组长、中国医学装备协会皮肤病与医学美容分会副主委、秘书长、皮肤影像学组组长,中国医学装备协会远程医学分会常委、皮肤远程诊疗学组组长,中国医师协会皮肤科医师分会全国委员。曾任中华医学会皮肤性病学分会工作秘书、青年委员会副主任委员、全国委员。美国梅奥医学院、科罗拉多大学丹佛分校高级访问学者。

主要研究领域为皮肤病遗传学研究和数字皮肤病学。在系统性红斑狼疮易感基因谱研究、进行性对称性红斑角化症致病基因研究等领域取得系列成果,在国内较早开展远程皮肤病学研究,作为骨干完成我国首个实际投入运行的皮肤病远程会诊项目——安徽省皮肤病云医院,并牵头成立"中国人群多维度皮肤影像资源库"项目(CSID)。作为负责人先后承担国家自然科学基金项目 6 项、973 项目课题 1 项、安徽省杰出青年基金 1 项等,作为骨干参与"十三五"规划精准医学研究重大研发计划项目 1 项、国家自然科学基金重点项目 1 项。先后在 *Nature Genetics*、*Journal of Investigative Dermatology* 等国际期刊发表 SCI 论文 110 余篇,影响因子超过 800。担任国家规划教材《皮肤性病学》学生版(第 9 版)副主编、图谱版(第 1 版)副主编、图谱版(第 2 版)主编,长学制规划教材《皮肤性病学》图谱教材副主编,规划教材《皮肤性病学》(第 5~8 版)主编助理,主译《皮肤肿瘤——全球展望》。获得教育部提名国家自然科学奖二等奖(2005)、中华医学科技奖一等奖(2006)、国家科学技术进步奖二等奖(2007)、教育部自然科学奖一等奖(2007)、第十一届中国青年科技奖(2010)、山东省科技进步奖一等奖(2011)、教育部高等学校科学研究优秀成果奖(科学技术)二等奖(2014)、中华医学科技奖一等奖(2016)、安徽省科学技术奖一等奖(2016)、第三批次国家"万人计划"科技创新领军人才(2018)、中华医学科技奖一等奖(2018)。

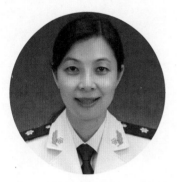

潘炜华

教授,主任医师

中国整合医学会皮肤病分会主委,世界华人皮肤科医师协会副会长,上海市医学真菌重点实验室副主任,上海长征医院皮肤病与真菌病研究所副所长,上海市领军人才。《中国真菌学杂志》《药学服务与研究》《世界临床药物》《中国皮肤性病学杂志》等核心期刊编委,*Frontier in Microbiology*(IF=4)审稿主编,*BMC infectious diseases*(IF=2.6)副编辑。

2000 年毕业于第二军医大学,获医学博士学位。2009—2010 年荷兰皇家科学院真菌多态性研究中心(CBS)该问学者。近 5 年以第一申请人主持 5 项基金,包括 973 课题 1 项,国家卫生部传染病重大专项 1 项,国家自然科学基金 2 项及卫生部专项基金 1 项。同期还参与了 1 项军内重大课题和国家新药重大创制项目。以第一或通讯作者发表论文 85 篇（SCI 33 篇，最高影响因子 9.416，累计总和 92.79分），主编专著 2 部，副主编专著 2 部，参编著作 2 部。为课题研究的深入于 2009 年到荷兰真菌多态性研究中心，从事真菌分类及宿主免疫的研究；此外还与美国杜克大学、加州大学等多个实验室建立长期稳定的学术协作关系，相关研究成果在学术界获得广泛认可。研究成果累计获得 2008 年上海市科技进步二等奖，2011 年中国中西医结合科技三等奖，2013 年上海市医学科技二等奖，2014 年上海市科技进步一等奖，2014 年中华医学科技三等奖，2015 年国家科技进步二等奖，2017 年华夏医学科技一等奖，并获得专利授权 10 项（其中发明 4 项，实用新型 6 项）。

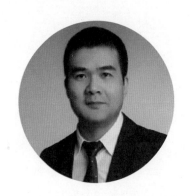

梁燕华

教授,主任医师

　　皮肤病学博士,南方医科大学深圳医院皮肤美容与性病科科室主任、教授、博士研究生导师、主任医师,全国十佳优秀中青年皮肤科医师,中国健康传播大使,深圳市十佳杰出青年医生,广东欧美同学会理事,珠江科技新星,深圳市临床医学实用型人才,深圳市宝安区高层次卫生类人才,兼任世界华人皮肤病专业委员会委员等20多个学术团体职务,*Exp Dermatol* 编委、*J Invest Dermatol* 等13家国际专业学术杂志特邀审稿专家、《中国皮肤性病学杂志》编委、《皮肤性病诊疗学杂志》编委。曾担任美国耶鲁大学副研究员及美国 The Jackson Laboratory 博士后。

　　已发表论文105篇(英文69篇,中文36篇),被引用1 000余次,获2006年度中华医学科技奖一等奖及国家科学技术奖自然科学奖二等奖。主持国家自然科学基金项目 2 项,广州市及深圳市科创委研究项目各 1 项,获广州市"珠江科技新星"及深圳市临床医学实用型人才等人才项目资助。主编专著《顽固性皮肤病治疗指南》;主编我国首部海外 Nova Science Publishers Inc 出版的英文版皮肤病学专著 *Dermatology Research Advances* 上、下两卷。

鉴定了多发性家族性毛发上皮瘤的致病基因 CYLD1;深入研究了 Sharpin 基因的功能、致病机制及有效靶点药物;探索了三聚寡核苷酸透皮基因打靶的传递技术与策略;改良了 3 种在体毛发再生技术。科研与临床相结合,对 40 余种皮肤遗传病进行了基因诊断,报道了国际首例"嗜酸性粒细胞增多综合征临床新表型"、我国首例尼格利综合征及我国首例常染色体隐性少毛症伴念珠状发。

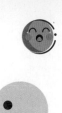

前言

　　痤疮,也就是我们常说的"痘痘",多见于青少年,发病率为70%~87%,是一种毁容性皮肤病,对青少年的心理和社交影响非常大,俨然已成为一种严重的社会问题。

　　随着医学的不断进步与发展,皮肤科已有越来越多的治疗方法可以指导痘痘患者进行正确有效的抗痘治疗。建议患者选择正规医院就诊,调整好心态,不急躁不放弃,以积极阳光的态度主动配合医生治疗,及时与医生沟通交流,坚持治疗,同时养成良好的生活习惯。通过科学、个体化的综合疗法,大多数患者均能获得满意的疗效。

　　对于备受痘痘困扰的人,心中难免纳闷:为什么长痘痘的是我? 痘痘怎么治疗? 痘痘能根治吗? 痘痘会遗传吗? 为了解答患者心中的疑问,让大家更加了解痘痘,掌握其治疗护理技巧并预防复发,我们组织全国各地六十余位知名皮肤科专家倾心编写这本科普书,归纳总结各位专家的诊治经验,并查阅借鉴大量国内外关于痤疮防治的文献资料,以一问一答的形式,通过通俗易懂的口语化表达,对日常皮肤科门诊常见的、患者常关心的痘痘防治问题一一进行详细解答。

本书从痤疮的一般知识、病因和发病机制、临床表现、实验室检查、鉴别诊断、治疗(包括外用药物治疗、光疗、系统药物治疗、中医中药治疗、特殊人群患者的治疗及患者教育)等方面出发,详细介绍了痤疮的发生发展及防治方法,旨在以科学的、规范的方式指导痘痘患者消除皮损,重拾信心,从生理上和心理上战胜痘痘,以达到"只要青春不要痘"的美好愿望。

杨森

2019 年 6 月

目录

第二部分 痤疮的病因和发病机制 ················· 39

第五部分　痤疮的鉴别诊断

第六部分　痤疮的治疗 ……………………… 121

（一）治疗总论 ……………………… 122

第七部分　痤疮患者的健康教育

Part 1

第一部分 痤疮的一般知识

1. 痘痘只长在脸上吗

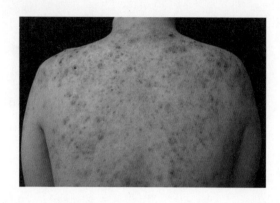

"痘痘"专业术语叫"痤疮",主要好发于皮脂分泌比较旺盛的部位如面颊、额头、鼻夹沟,其次是胸部、背部以及是肩部。所以并不说痤疮只是发生在面部,其在汗腺发达的部位如前胸后背、肩部、上臂等都有发生痤疮的可能。在临床中,胸背部痤疮并不少见,特别是处于青春期、长期熬夜(指每晚 23:00 之后休息的人)、爱吃辛辣刺激性食物、酗酒、肥胖及油性皮肤的患者,面部及胸背部及肩部痤疮往往同时伴发,由于面部皮肤每天都要清洗,而其他部位往往做不到每天彻底的清洗,导致这些部位的毛囊皮脂腺堵塞,其症状有时比面部还要严重。

2. 痘痘只是在青春期长吗

痘痘一般是指青春痘或痤疮,绝大多数在 12~25 岁生长,因为这段时期人体处于青春发育期,体内激素水平升高,特别是雄激素水平升高,会对皮肤的毛囊皮脂腺产生影响,从而产生痘痘。但是随着人们生活水平和科技水平的提高,智能手机和网络的普及,熬夜人群显著增多,尤其是年轻人,加之部分人的不良饮食习惯,很多人虽然过了青春期仍然会长痘痘。

还有一种痘痘,主要发生在 40 岁以上女性,特别是绝经期前后的女性,称为"玫瑰痤疮",主要与体内激素水平的变化、精神情绪、消化功能紊乱、毛囊虫感染以及不良作息饮食习惯等有关。

所以,痘痘不只是在青春期长。如有作息时间不规律、饮食习惯不良等,几乎在 12~60 岁之间的这个年龄阶段都可能长痘痘。

3. 出痘痘的时候什么东西不能吃

首先是辛辣刺激性食物。脸上、身上突然长痘痘,很大的程度上是由于体内吸收了过多的刺激性食物导致的,在生活中刺激性食物到处都有,比如葱、姜、蒜、辣椒、芥末等这些都容易刺激人体皮脂腺分泌更多的油脂,为痘痘生长提供良好土壤。其次是烟酒类。烟酒不仅仅含有很多伤害人体的物质,而且长期吸烟喝酒,易引起机体免疫力下降,通俗点就是人体器官的排毒能力下降,导致体内的毒素长期堆积,易引发痘痘,色斑等皮肤疾病。第三是油炸食品。很多人都喜欢食用油条、煎包、薯条等高油脂食物,这类高油脂食物含有极高的热量,而且这类食物由于油脂量过高,不易消化,容易形成痘痘。第四是甜食。冰激凌、甜点、糖果等这些含糖量高的食物,是很多青少年的最爱,但这些食物食用过多同样会引起痘痘生长。

4. 吃哪些东西能够减轻痘痘或治疗痘痘

①多吃富含膳食纤维和维生素的食物。膳食纤维丰富的食物可帮助肠道排毒,保持大便通畅,清除体内毒素。含膳食纤维丰富的食物有:糙米和胚牙精米,以及玉米、小米、大麦、小麦皮(米糠)和麦粉(黑面包的材料)等杂粮。此外,根菜类和海藻类中食物纤维较多,如牛蒡、胡萝卜、四季豆、红豆、豌豆、薯类和裙带菜等。②多喝柠檬汁和清热解毒类茶。柠檬中含有大量的维生素 C,100g 柠檬汁中含维生素 C 可高达 50mg,此外还含有钙、磷、铁和 B 族维生素等。常饮柠檬汁,不仅可以去除脸上的痘痘,还可以美白嫩肤。很多女性都知道清热解毒茶有润肠的功效,其实有些花茶还可以祛痘。每天喝一杯野菊花、金银花、木棉花或玫瑰花等几种花泡的水,可以润肠清胃火,调节内分泌,也能抑制痘痘。③含锌的食物要多吃。因为,锌能维持上皮细胞的正常生理功能,加速蛋白质合成及细胞再生,防御细菌感染,加速炎症消散,从而使痘痘好转。所以,瘦肉、猪肝、鱼类、蛋黄等这类含锌高的食物要多吃。

5. 出痘痘的时候能化妆吗

脸上有痘痘的情况下尽量减少化妆,特别是尽量少用化妆品遮盖。因为化妆品遮盖后,会使皮肤的透气性变差,堵塞毛孔,使皮肤油脂不能正常分泌出来,堵塞在毛囊里,容易诱发感染,激发痘痘的生长。因此有痘痘的朋友在应用化妆品时要注意:①避免使用油性或粉质化妆品,不化浓妆,减少皮肤的负担,睡前要彻底洁面,避免睡前涂抹营养霜。②使用有清洁控制油脂功能的护肤品。一般的油性肌肤只能洗掉肌肤多余的油脂,并不能控制油脂的分泌,脸上有青春痘时,最好使用有清洁控制油脂的洁面品,可深层清洁肌肤油污,并在肌肤表面吸油,使毛孔收缩,减少肌肤油脂的分泌。③注意防晒。治疗痤疮主要强调的依然是注意防晒,紫外线会穿透肌肤表层,在痘痘部位形成黑斑,这样就算是痘痘消失后,依然会留下痘印,所以,一定要注意防晒。④不可用磨砂膏和收缩水。磨砂膏与收缩水会刺激肌肤表皮,刺激皮脂腺,如果痘痘已经发炎,则情况更糟,且收缩水会令毛孔收缩,更易造成毛孔堵塞。

6. 长痘痘的时候怎么洗脸,用什么洗面奶比较好呢

首先,要选对洗护的产品。即使是油性的皮肤也不能使用偏碱性的洗面奶。一些泡沫型的洗面奶,里面不含有酒精以及皂基,而且不会对痘痘造成二次伤害。如果经常长痘,可以使用含有水杨酸或者果酸的洗面奶,这样可以达到深层的清洁,能够彻底的清除沉积在皮肤上的老化角质。其次,洗脸的水温要注意。洗脸的水温也要控制好,水温控制在 37~40℃最佳,以脸部不感觉到烫为好。

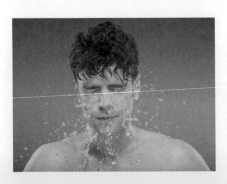

千万不能使用太热的水,这样会刺激到皮肤,增加皮脂腺的分泌。过凉的水又不能把皮肤上的污垢彻底的清除,会降低洁面效果。第三,用流动的水洗脸。就是不要用脸盆装水来洗脸,这样一来一回搅动洗脸,水会越来越浑浊,所以最好是采用流动的水洗脸,这样不会带入新的污垢。此

外,使用洁面产品后,一定要用大量的流动清水将脸冲洗干净,避免残余的洁面产品留在皮肤上。第四,洗完脸后及时保湿。洗完脸后,皮肤通常会干燥,特别在北方,干燥更明显,这时就要及时为皮肤补水。选择一款清爽型的保湿化妆水或乳液,用化妆棉轻轻擦拭面部肌肤,不但能为肌肤补水保湿,同时还能起到二次清洁的功效。

7. 痘痘需要用手挤掉吗

多少人看着痘痘手就痒痒,挤痘痘有一种无法表达的快感,那长了痘痘到底该不该挤呢? 回答是肯定的,可以挤。但要注意的是,不能自己随意在家挤,要去医疗机构由专业医护人员挤痘,也称为"清痘"。所谓挤痘痘,通常挤的是白头粉刺或者黑头粉刺,长期堆积后就会被痤疮杆菌分解,形成脂肪酸等有刺激性的物质,诱发炎性皮损。如能及时清除掉这些阻塞在毛孔里的白色、黄白色或黑色豆渣样物质(医学上称为"脂栓或角栓"),可以使毛囊皮脂腺导管通畅,有利于痘痘的快速恢复。但当挤压痘痘方法不当时,这些豆渣样物质容易挤入周围组织引起局部细菌或真菌感染,从而诱导和加重局部炎症。挤压危险三角区的皮损,细菌还可经海绵窦逆行至大脑导致颅内感染。因此,需要到正规医院皮肤科由专业的医护人员做"粉刺挤压术",使挤痘痘成为一种有效治疗手段,而不是加重病情的罪魁祸首。同时,治疗时候还要注意清洁和防晒。

一旦痘痘发炎,变成炎性痤疮就不能再清痘了,这时需要依据每个人的具体情况,进行综合治疗。

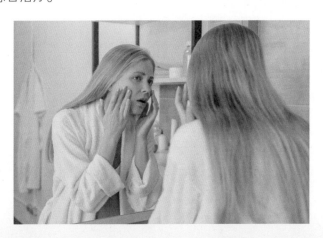

8. 青春痘与长时间看荧光屏幕有关系吗

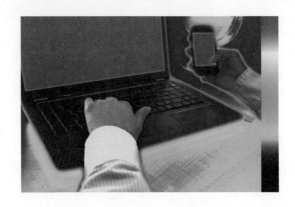

　　长时间看荧光屏幕的人群大多数以 IT 人群或青少年为主,主要长时间面对电脑屏幕或智能手机屏幕。虽然目前没有确定证据表明长时间看荧光屏幕会诱发或加重痘痘生长,但是这些长时间看荧光屏幕的人群往往都是熬夜的主要人群,而熬夜确实已经明确会诱发或加重痘痘生长的,因为长期或长时间熬夜不仅会促使皮脂腺旺盛分泌,使皮肤变油,为痘痘的生长提供土壤,而且还会使人体的内分泌紊乱、免疫力下降,这些都会诱发和加重痘痘生长。

9. 痤疮和痘痘一样吗

　　粉刺和痘痘统称为痤疮,当其发生于青春期时,称为青春痘、毛囊炎、粉刺等,通常好发于面部、颈部、背部、肩膀和上臂等部位。临床上以白头粉刺、黑头粉刺、丘疹、脓疱、结节、囊肿等为主要表现。诱发青春痘的原因,大部分还是由于皮肤比较油腻,皮脂腺过于发达,皮脂分泌旺盛,丙酸痤疮杆菌大量产生,如果毛孔堵塞或其他原因导致的排油不畅,皮脂腺继续分泌,就会在毛孔中越积越多,突出就形成了痤疮。此外还可因清洁不彻底、遗传、熬夜,或者服用避孕药和过敏药物,使用不适当的洗、护肤用品等引起。因此常说的痘痘,简单地说主要是指炎性的丘疹,只是痤疮的一种表现形式而已,以轻、中度痤疮为主。所以痤疮是一个比较全面的概念,而痘痘只是它的一种表现形式,比较局限的一种概念而已。

10. 面部痤疮的最佳治疗方法

面部是人的识别系统,很多人都特别注重自己的面部,如果长了痤疮,就大煞风景了,了解痤疮的治疗方法是必要的。那么,下面就来给大家介绍一下。①综合治疗,内服外用相结合,药物以清热解毒、消炎、杀菌为主,并配合医学护肤品的使用。②少吃含脂肪和糖类高的食物,忌食辛辣刺激性食物及避免饮酒,适当增加新鲜蔬菜及水果。③面部皮脂过多的应使用温水及合适的洁面乳洗脸,以去除油腻,保持面部清洁;可以适当用硫磺皂清洗,忌用手挤压和乱用护肤品,切忌使用化妆品。④养成良好的生活习惯,保证充足睡眠,保持精神和情绪的稳定,避免工作、学习过于紧张。⑤保持大便通畅,养成良好的排便习惯。⑥女性痤疮与月经周期关系密切,对于超过30岁以上的女性痤疮,须注意排除(子宫肌瘤、卵巢囊肿等),多采用中药来调整。⑦某些西药有不良反应,如内用抗雄性激素可引起内分泌紊乱、男性乳房发育等,维A酸可致畸变,外用有一定的刺激,可引起接触性皮炎,应在专科医生的指导下使用。在此,强调患者在发病时一定要去正规的医院进行专业的咨询,达到治愈的效果。

11. 痤疮一般多久可以治愈

痤疮严重时不但影响容貌,而且很难根治,反反复复的痘痘,一波又一波的出现,使得许多人备受煎熬。一般来说,轻度的痤疮,在15天左右可以减退,有的是减少。但对于中重度的痤疮,就需要更久一些时间,少则一个月,多则一年或者长期存在。当然这也是需要看个人情况的,由于每个人体质都不一样,所以痤疮减轻的速度也是不一样的。祛痘要注意以下事情,切不可盲目,祛痘痘的五大忌:

(1)急于求成,一两天就想要脱胎换骨。

(2)没耐心和毅力,遇到问题就想放弃。

(3)想法太多,看这个祛痘方式好,那个也好。

(4)想法不切实际,才坚持几天就想改善肤质。

(5)不坚持,三天打鱼两天晒网。

祛痘,不能追求快速奇效,需要不断地巩固过程才能不复发,实现美丽蜕变!

12. 痤疮的最佳治疗时间是什么

一般来说,痤疮应早期治疗,拖延时间过长,会导致痤疮加重,痤疮严重时影响容貌,而且很难根治,反反复复的痘痘,使得自身备受煎熬。对于轻度痤疮、粉刺,早期外用药物治疗或者到医院采用果酸治疗即可。待到痤疮发展到中重度时,建议综合治疗,注意面部清洁,外用氯苯醇、阿达帕林凝胶等,可以在外用上述药物的基础上,口服维胺酯胶囊或者异维A胶囊,同时口服多西环素和美满霉素。需要注意清淡饮食,避免辛辣刺激,避免情绪紧张和压抑,如果痤疮合并马拉色菌感染,后背上也会有很多脓包,可局部治疗为主,如热敷、理疗,涂10%的鱼石脂软膏,坚持局部皮肤的清洁,保持局部清洁干燥,此外可通过自己调节自身的饮食和生活,及早接受正当治疗和调理,相信不久是可以减轻痤疮症状的,甚至达到治愈。

13. 脸上长个大包里面很硬是什么

病例:我脸上长了一个硬包,摸起来硬硬的,有点疼,是什么原因啊,会不会有危险? 分析:从描述的情况看,如果硬包有红肿、疼痛的症状,有可能是炎性的,可能是毛囊炎或疖肿或皮脂腺发炎,建议口服阿莫西林、罗红霉素等消炎药,外涂红霉素软膏、复方多黏菌素B软膏、百多邦或鱼石脂软膏等。不要挤压,容易扩散。饮食注意,不要吃辛辣食物,多喝水。但还是建议尽早去正规的医院做个检查,看看具体的情况,积极采取相应的治疗措施。

14. 我脸上的青春痘会留疤吗

脸上长痘,会不会留疤的注意事项:

(1)早睡早起,生活规律,保证充分睡眠。保持患部清洁。不滥用化妆品和药物。

（2）不吃辛辣刺激性食物。多吃新鲜蔬菜和水果。多饮开水。

（3）树立信心，不忧伤，不苦恼，心情愉快。

（4）及时去正规医院诊治。

日常清洁：

（1）坚持使用暗疮皮肤专用的洗脸皂或洁面剂。不含皂基和酒精的成分，不会对暗疮再造成刺激。

（2）不能过度清洁皮肤。因为清洁过度会刺激细胞分泌更多油脂，形成恶性循环。

（3）卸妆、洁面必须分别进行，因为只有含油分的卸妆液才能彻底清除同属油性的化妆品。

（4）要用专用海绵辅助洗脸，让油腻的皮肤变得清爽。要把洁面液在手心揉搓出泡沫，再用海绵使泡沫增加；把海绵从脖子、嘴巴四周、下巴、脸颊、鼻梁等处顺序轻刷，最后用温水冲走泡沫，再用冷水拍脸。

15. 青春痘留下的痘印怎么处理

青春没了，痘痘还在就很让人火大，而痘痘没了，痘印还在，就更让人头痛。常见的痘印有两种：①症状相对比较轻的红色痘印。②黑色素异常沉积引起的黑色痘印；针对不同痘印的情况，采取针对性的治疗措施，才可

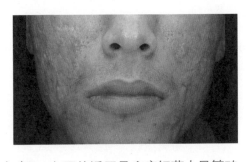

以取得满意的效果。首先红色痘印：红色痘印，主要的诱因是痤疮细菌大量繁殖后的炎症免疫反应导致的，真皮层中的毛细血管扩张或增生，使得皮肤产生一些红色的印记。如果不是特别严重，就不需要去管它们，让红色痘印自己慢慢消退。只要不是瘢痕体质，一般几周时间就会消失。只是在红色痘印消退期要注意防晒，防止红色痘印组织内部黑色素异常沉淀，形成黑色痘印问题就麻烦些。想早点让它们消失，这时候可以选择一些针对炎症的消炎药品或护肤品。如，①维A酸类：常见的就是阿达帕林。②水杨酸类：水杨酸和维A酸一样，同样也是对痘痘和炎症类的红色痘印都有效果的成分，含有水杨酸的护肤品和药妆也

有很多。以上药物一定要到正规的销售渠道购买,最好在医生的指导下对症使用。③激光:对于时间比较久,长时间没有好转迹象的红色痘印,可以考虑医学美容中的激光。选择激光去痘印,要选择一家正规的医院,在做之前要和医生做详细的沟通。其次黑色痘印:黑色痘印是皮肤在炎症期间,黑色素细胞受到巨大的刺激,异常增生,沉积在表皮或真皮层。黑色痘印比红色痘印更难消失。去除黑色素的思路主要是抑制黑色素的形成,加速黑色素代谢分解。和美白、祛斑的思路相似,整个过程要注意防晒。常用的去除黑色痘印的护肤产品,比较常用的护肤产品有维生素 C 类、酸类、烟酰胺类、熊果苷类。比较顽固的黑色痘印,护肤品就无能为力了,只有借助医学美容。激光、微针等对于痘印有一定的效果。感兴趣可以到当地的正规医院咨询。

痘印的消除,需要一定时间和耐心,不要急躁。市面上快速去除痘印的方式不是虚假的介绍就是过激的方式,所以不要胡乱使用。

16. 如何避免青春痘留下瘢痕

痤疮又被称为青春痘,是毛囊皮脂腺的一种慢性炎症性皮肤病,是皮肤科最常见的疾病之一。也是瘢痕的诱因之一。今天我们就来看看有哪些方式可以有效地预防痤疮。

痤疮未出现时——进行病因预防:

(1)注意个人卫生,彻底清理毛孔污垢,特别注意瘢痕多发区的清洁。

(2)清淡饮食,尽量避免辛辣刺激、油腻食物。

(3)避免熬夜,注意劳逸结合。

痤疮出现后——进行前期预防:

(1)痤疮出现后,须及时处理炎症,让皮肤尽快愈合。

(2)当痤疮形成后,患者经常下意识地用手去挤压,这是错误的,会造成局部皮肤损伤,细菌乘虚而入,使炎症不断加重,最后形成瘢痕。

痤疮炎症消去,疙瘩久未消失——进行早期治疗:

假如痤疮炎症消失之后,小疙瘩并没有消失,摸起来变硬了,生长的范围在扩大,超出原有皮肤损伤的范围了,就要考虑是不是已经形成瘢痕了,需要积极去正规医院进行治疗。

及早采取有效的预防措施进行控制极为重要。

17. 青春痘为何总是反反复复

痤疮的发病原因主要包括雄激素及皮脂分泌增加,毛囊皮脂腺开口处过度角化、毛囊口堵塞,痤疮丙酸杆菌增殖和炎症反应。生活中有很多因素易诱发上述改变,因此痘痘就会反反复复出现。

青春期激素分泌增多,特别是男性雄激素分泌旺盛,促进皮脂分泌,大量油脂无法及时排出,堵塞毛囊口,引起皮肤屏障功能受损,对外界损伤因素的抵抗能力减弱,对微生物的抵御能力减弱,痤疮丙酸杆菌可借机大量繁殖,引发炎症反应,导致痤疮。

情绪波动可伴随肾上腺分泌功能活跃,在产生大量肾上腺素的同时产生大量雄激素,促进皮脂分泌导致痤疮复发。

高热量、高糖、辛辣刺激饮食可促进皮脂分泌,还可通过影响炎性趋化因子的方式诱发或加重痤疮。

熬夜、长期接触电脑、暴晒、便秘、生活不规律也会导致皮脂分泌异常,导致痘痘出现。

环境中大量的灰尘、粉尘颗粒附着在皮肤表面,如果不能及时清洁皮肤,颗粒堵塞毛孔后易引发痘痘。化妆品、防晒品使用后,若卸妆不彻底、清洁不干净,残留物也可堵塞毛孔。

由此可见,诱发痤疮的因素无处不在,稍不留意,消灭的痘痘便又重出江湖。

18. 青春痘能根治吗

痤疮的发病原因很多,同时还有较多的诱发因素,导致青春期痤疮易反复发作。青春痘三分靠治,七分靠养,通过有效的治疗手段控制病情,防止病情加重,缓解症状,可达到临床治愈;通过调整饮食结构,改变不良生活习惯、调节情绪等可预防痤疮复发。青春期过后,随年龄的增加,激素水平的改变,痤疮自然减轻,逐渐自愈。

痤疮好发于面部,影响患者的容貌,因此患者治疗愿望较为迫切。社会上针对患者的这种心理,出现了不少"治痘专家",瞄准患者渴求快速见效、根治疾病的念头,大肆宣传"治痘秘方""根治痘痘"等违背科学的承诺,向患者推销一些含有糖皮质激素、角质剥脱剂的祛痘产品,虽短期有效,长期使用会损伤皮肤屏障,造成患者病情恶化。

因此,治疗痤疮要坚定信心,配合皮肤科医生的科学治疗,安全用药,以乐观积极的心态对待痤疮。在生活上注意避免辛辣刺激饮食、甜品、酒精,避免熬夜,保持大便通畅,保持舒畅的心情,改变不良生活习惯,有效预防其复发。

19. 整天油光满面怎么办,还能擦保湿乳液吗

油性皮肤皮脂分泌旺盛,皮肤看上去油光发亮,只有控制皮脂腺分泌,减少出油,才能保持皮肤的健康和美观。

在清洁皮肤时可选择用清水或合适的洁面产品,去除皮肤表面多余的油脂、皮屑和细菌的混合物,但不能过度清洗。过度清洗一方面会导致皮肤屏障功能被破坏,同时还会刺激皮脂腺分泌更多的皮脂,使皮肤变得更油。清洁后可用收敛水去除残留的皮脂,抑制皮肤分泌过多油分,调节皮肤的 pH。部分收敛水中含有水杨酸,有溶解角质的作用,还可以收缩毛囊导管开口,减少皮脂的排出。

抑制皮脂腺分泌也可通过药物抑制皮脂腺的增殖、分化及皮脂合成,包括口服药物及外用药物。口服药物包括抗雄激素的药物及维 A 酸类药物,其中异维 A 酸作用较强,也是最有效的抗痤疮药物。外用维 A 酸类药物、过氧化苯甲酰、二硫化硒及果酸等药物也有一定效果。

痤疮引起的患者皮肤屏障功能受损会使患者皮肤干燥、脱屑,经皮失水量增加,角质层含水量减少,因此涂擦适量的保湿乳液,或功效性护肤保湿霜,可降低经皮失水量,增加角质层含水量,促进皮肤屏障修复。如伴有皮肤敏感可选用舒敏控油保湿霜;如皮肤油腻、毛孔粗大,应选用控油保湿凝胶。

20. 不仅长痘,鼻翼部位还总是红红的,为什么

鼻翼部位红斑可能是玫瑰痤疮的表现。玫瑰痤疮可并发痤疮,因此部分患

者不仅鼻翼发红,颜面部还有许多痘痘。

玫瑰痤疮分三期:红斑与毛细血管扩张期,丘疹脓疱期,鼻赘期。红斑与毛细血管扩张期以鼻及鼻周的面中部为主,表现为红斑,在进食刺激性食物、气温骤然改变、精神兴奋时明显,久而久之红斑可变为持续性,并逐渐出现局部毛细血管扩张,呈树枝状,主要分布在鼻尖及鼻翼。常伴有鼻部毛囊扩大,皮脂分泌增多。在红斑与毛细血管扩张的基础上,反复出现痤疮样毛囊性丘疹、脓疱。皮损有时可表现为深在的炎症性结节、疖肿或囊肿。随病情进展,长期的充血、反复感染,鼻部结缔组织增殖、皮脂腺异常增大,形成大小不等的隆起性结节,导致鼻尖部外观肥大、畸形如赘生物。鼻赘表面可见明显扩大的皮脂腺口,挤压时有条状白色黏稠皮脂溢出。

21. 痤疮的炎症反应是怎样形成的

痤疮的炎症反应是多种因素相互作用而引起的。

青春期雄激素水平增高或雄、雌激素水平失衡可使皮脂腺增大及皮脂分泌增加。皮脂为毛囊内痤疮丙酸杆菌等微生物的生长提供物质基础及厌氧环境,促进痤疮丙酸杆菌的生长。痤疮丙酸杆菌将皮脂中的甘油三酯水解为游离脂肪酸,游离脂肪酸刺激毛囊引起炎症。痤疮丙酸杆菌产生的物质可趋化中性粒细胞产生水解酶破坏毛囊壁,毛囊内容物溢入真皮,引起毛囊周围的深部炎症。

炎症反应还可损伤毛囊壁,毛囊内容物外溢引起毛囊皮脂腺单位周围炎症,出现从炎性丘疹到囊肿性损害的一系列临床表现。

22. 痤疮治疗只要控油就会好吗

控油、抑制皮脂的分泌是痤疮治疗的一个重要方面。但是控油仅针对痤疮发病的一个环节,若能联合针对痤疮发病其他环节的药物应用,可以产生治疗的协同作用,增加疗效,达到理想的治疗效果。痤疮的严重程度和皮损性质不同,对不同治疗方法的反应也不同,因此痤疮的治疗还应根据其具体分级选择相应的治疗药物和手段。治疗痤疮是一个动态的过程,应根据患者的实际情况及诉求灵活改变,以充分体现痤疮的精准个体化治疗。

23. 为什么脸上有痘痘的皮肤容易敏感

痤疮的皮肤炎症反应会损伤皮肤屏障,痤疮患者不正确的日常护肤也会导致皮肤屏障功能受到破坏,使皮肤经皮失水量增加,皮肤干燥脱屑,较为敏感,对外界刺激不耐受。

痤疮患者的皮肤屏障受损原因常见如下:

(1)痤疮患者皮肤油腻,导致大多患者有过度清洁皮肤的不良习惯,频繁使用香皂、洁面乳导致角质层水肿、天然保湿因子丢失,皮肤屏障功能受损。

(2)痤疮患者为去油腻,经常使用较热的水洁面,导致皮肤表面脂质流失,影响皮肤屏障功能。

(3)使用磨砂型洁面乳或频繁使用去角质膏,角质层正常结构被破坏,从而破坏皮肤屏障。

(4)一些不正规祛痘产品中含有大量角质剥脱剂、糖皮质激素,长期使用破坏皮肤屏障。

(5)部分患者为防止皮肤过油,不使用护肤品,导致受损伤的皮肤屏障不能及时修复。

24. 新生儿会长痤疮吗

新生儿也会长痤疮,男婴多于女婴,一般发生在出生后数天到一个月以内,主要表现为在面颊、额头、下巴等部位出现皮损,也可出现于后背和腹股沟。皮损以丘疹和脓疱为主,偶可见黑头粉刺,少见结节和囊肿。丘疹、脓疱、黑头粉刺一般在 1~2 个月内消退。

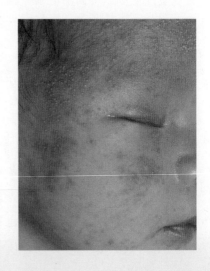

新生儿痤疮一方面是妊娠过程中内分泌变化所致,由来自母体血液中的激素引起;另一方面也与新生儿自身激素有关。新生儿的肾上腺相对较大,产生的激素可刺激皮脂腺增

生。部分新生儿的睾丸生成雄激素增加,也导致新生儿痤疮的发生。新生儿痤疮与遗传也有关,患儿常有明显的家族史。

对于新生儿痤疮,通常不需要治疗,随着来自母体血液中的激素减退,新生儿体内激素水平稳定后,皮损可自行消退。若炎症较明显,可以外用抗生素乳膏控制炎症、预防感染、防止瘢痕的形成。

25. 脸上出现的小包包就是痤疮吗

说起脸上的"小包包",最常令人联想起的就是青春痘即痤疮,男女除脸部多见,在胸、背部也常见。痤疮的早期损害可有白头粉刺(闭合性粉刺)和黑头粉刺(开放性粉刺),前者为顶端黄白色、质地较硬、数毫米的圆锥形丘疹,当其顶端黑色素沉着时则称黑头粉刺;继续发展则成为红色炎性丘疹、脓疱等。

除了痤疮外,还有下列原因。青少年多见的"小包包"如病毒感染的扁平疣与痤疮易混淆,为面颊及下颌部肤色、浅棕色米粒大扁平隆起的皮疹,表面光滑可伴细屑,偶有微痒,常可自愈。

同样,俗称"脂肪粒"的粟丘疹是以女性多见、任何年龄均发的面部良性肿物,且主要位于面部的眼睑、颊和额部,1~2mm 无痛无痒的黄白色丘疹,数目较多,针挑破后可见皮脂样白色物质。

还须注意的是,汗管瘤同样好发于女性,青春期、妊娠和经期加重,有遗传倾向,多发于下眼睑,表现为数毫米甚至 1cm 的肤色、浅褐色的小丘疹。和粟丘疹一样不影响健康。

以上几种与痤疮外形相似的面部皮损均有其发病特点和一定处理办法,除外,皮肤病种类多样,大众可根据实际情况鉴别或选择就医。

26. 儿童痤疮治疗和成人痤疮治疗是一样的吗

不完全一样。

痤疮是一种毛囊皮脂腺的慢性炎症性皮肤病其治疗是一个综合且须长期维持的过程,其治疗根据严重程度(轻、中、重度),采取不同的联合方案,主要包括健康习惯的养成、加强清洁与护理、局部用药、系统服药及心理治疗等。

根据中国痤疮治疗指南,针对较重痤疮,口服异维 A 酸是系统治疗中有效的抗痤疮药物,但又因其使用有一定的不良反应,所以使用时应把握其适应证。长期大剂量应用异维 A 酸系统治疗可影响儿童骨代谢功能致其成年身高的限制,所以小于 12 岁儿童尽量不用。同时,异维 A 酸具有明确的致畸作用,备孕及怀孕女性禁用。另外,在中、重度痤疮的抗生素系统治疗中,针对痤疮丙酸杆菌的病因治疗,四环素类为首选的抗菌药物,同样因其存在不良反应,四环素类不宜用于孕妇、哺乳期和小于 16 岁的儿童。不可忽视的是,长期患痤疮对儿童、青少年生长发育中的心理和社交的影响较大,更须注意其心理疏导。

27. 大量出汗"排毒"会减轻痘痘吗

两者并无直接联系。

痘痘也就是痤疮的发病原因与性激素水平、皮脂大量分泌、毛囊皮脂腺导管角化异常、微生物感染、饮食因素如脂肪及糖类的较多摄入、熬夜和情绪紧张等有关。而人体汗液的功能主要是调节体温,其主要成分是水,氯化钠、尿素、乳酸、脂肪酸等只占极少部分。大量出汗"排毒"也许在中医中有一定的道理,但出汗排出所谓的"毒"与痤疮的发生并无直接关联,所以也就无从谈缓解痘痘的发展。

相反,在较炎热的环境下,因大量汗液,未能及时清洁皮肤,将更有利于微生物的增殖,可推进痤疮的发展。除此之外,皮肤表面的皮脂膜在正常情况下由一定皮脂、汗液、脱落细胞组成,维持着皮肤的屏障功能,而过量的出汗打破这种平衡,也将使表皮的正常生理功能破坏。

所以,在已有痤疮基础上,不必过分追求出汗"排毒"的效果,应及时清洁面部,同时做好皮肤的保湿工作,遵医嘱使用适合的外用或口服药,养成健康饮食及生活习惯等。

28. 面部长痘痘能不能用遮瑕化妆品

许多爱美女士明明脸上痘痘、痘印多到数不清,为了面子工程还是毫不犹豫地往脸上涂抹一层又一层的化妆品。不建议在长痘期间使用遮瑕等化妆品,因为痘痘患者本身肌肤的屏障就受到了一定损伤,细菌感染的机会比常人高。化妆以后毛孔会积累许多粉底,再和空气中的灰尘、汗水混合在一起,就会变成很脏的污垢阻塞毛孔,也会引发细菌微生物的繁殖,这样一来青春痘不但无法掩饰,反而更加恶化,就连原来不长青春痘的地方也长出许多痘痘了,而且多种化妆品、防晒剂、增白剂等均可引起皮脂分泌导管内径狭窄、开口处机械性堵塞或毛囊口的炎症,引发化妆品痤疮。如果有重要场合一定要化妆怎么办,这时就送给大家九字真言:少化妆、化淡妆、快卸妆。在化妆的时候切记不要使用油类化妆品,注意化妆品的质量、手部清洁等。

29. 患上青春痘该如何护肤

当我们有痘痘时一定要注意科学护肤,修复皮肤屏障,按清洁、保湿、防晒进行。要注意面部清洁,使毛囊皮脂腺导管保持通畅。每日早晚用温水洗脸,因为冷水不易去除油脂,热水促进皮脂分泌,不用刺激性肥皂。洗脸次数不宜过多,以免破坏正常的皮脂膜。如果是油性皮肤的话建议选用控油保湿功效性护肤品,清洁多余皮脂的同时注意保湿,可用控油洁面泡沫清洁皮肤后外擦控油保湿凝露。如果是混合性皮肤在油脂分泌较多的部位(如:额部、口鼻周围等)应外用控油保湿功效性护肤品,干燥或敏感部位(如:面颊部)外用舒敏保湿功效性

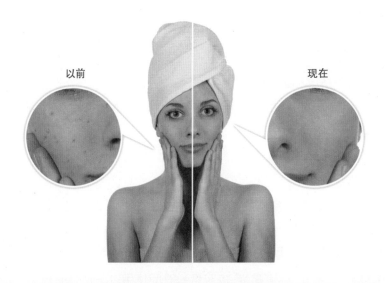

以前　　　　　　　　　　　　现在

护肤品。千万不要随意用手挤压痘痘,用手挤压容易引起炎症扩散,不宜选用油质化妆品,慎用防晒霜、遮瑕霜及粉底等。

30. 青春痘真的和青春相关吗

据统计,80% 男性和女性都会在青春期出现痤疮,一般到 25 岁时自然消退,也有约 12% 的女性和 3% 的男性要等到 44 岁左右才能消退。但是痤疮不只是在青春期发生,任何年龄都有可能出现痤疮,所以过了青春期也可能长痘。

为什么青春期会容易发生痤疮呢?青春期卵巢和肾上腺功能活跃,体内雄性激素急剧增加,促使皮肤皮脂腺增大和分泌过量皮脂,痤疮丙酸杆菌存在皮肤是无害的,只有在缺氧和油性条件下,分解皮脂,产生游离的脂肪酸,刺激皮肤角化过度,脱落的上皮细胞增多与浓稠的皮脂混合形成干酪样物质堵塞在毛囊形成痤疮。另外高血糖、高油脂、化妆品、慢性生活压力、吸烟等生活方式与痤疮也有联系。

31. 患上青春痘自我防治措施有哪些

一般治疗:

(1)应注意用温和的、非研磨性的洗面奶洗脸。

(2)使用温和的、不含酒精的护肤产品。原则不应该使用油膏之类化妆品。

(3)禁用手挤压和搔抓粉刺。

(4)避免吃辛辣、高油脂、高糖食物,多吃蔬菜、水果,多运动。避免慢性压力、便秘、熬夜。

(5)避免在阳光下暴晒。

外用药治疗:

(1)维 A 酸:轻中度痤疮的首选方法,主要包括一代的全反式维 A 酸、异维 A 酸及三代的阿达帕林和他扎罗汀等。

(2)过氧化苯甲酰 BPO 和抗生素:BPO 抗微生物药物首选,抗生素可选择包括克林霉素、红霉素、林可霉素,应避免长时间使用以免诱导耐药。

（3）其他外用药物：20% 壬二酸、5% 氨苯砜、二硫化硒洗剂、水杨酸及硫磺等。

系统治疗：

（1）口服异维 A 酸：重度痤疮的首选治疗方案。

（2）口服抗生素：作为中重度痤疮的首选治疗方案以及中重度痤疮治疗中其他药物效果不好的备选方案。不主张单独使用以及长时间使用抗生素。

（3）激素类药物。

其他治疗痤疮包括：

（1）光疗法。

（2）痤疮萎缩性瘢痕激光治疗，增生性瘢痕局部注射。

（3）化学换肤，治疗丘疹黑头粉刺。

（4）引流和提取，去除药物治疗欠佳的大痤疮和囊肿。

32. 维 A 酸治疗青春痘不良反应很大吗

有一定的不良反应。

维 A 酸是维生素 A 的衍生物，临床上常用于治疗痤疮。外用维 A 酸有一定刺激性，但皮肤多半能适应耐受。而当患者被要求口服异维 A 酸[治疗中重度痤疮的一线维 A 酸类药物，几乎作用于痤疮发病的所有环节，有着"accutane"（青春痘特效药）的美誉]，往往会被它广为人知的不良反应吓到，什么秃头、瘙痒、流鼻血，听说还会致畸呢？

口服异维 A 酸最常见的不良反应是口唇干燥或唇炎，为药物见效的重要标志，涂润唇膏可改善。此外，服药时出现一过性脱发，属于休止期脱发，停药后即恢复。

异维 A 酸的致畸性最严重，可导致自然流产和危及生命的严重先天畸形。用药前要确定没有怀孕，且治疗期间及治疗前后 3 个月，育龄女性必须严格避孕。

目前还有学者认为，服用异维 A 酸会引起情绪变化，我们需要告知患者密切关注自己的心理健康，不要有严重的心理负担。

33. 医学换肤在痤疮治疗中的地位

医学换肤主要是利用机械、化学或激光的方法去除皮肤表层老化细胞,让新生的健康上皮覆盖病变区,从而改善局部外观,达到治疗皮肤浅表病变的目的。针对痤疮患者,目前最常见的换肤方法为化学剥脱——果酸治疗。痤疮是一种常见的慢性炎症性皮肤病,治疗方法多但都有其局限性。近年来兴起的果酸换肤术为我们提供了新的治疗手段,它通过可控性的对皮肤化学烧伤后修复、表皮真皮重建和抑制痤疮丙酸杆菌的生长来治疗痤疮。果酸结构简单、分子量小、水溶性好、无臭无毒,具有强渗透性,能透过角质层被皮肤吸收,可以温和地去除皮肤表面过多的角质,减轻毛囊口堵塞。果酸既可以使皮肤角质层粘连性减弱,纠正毛囊上皮角化异常,使毛囊漏斗部引流通畅,皮脂顺利排出;又可以抑制痤疮丙酸杆菌的生长,控制炎症从而有效治疗痤疮;同时还可以使真皮厚度、弹性增加,直接加速成纤维细胞合成胶原,促进胶原蛋白增生,增加透明质酸,提高弹性纤维的质量和数量,对痤疮瘢痕有效。

34. 光动力治疗痤疮是怎么回事

痤疮主要致病菌为痤疮丙酸杆菌,亦是诱发毛囊炎症的重要病因,因此,在治疗过程中如何有效去除痤疮丙酸杆菌是治疗的重点。光动力疗法是近年来治疗痤疮的新方法,光照可激活细胞内、外源性光敏剂,通过光毒性反应诱导细胞死亡,并刺激巨噬细胞释放细胞因子,促进皮损自愈。5-ALA 是光动力疗法治疗痤疮所应用的光敏物质,可被红、蓝光激活,在治疗前涂于皮损处,可吸收、转化为内源性光敏剂积聚于上皮细胞,储存于毛囊皮脂腺单位,在接受光照射后,不仅可激活痤疮丙酸杆菌产生的内源性卟啉,还可同时活化外源性 5-ALA 转化的原卟啉Ⅸ,进而提高治疗效果。光动力适应证:Ⅲ级和Ⅳ级痤疮,特别是伴有脂肪肝、肝功能损害或高脂血症的痤疮患者。术后需避光 48 小时,以免产生光毒反应。

35. 患上痤疮多喝豆浆真的能缓解吗

豆浆中含有植物雌激素——大豆异黄酮,它可使女性皮肤光滑、细腻、柔嫩、富有弹性,但长期喝豆浆并不能从根本上治疗痤疮,必须根据患者的皮疹类型、分期、严重程度等进行综合治疗。雄激素在痤疮的发病机制中有着重要作用,可引起皮脂分泌过多和毛囊导管上皮过度角化。绝大多数患者循环中雄激素正常,主要是皮肤作为靶器官对于雄激素的敏感性增加,表现为 5α-还原酶活性增加或雄激素受体活性增加。对于以下四种情况,须进行抗雄激素治疗:①伴有高雄激素血症的痤疮,常伴有或不伴有月经不规律、多毛、雄激素源性脱发、皮脂溢出等;②迟发性痤疮,皮疹常好发于面部中下 1/3,尤其是下颌部位;③经前期明显加重的痤疮;④常规治疗如系统抗生素甚至系统用维 A 酸治疗反应较差,或停药后迅速复发者。主要的治疗药物为炔雌醇环丙孕酮和雌二醇屈螺酮等避孕药;中医认为豆类具有良好的润泽肌肤、去黑增白的作用,豆浆中还有 16 种矿物质,钙、铁、磷等含量丰富,对维持人的神经、脏腑、骨骼和皮肤健康有着重要作用,因此豆浆可以喝,但切不可代替药物,以免耽误病情。

36. 粉刺清除术治疗痤疮有什么利与弊

粉刺清除术是指在外用药物的同时,选择粉刺挤压器排出粉刺。首先,我们要确定,什么样类型的痤疮可以进行清除术。黑头粉刺不需要,只需要用负压吸引器轻轻吸引即可;白头粉刺可以清除,但是注意不要用力太大,轻轻挑出即可;红色丘疹型痤疮,还未形成脓性分泌物,不能针清,容易感染。

脓疱型丘疹为最佳清除对象,这时脓性分泌物已积聚,且被包裹在毛囊内,没有扩散。囊肿型和聚合型痤疮也可以,但感染已经扩散到周边组织了,操作手法要求非常高,同时很容易造成感染加重及肌肤损伤,容易形成瘢痕。在进行粉刺清除术时,需要注意以下几点:①挤压时,注意无菌操作,并应注意挤压的力度和方向,如果用力不当,可致皮脂腺囊破裂,导致炎性丘疹发生。②危险三角区的痤疮不宜进行,如果感染扩散容易通过颅静脉引发脑膜炎或者全身性感染。③瘢痕体质的患者不宜进行,如损伤到真皮下层,很容易造成瘢痕增生,严重者可形成瘢痕疙瘩,严重影响美观。

37. 痤疮能治好吗,皮肤可以恢复到以前吗

答案当然是肯定的,痤疮是可以治好的! 痤疮是一种毛囊皮脂腺的慢性炎症性皮肤病,主要与皮脂分泌过多、毛囊皮脂腺导管角化异常、细菌感染和内分泌失调等多种因素密切相关,进入青春期后人体内雄激素特别是睾酮的水平迅速升高,促进皮脂腺发育并产生大量皮脂。同时毛囊皮脂腺导管的角化异常造成导管堵塞,皮脂排出障碍,形成角质栓即微粉刺,再加上毛囊中多种微生物尤其是痤疮丙酸杆菌大量繁殖,痤疮丙酸杆菌产生的脂酶分解皮脂生成游离脂肪酸,同时趋化炎性细胞和介质,最终诱导并加重炎症反应,导致痤疮的发生。因此,青春期过后痤疮患者往往能自然减轻或痊愈,有少数患者可能迁延至 30 岁以上。如果痤疮患者能够早期到专业的医院进行综合诊疗,避免自行挤压,平时注意饮食、休息、防晒等,皮肤是可以回到长痘前的状态的。

38. 痘痘为什么会留下痘印

痘印是指痘痘消除后,皮肤表面留下的点状或片状红、棕、灰色等深浅不均匀的斑片,是发炎后的色素沉着,属于祛痘后的遗留问题,主要分为黑色痘印与红色痘印两种。痘印的产生通常由以下的原因造成:①发现长痘痘时未及时治疗,认为无伤大雅,不予以重视,反复发作,炎症加重,留下痘印。②为了让痘痘迅速消退,暴力挤痘,直接用手挤或者用粉刺针去挑破,首先手上有很多细菌,容易造成细菌感染,加重炎症反应;其次,挤痘痘或者是用粉刺针挑痘痘,会破坏皮肤组织的完整性,让皮肤弹力纤维断裂,形成痘印或者痘坑。③清洁不当,疏于护理:清洁是护肤的第一步,也是至关重要的一步,皮肤清洁不到位易造成痘痘高发,同时长了痘痘的肌肤如果不做好清洁,痘痘就会使其炎症加重,导致色素沉着。④不注重防晒:对于长痘的人来说,很多人认为使用防晒霜会堵塞毛孔,痘痘加重病情,所以不防晒,导致皮肤色沉加重,甚至出现晒斑。实际上选用医学防晒护肤品是不会对肌肤造成负担的,若不防晒,紫外线会对皮肤进一步破坏,让痘痘情况加重,而且痘痘患者的皮肤本身会对外界刺激的抵抗力下降,紫

外线的破坏力增强,进一步促进黑素的形成,让痘印颜色越来越深。

39. 痘印什么时候治疗最好

想要去除痘印,一定要把握黄金时间——痘印产生的 2 个月内。痘痘发炎后会破坏表皮及真皮浅层,严重的患者甚至破坏真皮深层甚至是皮下组织,这时皮肤会启动修复机制,胶原纤维和弹力纤维增生重排,需时 3~6 个月才会稳定,因此新产生 2 个月内的红色到浅褐色的痘印,如果能及时治疗效果最好,同时要注意出现痘痘时,一定要及时到医院诊疗,切忌用手挤痘,以免加重感染,使痘印扩大、色沉加重,甚至损伤真皮层,形成痘坑、瘢痕。

40. 红色痘印和黑色痘印处理一样吗

红色痘印往往是由于痤疮炎症后引起真皮血管扩张,形成淡红色的暂时性红斑,它会在皮肤温度上升或运动时颜色变红,这种红斑会逐渐变淡,通常在半年内逐渐消退。针对红色痘印的治疗方法:①强脉冲光:可收缩微血管,淡化色斑,但需要经多次治疗。强脉冲光(例如光子嫩肤)还可增加真皮层的胶原蛋白,改善毛孔粗大。②使用果酸治疗,果酸可以加速角质层的更新、脱落,改善痤疮后的色素沉着。③可以使用药物治疗:例如口服维生素 C 可以起到美白,淡斑的功效;外涂维生素 E 具有抗氧化、美白,淡化色斑的功效。每天一次,色斑能逐渐改善。

黑色痘印是痤疮炎症后留下的色素沉淀,炎症时皮肤内巯基减少,酪氨酸酶活性增加,黑素细胞团状活跃积聚在表皮层、基底层,从而使局部黑素合成增多,使皮肤色素加深,呈现点片状的黑色印迹,形成黑色痘印,通常会随着时间逐渐消失,约一年。针对黑色痘印的治疗方法:①使用左旋 C 类精华加上超音波导入,促进皮肤胶原蛋白产生,能加快黑色痘印退去,口服维生素 C 也能起到一定的效果;②治疗后可搭配外用美白护肤品和果酸类护肤品来加强疗效,一方面抑制黑色素的生成,另一方面促进皮肤新陈代谢,加速黑色素的代谢。痘印重在预防,长了痤疮后要避免用手挤压,结痂后避免用手强行剥离,须饮食规律,避免辛辣刺激及油腻的食物,保持睡眠充足,心情舒畅;同时需要严格防晒,做好皮肤日常的护理工作。

41. 为什么痤疮治疗后还是反复发作

痤疮是一种常见的皮肤病,好发于青春期男女,是毛囊皮脂腺的慢性炎症性疾病,易反复发作。临床工作中,经常有痤疮患者抱怨病情反反复复,其可能的原因有以下几点:

(1)疗程不足:痤疮的发病机制复杂,与体内外众多因素有关,想要快速治疗痤疮是很艰难的一项任务,这就注定痤疮治疗是一场持久战。有些患者在治疗过程中期望值过高,一旦受挫就缺乏耐心,不能坚持足够的疗程,在药物起效之前就已经自行停药,致使局部炎症反复发生,因此,建议患者谨遵医嘱治疗。

(2)病因分析不全:痤疮的发病因素复杂,与体内激素水平、细菌感染、不良生活习惯、内分泌紊乱等相关,需要依据不同原因,对症分析,指导患者,并对症用药。如有的女性患者经检查发现伴卵巢多囊样改变,这时单纯的应用抗生素是不够的,应该加服抗雄激素药物进行治疗。

(3)不良生活习惯:大量临床结果表明,不良的生活习惯往往是痤疮发生发展的重要诱发因素。例如进食过多高糖、高脂肪、高蛋白食物可增加皮脂腺的分泌功能,提高胰岛素样生长因子-1 的水平,促进雄激素的活性。同时,刺激食品(如辣椒、酒等)、过度劳累熬夜、作息不规律、情绪紧张等因素也可使病情加重。

(4)皮肤屏障受损:痤疮所致炎症反应致使皮肤屏障受损,皮肤对外界理化刺激的防护作用以及微生物的防御作用降低,使其更易遭受外界损伤。因此,在痤疮治疗的过程中,不仅需要治疗可见的炎症皮损,也应当注重皮肤屏障的修复。

42. 为什么用了治疗痤疮的药皮肤会变黑

我们知道,皮肤的颜色主要由遗传因素决定,后天影响肤色的主要因素是日光照射。在病理性因素中,炎症后色素沉着和系统性用药反应是导致皮肤色素沉着过度的两大重要因素。痤疮药物治疗后皮肤变黑主要也是由以上两大原因促使发生发展的。

首先,炎症后色素沉着是在皮肤外伤或者炎症后出现的一种色素沉着过度现象。痤疮通常伴有炎症反应,炎症引起表皮细胞损伤,释放出黑素,进入真皮的黑素被吞噬细胞吞噬后长期滞留在真皮内,进而导致皮肤局部颜色加深。其次,某些痤疮治疗药物(如维A酸类药物以及四环素类抗生素等)可诱发光敏反应。所谓的光敏反应是指患者在服用或局部使用某些药物后暴露于阳光下产生的一种光化学反应。人体在使用这些药物后,药物吸收阳光中的紫外线产生的能量释放到皮肤中,有的会造成红斑、水疱、瘙痒等症状,严重时出现色素沉着,致使局部皮肤颜色变黑。此外,近年来,由于激素的不规范使用,也造成了不少患者治疗后皮肤变黑。不规范的激素使用促使体内激素水平紊乱,如造成促肾上腺皮质激素(ACTH)的异常分泌。ACTH异常分泌,不但可引起肥胖、多毛等ACTH引起的代谢问题,同时也会影响皮肤黑素细胞而大量产生黑素,导致皮肤变黑。

43. 痤疮治疗过程需要防晒吗,为什么

对于痤疮患者治疗过程中是否需要防晒,答案是肯定的。

痤疮是毛囊皮脂腺的慢性炎症性疾病,毛囊不同深度的炎症以及其他继发性反应造成毛囊的各种类型损伤,破坏了皮肤的正常结构,致使皮肤屏障功能的受损。正常皮肤对外界各

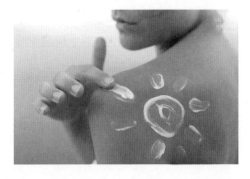

类损伤都有一定的防护作用,对光有吸收能力,以保护机体内的器官和组织免受光的损伤,当皮肤屏障受损时,对光的防护作用减弱。因此,痤疮患者较正常人群更易晒伤,更应做好防晒措施。

另外,大量研究发现,紫外线照射对炎症有一定的刺激加重作用,会诱发痤疮的暴发。一方面,紫外线照射易引发皮肤毛细血管的扩张,促进酪氨酸酶的活性,刺激黑素的生成,进而加重已经形成的痘印以及炎症后的色素沉着。另一方面,紫外线可以造成毛囊口角化,使皮脂分泌通道受阻,排泄不畅,同时促进皮脂

腺分泌,进一步加重痤疮。有专家指出,紫外线很容易加剧痤疮的瘢痕形成。

最后,一些治疗痤疮的外用药物,涂抹期间有避光的要求。如果这个期间还不注重防晒的话,药膏易引发刺激,加重炎症。

44. 内服药治疗痤疮时需要注意哪些问题

对于痤疮患者的治疗中,轻者仅以外用药物治疗即可,当痤疮发展为中重度时,需要系统性用药,常用药物包括抗生素、异维A酸、抗雄激素药物以及糖皮质激素。口服上述药物应注意:

(1)部分患者在药物起效之前自行停药或调整,会使痤疮炎症得不到很好的控制,局部炎症反复发生。为了防止痤疮反复发作,患者要保证足够的疗程并避免间断使用,待皮损明显消退以后均应遵医嘱继续维持减量治疗。

(2)治疗中要注意药物的不良反应(包括抗生素较常见的胃肠道反应、异维A酸的致畸作用等),如出现严重不良反应或患者不能耐受时要及时停药,并对症处理。如果病情需要,可联合多种药物,但要注意药物间的相互作用。

(3)针对感染严重的患者可给予抗生素口服,但应该规范用药的剂量和疗程,合理使用抗生素,避免或减少产生耐药及菌群失调。如痤疮复发时,应选择既往治疗有效的抗生素,避免随意更换。

(4)口服维A酸是治疗中重度痤疮有效的方法之一,应避开育龄期女性,交代可能出现的不良反应及应对措施。

45. 避孕药能清除痤疮吗

痤疮的发生和激素分泌紊乱有一定关系,如双氢睾酮等雄激素的升高。雄激素除了可以促进皮脂腺分泌大量皮脂外,还可以促进痤疮毛囊开口处的角化程度,皮脂腺无法通畅,导致痤疮的发生。同时,这种微生态环境利于痤疮丙酸杆菌的繁殖,造成局部炎症。避孕药中含有的雌孕激素成分,能够对抗高雄激素血症,因而实现控制皮脂腺分泌油脂,改善毛囊口角栓,抑制痤疮杆菌的繁殖。

有些患者,雄激素分泌水平高于普通人群、基础的雌孕激素较正常人低或者游离睾酮的含量相对较高。例如多囊卵巢综合征的患者,往往有痤疮、肥胖、多毛三联症状。对于这一类患者来说,口服避孕药,往往有很好的治疗效果。避孕药是 FDA 批准的治疗女性顽固性痤疮的一线药物,口服避孕药适用于女性中重度痤疮患者,迟发型痤疮及月经期前痤疮显著加重的女性患者也可考虑应用口服避孕药。对于一般性痤疮患者来说,服用避孕药会有减轻的效果,但停用之后,痤疮常反复出现。若想要达到明显效果,患者需要长期服用。但是,长期服用避孕药会引起体内激素水平失衡,容易出现食欲不振、胃肠乏力、眩晕乏力等症状,严重时,甚至会出现月经紊乱、闭经、深静脉血栓等现象。因此,对于激素水平正常患者,目前不建议使用避孕药作为常规治疗。

46. 性别对痤疮治疗有什么影响

男性和女性均可发生青春痘,但在发病率、病因、青春痘的症状等方面男女各具特点。那么,男女青春痘患者有什么区别呢? 第一,据数据统计,在成年前,男性患痤疮人数较女性多,但是成年之后,女性患病人数会逐渐增加。导致这一现象产生的原因主要是成年女性内分泌波动比较大。第二,对青春痘患者雄激素水平的研究显示,男性患者血中雄激素水平明显高于正常对照组,而大部分女性患者只是略增高。这表明男性患者的发病可能与血中雄激素水平关系密切。第三,在症状上,由于男性分泌的雄激素较女性多,雄激素促进痤疮产生,皮脂腺的发育直接受雄激素支配,雄激素分泌增加,引起皮脂分泌增多,堵塞毛囊孔,使得痤疮丙酸杆菌过度生长,引发炎症。故男性患者发病症状较严重,男性重症痤疮如囊肿性及聚合性痤疮的发病率明显高于女性。而女性患者中,相当一部分人皮疹发生有明显周期性,一般在月经前皮疹加重,月经结束后减轻,这种周期性主要是体内性激素变化的结果。

结合以上差异,我们举出两个常见治疗的区别。其一是针对女性患者长期规律治疗不见疗效,或处于青春期的女性患者,痤疮严重、面部出油较多,同时伴多毛、月经不调等症状时,多要求患者行血清性激素六项及妇科 B 超检查,观察是否合并妇科疾病,如最为常见的多囊卵巢综合征。对于多囊卵巢综合征的患者,可服用达英-35 进行治疗,其他妇科疾病结合实际对症治疗。其二是由于在痤疮的症状上,男性重度痤疮患者比例较高,易形成痤疮瘢痕。因此,男性患者更应加强对痤疮瘢痕的预防治疗。

47. 痤疮导致的增生性瘢痕如何治疗

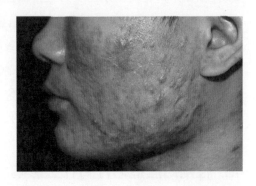

痤疮是一种累及毛囊皮脂腺的慢性炎症性皮肤疾病,青年人及成人均可患病,严重者可遗留瘢痕,给患者的生活和心理带来很多困扰。对于增生性瘢痕的治疗方法很多,如传统的冷冻、压迫疗法、局部糖皮质激素注射、外科切除等疗法,但疗效差异较大。近年来,激光疗法、放射疗法、硅凝胶膜等对增生性瘢痕的治疗得到充分发展,收到了一定效果,尤其是综合治疗的应用大大降低了复发率,不良反应明显减少。治疗主要通过控制增生扩张的毛细血管进而封闭血管以阻断瘢痕的营养供应,促进瘢痕的松解以及组织再生修复来实现。

对于痤疮所诱发的增生性、结节性瘢痕,甚至是瘢痕疙瘩,等到痤疮炎症基本控制后才进行治疗,目前临床常用治疗方法是局部注射得宝松或者曲安西龙。如若局部注射激素后疗效不明显,还可同时用非剥脱性或剥脱性点阵激光予以治疗。

48. 口服异维 A 酸安全吗,需要注意什么

异维 A 酸属于维 A 酸类药物,可减少皮脂分泌,控制异常角化和黑头粉刺的形成,并抑制痤疮丙酸杆菌,临床上用于重度痤疮,尤其适用于结节囊肿型痤疮。鉴于异维 A 酸是影响痤疮发病过程中的 4 个环节(毛囊口角化、皮脂分泌、细菌定植、炎症反应)的唯一有效药物,因此成为治疗痤疮的重要药物。但同时也存在着口唇发干、脱屑、血脂升高、致畸等很多不良反应,因此,需要在医生的指导下用药。

针对口服异维 A 酸所造成的血脂升高、肝肾功能变化,我们应当注意血液学,以及肝肾功能变化,服药期间每间隔一个月就要对血常规、血脂、肝功能等进

行一系列检查,一旦发生异常,要及时进行指导并复查。异维 A 酸有致畸性,可导致自然流产和先天畸形。因此,对于育龄期患者来说,服药期间应避孕,停药一年后才可怀孕。另外动物实验研究提示,该药可以影响到骨骼,一般建议 18 岁以上才给予口服异维 A 酸治疗。最后,患者如果想有效地预防痤疮复发,需要严格遵循医嘱,以保证足够的疗程。

49. 如何区分不同类型的痤疮及其治疗方法

痤疮,有多种名称,通常称作:青春痘、粉刺、暗疮、痘痘、痘印、痘疮、面疮、酒刺等。

痤疮的具体表现复杂,有多种的临床类型,很多时候不同的临床类型相互交织在一起,给治疗带来很多麻烦,因此,识别不同的皮损表现对治疗有很重要的影响。

痤疮常见的皮肤损害类型有:

(1)粉刺:包括白头粉刺和黑头粉刺。是与毛囊一致的圆锥形丘疹,不发红,可以轻微隆起于皮面,数量少则不易察觉,用手可以触及隐含在皮肤中的米粒大的皮损。可为闭合性的,也可为开放性的。开放性粉刺顶端呈黄白色,也可因色素沉积形成黑头粉刺。可挤出头部为黑色而其下部成白色半透明的脂栓。粉刺是痤疮的早期损害,加重时可形成炎症丘疹。

(2)丘疹:可为粉刺发展而来的炎症性丘疹,皮损为红色丘疹。

(3)脓疱:可在丘疹的基础上形成绿豆大小的脓包,此系丘疹里面的内容物继发细菌感染所致。

(4)囊肿或结节:如果炎症继续发展,可形成大小不等的暗红色结节或囊肿,挤压时可有波动感。

不同类型的痤疮治疗方法也不同:

(1)以粉刺为主,皮损数量少,治疗主要为去除粉刺。主要选择抗角化和去脂药物:局部抗角化药物可用维 A 酸类药物,阿达帕林、他扎罗汀等。去脂可多洗脸,保持皮肤清洁或用 5% 硫磺洗剂。

(2)粉刺和炎症性皮损数量较多,应以抗角化、去脂和抗感染治疗为主。如阿达帕林和夫西地酸乳膏或过氧化苯甲酰。

（3）炎性丘疹、脓疱损害以抗感染为主，抗粉刺为辅：口服抗生素＋外用维A酸。有效的口服抗生素有：四环素类（四环素、西环素、米诺环素等）、大环内酯类（红霉素、罗红霉素等）、磺胺类（磺胺甲基异噁唑等）。头孢菌素类、喹诺酮类、氨基糖苷类、氯霉素等一般不选用。

（4）主要损害为结节或囊肿，由于病变炎症较重，外用药往往难以奏效，因此应以内用药为主并采取联合用药，如异维A酸＋抗生素。

50. 痤疮患者可以刷酸治疗吗

刷酸，学名化学焕肤术也称为化学剥脱术，通过去除皮肤表层，从而改善皮肤外观和提升皮肤功能。其作用原理是利用了人体创伤后的修复机制，将皮肤损伤控制在一定范围内，破坏部分或者全部的表皮，刺激胶原蛋白重组，重新生成健康的表皮和真皮。其中市面上最常用的就是水杨酸和果酸。

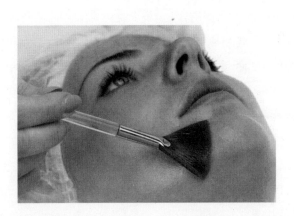

果酸在痤疮治疗中已获得了肯定的效果。果酸广泛存在于水果、甘蔗、酸乳酪中，分子结构简单，分子量小，无毒无臭，渗透性强且作用安全。果酸治疗痤疮的机制：①果酸有杀灭痤疮杆菌，调解细菌生长微环境的作用；②果酸可以帮助打开粉刺，让内容物排出；③果酸的美白作用正好是祛除痤疮后色素沉着（痘印）的首选；④果酸刷酸是一种可控的浅表性活肤项目，可有效地松解和移除表皮层过度堆积的老废角质，而不是剥脱表皮。

水杨酸是一种白色的结晶粉状物，存在于自然界的柳树皮、白珠树叶及甜桦树中。水杨酸治疗痤疮的机制：①抗菌作用：水杨酸是广谱的、微生物学上安全的、耐受性良好的、无色的皮肤抗菌剂；②抗炎作用：水杨酸产生直接抗炎作用。豚鼠由紫外线诱致皮炎，水杨酸的局部抗炎症作用，相当于保泰松或消炎痛的63%~66%，阿司匹林的77%左右，氢化可的松的82%左右；③角质调理作用：水杨酸具有双向的角质调理作用，具有抗角化过度（角质稳定）和抗角化不全作用，使角化过程正常化；④亲脂性：能深入毛孔，溶解粉刺。

敏感肌肤和薄皮不用考虑刷酸，刷酸必须保证皮肤足够健康。刷酸期间要注意防晒，刷酸使脸上的角质脱落，新角质还未完全生成，皮肤的保护相对减弱，紫外线的伤害会更加直接。

51. 痤疮非治不可吗

事实上，几乎我们每一个人都会发生痤疮，可以这么认为，痤疮是我们的一种人生经历。不过，很多人发病症状比较轻微，一过性的很快就消退了，大多数不需要特别的治疗。

轻度的痤疮可不用药，通过改善生活方式来减轻症状，如：

（1）注意面部的清洁卫生。在早晨起床和睡觉前最好是进行洗脸、洁面，最好不要使用粉底、BB等化妆品，以免堵塞毛孔导致痘痘的生长。

（2）注意吃的食物。饮食宜清淡，不管是辛辣类的食物，还是一些路边烧烤、含糖的食物，痤疮患者都尽量少吃。对于一些喜欢吃零食的年轻人，以后也要注意这点。因为这些食物中的添加剂会刺激痘痘的生长，对身体健康也有很大影响。

（3）要避免挤压和搔抓痘痘。有些患者喜欢用手搔抓或挤压痘痘，甚至成瘾，这是一种很不好的习惯，因为它会导致肌肤上生出更多的细菌，从而出现更多的痘痘，且挤压后的痘印消退较慢长。此外，也要注意日常的卫生情况，勤洗衣服、被单等，最好是经常拿到太阳底下晒晒，杀杀菌。

较多较重痤疮需要治疗时，一定要在医生指导下合理用药。最好是去专业医疗机构检查治疗，切勿盲目购药或过分使用化妆品清洁、拼命挤压等，这些都会严重影响自身皮肤，特别是出现在面部痤疮的皮肤，会留下难愈的瘢痕而影响容貌。严重的痤疮如脓疱型痤疮是炎性丘疹的进一步发展、加重，毛囊皮脂腺内大量中性粒细胞聚集，吞噬痤疮丙酸杆菌发生炎症反应，这种情况愈后易形成瘢痕，一定要及时治疗。

52. 老人不会得痤疮吗

痤疮俗称"青春痘"，是一种毛囊皮脂腺的慢性炎症，主要发生于青少年，好发于面部、胸部、背部等皮脂腺分布较多、较活跃的部位。

很多人认为痤疮嘛，又称为"青春痘"，当然是年轻人的专属，其他年龄段的人群是不会发生的。事实上这种认识是错误的，其实痤疮不仅好发于年轻人，但是也可以发生于刚出生的婴儿，还可以发生于七八十岁的耄耋老人。

痤疮最好发于青春期（10~20 岁）的男女，也常见于 30~40 岁的中年人，甚至老年人也会发生痤疮，只是不同年龄阶段有不同的发病率而已。由于雄激素诱导的皮脂大量分泌、毛囊皮脂腺导管角化、痤疮丙酸杆菌繁殖、炎症和免疫反应等因素都可能与痤疮患病相关。所以如果老年人有这些致病因素，都有可能发病。

但即使老年人患上痤疮也无须过于担心，到正规医院就诊，建议平时注意保持皮肤清洁，疏通毛孔，避免用手经常触摸，尤其是要克服用手挤压粉刺痤疮的不良习惯。饮食上应当注意合理膳食，少吃脂肪、高糖、辛辣刺激、油腻的食物，平时多饮水，保持良好的胃肠功能。避免用刺激性强的香皂或肥皂和油性化妆品，痤疮会得到缓解。

53. 靶向治疗也可以导致痤疮吗

有很多肿瘤患者之所以能够带瘤长期生存，其中一个重要原因就是分子靶向药物治疗的功劳！靶向药物作为肿瘤治疗的重要组成部分，在肿瘤患者的生存率方面正越来越发挥重要的作用，越来越多的分子靶向治疗在开展。而因靶向治疗所带来的一些不良反应也在不断凸显，痤疮便是其中之一。

分子靶向治疗是以肿瘤细胞过度表达的某些标志性分子为靶点，选择针对性的阻断剂，有效干预受该标志性分子调控及密切相关的信号传导通路，从而抑制肿瘤生长、进展及转移。肿瘤的靶向治疗药物可以抑制角化细胞的分化、增生和存活及细胞的过早分化和凋亡，导致白细胞聚集并引起组织破坏和炎症，皮肤毒性是靶向治疗药物最常见的不良反应之一。

靶向治疗引起的痤疮的发生率相对其他不良反应较高。分子靶向治疗后，全身皮肤可能出现红斑，大量的皮脂溢出和毛囊炎等损害，有时候还可以出现口干舌燥，头皮大量头屑和毛囊炎等，类似于痤疮表现，只是痤疮不仅仅位于面部，还以在背部、头皮，乃至全身各处的皮肤均可以出现类似损害。

靶向治疗引起的大部分痤疮皮疹是暂时的，是可以控制和处理的，所以患者遇到后不必过于担心。靶向治疗中如果并发痤疮，一般经过积极有效的处理，可以使痤疮的症状得以有效地缓解，无须停止使用靶向药物。

54. 为什么头油多的人也爱长痘痘

头皮与脸部皮肤是紧紧相连的，二者之间在组织结构上有极为相似的地方，都有大量的皮脂腺和汗腺，为我们的头皮和面部皮肤提供大量的营养支持。

在雄性激素的作用下皮脂腺的分泌增加，皮肤油腻，痤疮患者多伴有皮脂溢出，如头油的增加。最近的一项流行病学调查发现，年轻患者中油性皮肤占59.1%，混合性皮肤占31.9%，中性皮肤占6.5%。油性皮肤与其他类型皮肤相比，痤疮的程度通常要严重。油性皮肤的人，一般头皮的油脂腺分泌也比较旺盛，分泌物是油脂和含脂肪的物质，而痤疮是由于皮脂腺过度发育，毛囊角质化严重，皮肤的代谢不能顺利排出皮脂，从而引发了痤疮。头油的多少反映的是皮脂腺分泌的旺盛，因此有头油的人爱长痘。

皮脂腺分泌的多少因人而异，但通过平时的护理可以改善，如不要用指头用力抠摸、按头皮，不要刺激毛囊，调整睡眠，少吃面包、糖和油脂含量大的食物如煎炸食品可以减少头油的分泌。

55. 激素脸和痤疮有什么关系

糖皮质激素因其具有良好的抗炎、抗细胞毒、抗增生、抗休克及免疫抑制等多种作用而在临床各科被广泛应用，特别是在各种变应性疾病（如药疹、荨麻疹、过敏性鼻炎、过敏性哮喘等）、自身免疫性疾病（如系统性红斑狼疮、皮肌炎、大疱性皮肤病、类风湿性关节炎、自身免疫性肝炎、特发性血小板减少症等）中更是普遍使用。长期大量系统应用糖皮质激素可导致多种不良反应,轻者如满月脸、水牛背、向心性肥胖、痤疮、多毛、萎缩纹等,严重者可诱发高血糖、高血压、多种重症感染、水电解质紊乱、股骨头坏死、消化道穿孔出血等。可见,激素脸(满月脸)和痤疮都属于激素的不良反应,尽管不是严重并发症,但是容易被观察到。因此一旦看到患者同时出现满月脸和痤疮,应该想到他(她)可能正在系统应用糖皮质激素,而且应用时间较长,此时不仅要密切观察激素可能导致的其他不良反应,特别是严重不良反应,更应与相关科室共同会诊,在病情允许的前提下,逐渐将激素减量,甚至停用,将激素的不良反应降至最小。

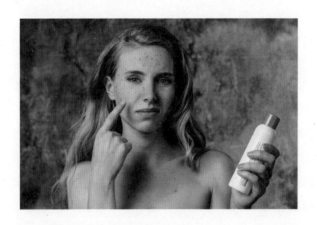

56. 痤疮、脂溢性皮炎和酒渣鼻三者之间有什么关系

痤疮、脂溢性皮炎和酒渣鼻都是常见于面部,以丘疹和脓疱为主要表现的慢性炎症性皮肤病,好发于青少年或中年,都有皮肤多油的特点,辛辣刺激性食物、烟酒、日晒、精神紧张均会诱发或加重,病情时轻时重,反复发作,而且这三个病既可以单独发生,也可以互相伴随发生,不仅影响容貌,严重者甚至引起焦虑症、抑郁症等心理障碍,都属于损容性和心因性皮肤病。但三者又各有其特点:痤疮的发病主要与雄激素分泌增加、毛囊皮脂腺开口处过度角化、痤疮丙酸杆菌感染及继发炎症反应有关,最好发于 15~30 岁的青少年,损害除了毛囊性丘疹和脓疱外,常伴有白头粉刺或黑头粉刺,没有面部红斑,分布在面颊、前额,也可发生于前胸、上背部及肩部,多对称分布;脂溢性皮炎发病机制是在遗传性皮脂溢出体质的基础上,马拉色菌等微生物感染、刺激皮肤产生炎症反应,可发

生于各年龄阶段,皮损分布范围较为广泛,不仅限于面部,还可见于头皮、耳部、胸背,肥胖者常累及皱褶部位如乳房下、腋窝、外生殖器、大腿内侧、腹股沟等,皮损为红斑基础上有油腻性鳞屑,严重者可泛发全身呈红皮病样表现,伴不同程度瘙痒;酒渣鼻是在皮脂溢出基础上,毛囊蠕形螨感染、冷热刺激、胃肠功能紊乱、内分泌失调等多种因素造成颜面血管运动神经失调,引起颜面中部皮肤潮红、毛细血管扩张及丘疹、脓疱,好发于中年人,女性较多,而病情严重者多是男性。

57. 什么是药物性痤疮

药物性痤疮是指因口服或外用药物导致的痤疮样皮损。口服碘制剂、溴制剂、锂制剂、雄激素、环孢素、抗癫痫药、异烟肼、避孕药等可引起痤疮样皮疹。其中有一种常见的药物性痤疮病因是口服或外用糖皮质激素。糖皮质激素因其独特的抗炎、抗过敏、抗增生等作用而在临床各科被广泛应用。与寻常痤疮不同,药物性痤疮发病年龄广泛,并非局限在青少年,典型的皮损是炎症性毛囊性丘疹和脓疱,粉刺少见,黑头粉刺更是少见。皮损分布除了面部之外,躯干上方和上背部也很常见。药物性痤疮皮损发生缓慢,常于服药后 1 个多月甚至 2 个多月出现,病情好转也较慢,常于停药后数月逐渐好转。

58. 哪些因素可以诱发痤疮

痤疮是发生于皮脂腺的一种慢性炎症性疾病,是青春期男女最常见的皮肤病,其发病率高达 45%。由于发病机制涉及雄激素分泌增多、皮脂腺肥大、毛囊导管口角化和细菌感染,以及遗传、饮食、环境、精神等因素相关,因此下列因素会诱发痤疮:

(1)食物:辛辣刺激食物、过甜过腻食物、油炸食品、烟酒、咖啡、浓茶及便秘、消化不良等。

(2)环境因素:日晒、高温、电子辐射等。

(3)化妆品、化工产品及药物:某些化妆品、工业用油、多氯联苯、糖皮质激素、口服避孕药、雄激素、碘溴制剂、环孢素、异烟肼、抗癫痫药等可引起化妆品痤疮、职业性痤疮或药物性痤疮。

59. 为什么油性皮肤的人容易长"痘痘"

"痘痘"就是医学上所指的痤疮。痤疮的发病,多数学者认为与雄激素分泌增多、皮脂腺肥大、毛囊导管口角化和毛囊内微生物感染密切相关。换句话说,痤疮主要是皮脂腺过度分泌油脂,阻塞毛囊进而引起细菌感染所致。有的人皮脂腺较肥大,皮脂腺分泌旺盛,因此皮肤会比较油,特别是在面部、前额、眉间、鼻部、双颊、下颌、胸背上部这些区域皮脂腺数量较其他部位多,称为皮脂溢出部位,更容易出油。当毛囊口被皮脂及皮肤角化异常的细胞所阻塞时,就形成白头粉刺,部分白头粉刺接触空气和灰尘氧化形成黑头粉刺。毛囊皮脂腺内痤疮丙酸杆菌大量繁殖,分解皮脂产生游离脂肪酸,刺激毛囊及毛囊周围引起炎症性的丘疹和脓疱,严重者还可形成脓肿、囊肿、结节及瘢痕。

60. 怎样预防痘痘

痤疮俗称"青春美丽痘",虽然它是年轻的象征,但满脸的"痘痘"确实给一些爱美的少男少女带来了极大的烦恼。更多的青少年关心的是如何预防"痘痘",只要青春不要"痘"。

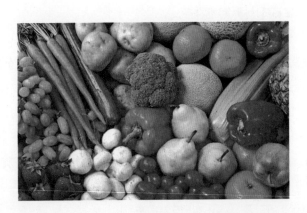

（1）注意饮食：以清淡饮食为主,少食高糖、高脂肪、油腻的食物,如油炸食品、肥肉、巧克力、点心、奶油、冰激凌等,避免辛辣刺激食物如辣椒、葱、姜、蒜、麻辣烫

等,戒烟限酒,多喝水,少喝咖啡、浓茶、甜饮料,多食蔬菜水果,保持大便通畅。

（2）合理护肤:温水洗脸,不要用碱性大的肥皂或洗面奶,不要用油性或刺激性的化妆品,尽量使用不含香精、色素和防腐剂的医学类护肤品,加强保湿锁水,适当防晒。

（3）精神放松:保持乐观情绪,避免精神紧张和焦虑,学习和生活尽量规律,注意劳逸结合,不要连续长时间使用电子产品,保证每天 7~8 个小时的睡眠,不要熬夜。

61. 如何去掉痘痘遗留的黑印

随着时代进步,人们对美的要求越来越高,痘痘没了,痘印还在,这也成了当代人的一大困扰问题。那么黑痘印如何形成的呢？我们又有什么方法可以去除呢？黑痘印主要是痘痘在炎症期间出现黑色素的沉积而成。去除比较麻烦。方法包括:

（1）注意防晒:如佩戴口罩帽子,使用遮阳伞、穿防晒衣、涂抹防晒霜等物理方法。

（2）生活规律:注意休息、饮食,如多食用富含有维生素 C、维生素 E 的水果蔬菜。

（3）外用药物及化妆品:如含有水杨酸类、积雪苷类、熊果苷类、烟酰胺类等的产品,必须通过正规渠道购买。

（4）化学剥脱术:如果酸换肤术、水杨酸换肤术等。

（5）采用激光或强脉冲光治疗:如二氧化碳点阵激光、紫翠宝石激光、光子嫩肤等医学美容方法。

（6）彻底清洁肌肤:如选择氨基酸类温和的洗面奶,避免用手挤压痘痘,注意勤洗手、消毒等。

62. 如何去掉痘痘遗留的小凹坑

痘痘走了,痘印去了,可是痘坑还在！这也许是很多年轻人最为苦恼的问题了。那么这些小凹坑是怎么形成的呢？我们如何将其去除呢？这类痘坑多是因为痘痘炎症比较严重或者不正确挤压痘痘手法造成,处理起来比较困难。解决痘坑,无非就是想方设法增加局部的胶原蛋白量,让小凹坑得到填充。具体方法如下:

(1)生活作息规律,同时注意防晒。

(2)表皮生长因子:可以调节细胞生长、增生和分化,主要针对刚形成比较表浅的新凹坑。

(3)激光类:如点阵激光、像素激光、二氧化碳激光,主要用激光穿透皮肤表面,直达皮肤真皮层,刺激真皮的胶原纤维和弹力纤维增生并且重新排列,这样就促使凹陷的皮肤恢复平整。Plasma 等离子激光,主要利用等离子放电,引起皮肤微剥脱,促进真皮胶原蛋白产生和重新排列。

(4)微晶磨削术,可以促进老化、变质的表皮细胞脱落,组织的自愈功能使新的皮肤快速再生,促进真皮胶原蛋白、弹性蛋白的合成。

(5)填充胶原蛋白或玻尿酸。

Part 2

第二部分　痤疮的病因和发病机制

63. 青春痘是因为洗脸不干净造成的吗

　　许多家长认为孩子长青春痘是因为洗脸不干净造成的。首先我们要走出这个误区,看看青春痘是怎么发生的。孩子到了青春期,在雄性激素的刺激下(女孩体内也会分泌少量雄激素),人体的皮脂分泌增加,毛囊皮脂腺导管也受雄激素影响而过度角化。由于导管口径变小、狭窄或阻塞,皮脂等物质不能正常排出,于是在开口处聚集,形成白头或黑头粉刺。在这些堆积物质的滋养下,原本定植于皮肤表面的一些正常细菌开始异常繁殖,从而诱导皮肤产生炎症,形成红色的丘疹和脓疱。

　　由此可见,青春痘的发生主要与皮脂分泌过多、毛囊皮脂腺导管堵塞、细菌感染和炎症反应等因素有关,不是洗脸不干净造成的。但是也不能说跟洗脸一点关系都没有。面部清洁不彻底不仅会导致油脂堆积,而且容易导致毛孔阻塞,加重病情。因此,正确的洁面是必要的。痘痘不是很严重的时候可以选用普通的洗面奶,每天两次即可。油脂分泌过多的孩子可以选用清洁能力强的洗面奶或硫磺香皂进行清洗,也可以使用含有水杨酸成分的清洁产品。水杨酸可以疏通毛孔,控制油脂分泌。

　　当然,什么事都要讲究个度。如果频繁采用清洁能力过强的洁面产品或者清洁次数过多,会造成皮肤屏障破坏,导致面部干燥紧绷,反而会使痘痘加重。正常来说,一天洗两次脸就足够了。

64. 孩子才 11 岁,为什么就会长痘痘

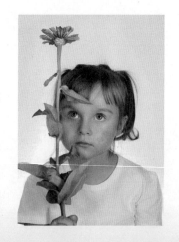

　　孩子到了青春期脸上就会长痘痘,这是很正常的事情。但是很多妈妈反映,孩子才 11 岁,脸上就长痘痘了。这是青春痘吗?

　　首先我们要了解青春痘的起因。雄激素是人体的一种重要性激素,男性由睾丸分泌而成,女性则主要由肾上腺皮质和卵巢分泌。孩子到了青春期,性腺发育,雄激素分泌逐渐旺盛,从而刺激皮脂

腺细胞过度增生与分泌皮脂,导致发生青春痘。现在的孩子由于营养充足,部分孩子会提前发育。因此,11岁的孩子脸上出现痘痘也不值得大惊小怪。

当然,如果有孩子在七八岁的时候脸上就起痘痘,那就不正常了。比如说,有的孩子长期食用含有激素的食品或者保健品,导致性腺提早发育,脸上就会长痘痘。这时应当及早去医院查明原因。

65. 为什么30多岁还会长青春痘

青春痘不是年轻人的专利。有研究显示,16岁时痤疮发病率最高,接近70%;18岁以后进行性下降。但是仍然有大约一半的20多岁女性、1/4的30多岁女性和超过10%的40多岁女性仍然有痤疮。25岁以后的男性也会长痘痘,不过发生的比例比女性小一些。当然了,这个年龄长痘痘就不是青春痘了,它有个医学专用名称——成人痤疮。女性的成人痤疮又叫女性迟发性痤疮。

成年人为什么还会起痤疮呢?因为痤疮和内分泌有很大的关系,而内分泌又很容易受到内外因素的干扰,比如说月经周期、休息不好、睡眠不足、过度劳累、精神压力大等。有些人还有可能因为长期服用某些药物而诱发痤疮。有些女性还可能因为一些妇科疾病,比如多囊卵巢综合征而发生痤疮。因此,30多岁的人长痘痘一点也不奇怪。

66. 青春痘与熬夜有关系吗

现在很多孩子和年轻人喜欢熬夜,考试前熬夜复习,节假日熬夜追剧、打游戏。有人会惊讶地发现,连续几天熬夜之后,脸上会冒出许多"痘痘"来。这是怎么回事呢?难道长"痘痘"还和熬夜有关吗?

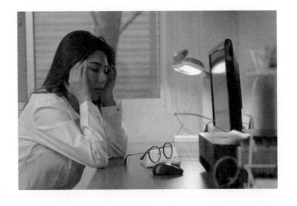

那么,熬夜为什么会长青春痘呢?

首先，熬夜会使人体的生物钟发生紊乱。人的作息规律被打乱，甚至黑白颠倒，人体的内分泌就会失调。

其次，痤疮的发病元凶之一是痤疮丙酸杆菌。它是寄生在人体皮脂腺内的一种厌氧细菌。当人体免疫力正常的时候，丙酸杆菌被抑制不能大量繁殖，只能躲在皮脂腺内伺机而动；当人体免疫力下降的时候，丙酸杆菌就会趁机大量繁殖，导致痤疮暴发或者加重。而长期熬夜会使得人体的免疫力下降，此时"痘痘"暴发就不足为奇了。

所有年轻人切莫仗着年轻、身体好便隔三岔五地熬夜。每次熬夜都是对健康的透支。当你熬夜后脸上出现"痘痘"时，便是身体对你熬夜发出的预警，这时候就要提高警惕。

67. 油性皮肤的人长痘痘后怎么办

对于油性皮肤的痤疮患者来说，正确洁面尤为重要。使用控油的洗面奶以及抑制皮脂分泌的药物是必须的。在清洁皮肤时可选择用合适的清洁产品，去除皮肤表面多余的油脂、皮屑和细菌的混合物，但不能过度清洗。过度清洗一方面会导致皮肤屏障功能被破坏，同时还会刺激皮脂腺分泌更多的皮脂，使皮肤变得更油。清洁后可用收敛水去除残留的皮脂，抑制皮肤分泌过多油分，部分收敛水中含有水杨酸，有溶解角质的作用，还可以收缩毛囊导管开口，减少皮脂的排出。

也可选择口服抗雄激素的药物或维A酸类药物抑制皮脂腺的增殖、分化及皮脂合成。同时注意控制饮食，避免甜食、辛辣刺激及油腻的食物。

68. 为什么女生来"大姨妈"前痘痘会加重

有研究表明，高达83%女性痤疮患者月经前痤疮会加重。这是为什么呢？

前面已经讲过，起痘痘是由于内分泌失调造成的。具体的讲，就是体内雄激素水平过高造成的。很多朋友可能存在一个误区，就是雄激素只有男人有，雌激素只有女人会有。其实，无论男女，人体内都有雌激素和雄激素，只是以何种为主而已。

那么问题来了：女性来"大姨妈"是雌激素造成的，和雄激素有什么关系？又怎么会影响痘痘呢？其实，女性体内雄激素的分泌与女性的月经周期也是相关的。一般来说，雄激素的分泌会在月经前达到最高峰，很多女性会在经前拼命冒痘痘，就是这个道理。

此外还有一些其他的原因，比如说月经前毛囊皮脂腺开口缩小，使皮脂腺内皮脂堆积增加，也是月经前痤疮加重的促进因素。

69. 警惕！女生痘痘不断有可能是"多囊卵巢"在作怪

很多女性朋友可能有这种症状：脸上的痘痘久治不愈，唇毛和腋毛也比较茂盛，本人有可能比较肥胖或者超重，月经也不规律。如果有上述症状的女性朋友要注意了，这时候脸上长的痘痘很可能不单纯是青春痘，而可能是得了一种叫"多囊卵巢综合征"的病。

什么是"多囊卵巢综合征"呢？通俗地讲，就是由于女性的卵巢长出了许多小囊肿，导致女性的内分泌失调，体内雄激素分泌过高。过度升高的雄激素不仅会导致痤疮，而且唇毛、腋毛、阴毛过旺，还会导致月经失调。

因此，当女性朋友在反复起痘痘的同时，出现多毛、肥胖、月经失调等症状时，就要到医院查一查，看看有没有多囊卵巢。建议做妇科 B 超检查双侧卵巢，抽血查内分泌。如果做 B 超发现两侧卵巢增大，每个卵巢内有 10 个以上小卵泡回声，查雄激素水平明显高于正常值，就可以诊断为"多囊卵巢综合征"。

70. 为什么考试前痘痘会加重

很多家长反映，孩子在考试前脸上的痘痘会加重。为什么会出现这种情况呢？前面已经讲了许多有关痤疮发病的原因。当情绪波动、疲劳、酗酒、作息不规律、精神紧张、压力大时，人体的内分泌就会失调。特别是女孩子，当精神紧张、压力大时，容易出现月经不调，导致体内雄激素水平出现波动。因此，许多孩子在考试前会因为紧张、精神压力大、熬夜复习等原因导致脸上的痘痘加重。这种情况并非器质性病变，家长不用太担心。只要调整好孩子的作息时间，避免孩子过度紧张和劳累，在考试结束后充分休息，痘痘会得到缓解的。当然，如果痘痘长得比较严重,要及时就医治疗,不要等到严重得出现并发症了再治疗。

71. 为什么我的痘痘比其他同学的要严重

大量易长痘的人群和不易长痘的人群相比,不易长痘的人都有一个共同的特征:长期处于本能的自我调节状态,皮肤保持水油平衡,毛孔能正常呼吸,角质层代谢通畅。而易长痘痘的原因有很多:

第一,与体质有关。结合中医理论,可能由于体内自身湿热过重,肺经蕴热,又感外邪,如外感风湿热等内外合邪,使湿热蕴结于肺胃,循经于上蒸于面,发为痤疮。

第二,与肤质有关。油性皮肤的人最易长痘。是由于油性皮肤皮脂腺过于发达,皮脂分泌过旺,油脂分泌过多,又易黏附空气中的灰尘和污物,堵塞毛囊口,进引发细菌感染。

第三,与滥用化妆品、药膏有关。使用多种化妆品或者药膏,易导致面部过多的异物残留或刺激,进而导致皮肤过敏或者痘痘的发生和加重。

第四,与饮食生活习惯有关。偏好吃辛辣刺激、甜腻食品,饮酒、抽烟,少吃蔬菜水果,运动不足等均可导致痘痘的发生。

除此之外,与家族史,头发及头皮护理产品,精神压力过大,经常熬夜,接触物品如被子、枕巾、床单等较潮湿,生活环境异常等均可导致痘痘的发生。

72. 为什么有些人长痘会留下痘坑呢

由于痤疮属于毛囊皮脂腺的一种慢性炎症性皮肤病,如果没有得到及时的治疗,炎症长时间不愈,或者自行挤压导致周围深层组织的坏死液化,造成了皮下组织的缺损,就会留下痤疮后凹陷性瘢痕,俗称痘坑。其发生的主要原因有:

(1)不及时进行治疗。认为长痘是青春期的原因,过了青春期就会好,从而任由痘痘反复发作。其发作时的发炎反应越严重,皮肤组织也破坏得越厉害,发炎的部位越深,皮肤组织被破坏得也越深,将来留下的痘坑也就越严重。

(2)不合理的祛痘方法。长痘后,认为简简单单擦擦药膏,或者吃几次药就好了,没有进行系统有效的综合治疗,而使得痘痘反复发作,炎症反应逐渐加重,

或者因为乱用药膏及护肤品的使用不
当,造成痘痘加重,进而留下永久的
痘坑。

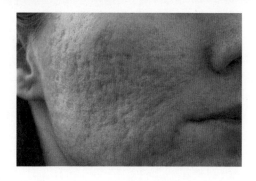

　　(3)不恰当的手法挤压造成的损
伤。自行用手反复挤压,发炎的痘痘
受到一定外力的挤压,就可让分泌物
排出,但是也会让原本已经被油脂堵
塞的毛囊破裂,如果消炎工作没有做好的话,很容易使其发生红肿,当炎症损伤
到皮肤真皮层时,就会导致长久性损伤。

73. 为什么有些人在北方不长痘,一到南方就长痘呢

　　影响长痘的因素有很多,比如内分泌紊乱、偏食、不良的生活习惯、精神压
力、个人习惯等。如果出现在北方生活不长痘,一到南方就长痘的情况,主要有
以下三个方面的原因:

　　第一是外界环境因素。北方环境寒冷干燥,皮肤缺水干燥,皮脂分泌不足,
毛囊皮脂腺不易堵塞,寒冷环境下痤疮丙酸杆菌也不易繁殖。南方环境炎热潮
湿,微生物容易繁殖,加重炎症。日晒、温度过高也会加重痤疮。

　　第二是内在体质因素。南方环境炎热潮湿,湿热之邪侵犯人体可导致内分
泌紊乱,皮脂腺分泌旺盛等症状。中医理论考虑为热毒阻滞经络,生瘀生痰,热
痰郁结而致囊肿结节。

　　第三是生活习惯的改变。过多的食用油炸食品、辛辣刺激性食物、奶制品、
甜食等高能量食物也都会引起并加重痤疮。便秘、肠胃不适、精神长期处于紧张
状态、过度劳累、长期睡眠休息不足也可引起和加重痤疮。

74. 为什么有些人反复在一个部位长痘呢

　　痤疮的产生机制为皮脂腺分泌旺盛,毛囊皮脂腺导管角化,痤疮丙酸杆菌大
量繁殖及炎症反应。

　　(1)长过痘痘的地方,因不当的挤压、搔抓,导致局部毛囊变大,毛孔疏通能

力下降,皮脂腺分泌较其他地方异常旺盛,或局部皮肤屏障受损。这一区域的皮肤结构出现问题,毛孔变得更加脆弱,对外界刺激的抵抗能力下降。当外界刺激或饮食不当时,容易在皮脂腺分泌旺盛、毛孔粗大的部位再发新的痘痘。

(2)痘痘常常伴有局部炎症反应,当表面没有皮损时,就误以为已治愈,但深层皮肤还有可能仍有炎性细胞存在,当痤疮丙酸杆菌大量繁殖或炎症反应急性发作时,容易引发皮肤深部的炎症再发。

(3)鼻头的痘痘属于胃火炽热引起的,当胃火未清,容易在鼻头再发出新的痘痘。额头的痘痘属于心火旺盛,当心火未祛容易引起新的炎症。

75. 青春痘的影响因素有哪些,平时如何注意

(1)饮食:辛辣刺激食物及甜食、奶酪、巧克力等含糖量较高的食物。平时应该清淡饮食,多食富含维生素及膳食纤维多的水果蔬菜。

(2)日常生活:熬夜、长期接触电脑、暴晒。平时应注意保证充足睡眠,避免长期面对电脑,外出时注意防晒。

(3)精神因素:痤疮为损容性皮肤病,对患者的社交影响大,容易引起焦虑、抑郁、精神高度紧张等心理问题。平时应注意调整心态,保持心情舒畅,必要时应配合专业心理辅导。

(4)个人习惯:过度清洁、用手挤压、搔抓粉刺、清洁不到位。痤疮患者应选用清洁、控油洁面产品,一天 1~2 次,切勿频繁使用洁面产品。化妆时应先卸妆干净后再进行洁面。切勿用手挤压、搔抓粉刺,避免引起感染。洁面时应用温水,避免使用温度过高或过低的水。

(5)日常护理:使用不适合的护肤品。油脂分泌旺盛的应选用控油保湿护肤品,伴有皮肤敏感应外用舒敏修复霜。局部皮损处可外用具有抗炎消痤功效的护肤品。

76. 我的青春痘为什么总是又大又红

痤疮,俗称青春痘,并不是青春期孩子的"专利",成年人也会长痤疮。
那么脸上为何会冒出大颗的赤色痘痘,摸上去硬硬的且有痛感?

这种痘痘可能是以下的状况：

（1）多食了油炸食物：每次吃完油煎炸的食物后，脸上总会冒出几颗又大又红的痘痘，这种痘痘首要是由于饮食不妥，致胃与大肠热盛，热邪上攻于肺，肺热上攻于面，再加上脸部毛孔阻塞，导致的痘痘。

（2）常常晚睡：某段时间一向熬夜，然后鼻头、下巴或许太阳穴等部位，就冒出大颗的红痘痘，睡觉不足也是构成痘痘成长多见的因素，原因是身体功能较差，血液循环、代谢不良，毒素累积无发排出，在肌肤上就构成"熬夜痘"。

（3）痘痘现已发炎：痘痘比较大，呈红颜色而且感受痛苦，好发于脸部、额部、颊部、下颌部、乳房、背部。痘痘发红发肿就说明有细菌了，这个期间的痘痘已发脓，生成较大脓包，并长到了肌肤深层。脓包里的脓水通常不易流到肌肤表面，而会流进肌肤里边，损坏细胞。

引起痘痘的根本因素是：毛孔的阻塞及污染。

毛孔阻塞通常是肌肤上油污太多没有及时清洗导致的，可是有时候毛孔阻塞的症状不是很明显，有些护肤经验不足的人没有及时注意到，致使肌肤问题越来越严峻。这么多的痘痘死死地堵住你的毛囊，不让它排油排汗，时间越久废物阻塞的越多，最终致使毛囊红肿发炎构成痘痘！

健康的毛孔，洁净疏通是其首要的规范。应在平常的日子中养成良好的习惯，而且在护肤过程中加强对毛孔的疏通。

77. 前胸后背为何会长青春痘

在青春期容易出现前胸后背长痘痘的现象，这个主要是由于毛囊的皮脂腺分泌过多引起的。再加上皮肤表面排油不通畅，很容易导致皮脂腺持续封闭，使毛孔堵塞，从而出现小痘痘，并且可以挤出白色的物质。如果被氧化还会出现黑头，一般前胸、后背、脸部比较多见，如果挤压或者发生感染，也有可能会导致色素沉着，影响到美观。

一般而言，前胸、后背容易长青春痘的原因主要是由于：

（1）青春期皮脂腺分泌旺盛，加上激素水平内分泌失调，导致皮脂分泌多，堵塞毛孔，容易导致长痘。

（2）平时过多的吃辛辣的食物，或者是由于经常便秘，导致体内毒素不能排出,体外皮脂腺堵塞,从而容易长痘痘。

（3）可能是由于螨虫、丙酸痤疮杆菌、真菌等感染,这个主要是因为背部或者前胸部容易出汗,如果没有注意卫生或者家里的床单被子没有勤洗勤换,通过睡觉的接触,就会发生感染导致皮脂腺堵塞而引起感染。

（4）情绪对人体健康的影响也是很大的,也会通过身体的表现而显现出来。如果经常熬夜、没休息好或者心情不好,都会影响人体的内分泌系统。

78. 哪些食物会导致痤疮

食物会导致痤疮吗? 当然会,而且关系密切! 导致痤疮的食物主要是乳制品和甜食。为什么痤疮患者不能吃甜食和乳制品? 主要是因为"胰岛素抵抗"——一个与糖尿病及肥胖直接相关的机制在发挥作用。甜食(高糖饮食)和乳制品会导致胰岛素样生长因子1(IGF-1)升高,而IGF-1具有促进肾上腺与性腺合成雄激素、刺激皮脂腺增殖、使皮脂分泌增多及诱导炎症反应等作用,从而诱导痤疮的发生。牛奶中的乳清蛋白能刺激胰岛素的分泌,酪蛋白具有较强的促IGF-1分泌作用;此外,牛奶中含有许多激素,如雄烯二酮、双氢睾酮、孕激素等,因此,应该少喝牛奶(尤其是脱脂牛奶)。其中双氢睾酮和活性雄激素前体可能与痤疮有关,研究认为这些激素可能增加皮脂的分泌进而加重痤疮。建议痘友们要避免一切乳制品,如奶糖、奶油、奶粉等。酸奶在发酵过程中破坏了大约75%的IGF-1,痘友们可以放心喝。此外用豆浆、鸡蛋代替牛奶也是不错的选择。

79. 吃辣椒会长痘痘吗

很多痘友都认为吃辣椒会长痘痘,事实真的如此吗? 其实,到目前为止,只有两种类型饮食明确可能与痤疮发生有关:一种是高糖饮食(甜食),另一种是高乳制品饮食(牛奶等)。目前,国内外的科学研究均未发现吃辣椒导致长痘的直接证据。有些患者可能要反驳了,吃了辣椒第二天起来准会冒出新的痘痘。这是因为辣椒虽然不直接导致长痘,却可以加重痤疮的炎症反应。也就是说,辣椒会使发炎的痘痘炎症加重,从而使痘痘变大,或使潜在的粉刺、痘痘生长。所以,虽然吃辣椒不会直接导致长痘,痘友们还是要少吃,以免痘痘加重。

80. 痤疮是细菌感染导致的吗

痤疮不是细菌感染性皮肤病。痤疮丙酸杆菌是我们面部皮肤上一直都存在的定植菌,痤疮丙酸杆菌并不会直接导致痤疮的发病,但其是痤疮发病因素中的重要一环。在健康人群中,丙酸杆菌属是皮脂分泌部位的主要表皮微生物,在某些条件下,当痤疮丙酸杆菌过度繁殖会导致皮肤表面呈菌群失调状态。而大量繁殖的痤疮丙酸杆菌会被我们皮肤的免疫系统所识别,产生免疫性炎症反应,并且可促进皮脂分泌及角化过度,从而导致痤疮。因此,痤疮丙酸杆菌通过复杂的免疫机制参与了痤疮的发病,但不是细菌感染直接导致痤疮。

81. 长痘痘需要忌口吗

研究表明,痤疮的发病与饮食相关,是需要忌口的。但是,所要忌口的食物,并不是老百姓所说的"发物"。实际上,目前只有两种类型饮食明确可能与痤疮发生有关:一种是高糖饮食(甜食),另一种是高乳制品饮食(牛奶等)。高糖饮食诱导痤疮的机制主要由于胰岛素抵抗和对皮脂腺脂质合成的影响两个方面。相信很多人看了这句话都会一脸懵,没关系,只要了解甜食会加重痤疮就可以了。甜食包括各种糕点、饮料、水果,也包括主食。对于严重的痤疮,摄入过多主食也会导致血糖升高,使痘痘增多。因此,主食也应少吃,主食中可以多吃些杂粮。乳制品同样刺激皮脂腺增殖,使皮脂分泌增多,从而使痘痘增多。此外,牛奶中含有许多性激素,这些激素可能通过增加皮脂的分泌进而加重痘痘。总之,痘痘肌应该忌口,避免过多食用甜食和乳制品。对于老百姓常说的"发物",如牛羊肉、海鲜,则没有禁忌。对于辣椒,虽然辣椒本身并不会导致长痘,但是由于辣椒可以加重痤疮的炎症反应,对于严重的痘痘,也应少吃辣椒。

82. 长痘痘是和螨虫有关吗

由于广告的误导,不少人的头脑中存在着这样一种观念:痘痘是由螨虫感染引起的,只要螨虫祛除了,痘痘也就好了。其实这种观念是完全错误的。螨虫是皮肤表面的寄生虫,包括毛囊蠕形螨和皮脂蠕形螨。有人统计健康人群中37.28%~86.58% 有毛囊蠕形螨感染。所以,在痘痘患者面部查到螨虫并不能说痘痘就是螨虫引起的。但是,蠕形螨的存在的确对皮肤有一定的潜在危害。首先,它们所产生的分泌物、排泄的粪便等,对皮肤是一种刺激;其次,它们在人体的毛囊、皮脂腺爬进爬出,容易把细菌带入皮肤,引起感染;最后,它们死亡后的尸体残留在皮脂腺内,也可能诱发"螨虫毛囊炎",这种毛囊炎也可以表现为红色痘痘,但并不是痘痘。因此,蠕形螨的滋生繁殖确实会使痘痘症状加重。螨虫充其量只是引发痘痘的帮凶,而不是导致痘痘的主要原因。

83. 痤疮是由什么引起的

痤疮发病机制仍未完全阐明。雄激素诱导的皮脂分泌过多、毛囊皮脂腺导管角化、痤疮丙酸杆菌繁殖、免疫炎症反应等因素都与痤疮的发病相关。

青春期后体内雄激素水平增高或激素水平失衡可使皮脂腺增大及皮脂分泌增加。皮脂为痤疮丙酸杆菌等微生物的生长提供油脂及厌氧环境,痤疮丙酸杆菌可使皮脂中的甘油三酯转化为游离脂肪酸,刺激毛囊导管处角质形成细胞增生与角化过度,而毛囊皮脂腺导管角化过度堵塞毛孔并形成粉刺。大量繁殖的痤疮丙酸杆菌会被我们的免疫系统所识别,产生免疫性炎症反应。炎症反应导致出现从炎性丘疹(红色痘痘)到囊肿等一系列临床表现。

部分患者的发病还受遗传、免疫、内分泌、情绪及饮食等因素影响。一些性激素代谢酶的基因与痤疮的易感性增加有一定的关系;精神因素,如精神紧张、熬夜等,会使肾上腺源性雄激素飙升,皮肤出油更加旺盛,从而容易长痘;饮食因素,尤其是甜食和乳制品,会使皮脂分泌增多,从而诱导痤疮的发生。

84. 感染与痤疮有什么关系

在人体毛囊皮脂腺单位中有很多正常寄生的微生物如痤疮丙酸杆菌、表皮葡萄球菌、毛囊蠕形螨和糠秕马拉色菌等,它们通常是不致病的,但在微环境改变后可以致病。目前认为,痤疮丙酸杆菌并不是痤疮发病的始发原因,而更可能是作为炎症的一个重要参与者。痤疮丙酸杆菌可以通过多种机制参与粉刺的形

成。因此,痤疮并不是一种纯粹的感染性疾病,既
往认为痤疮的主要致病菌:痤疮丙酸杆菌,不单单
是作为一种病原体,更是通过对角质形成细胞、皮
脂腺细胞天然免疫反应的影响,调节促炎症因子的
产生,参与了痤疮炎症反应的过程,从而导致痤疮
的产生。而毛囊蠕形螨和糠秕马拉色菌的滋生繁
殖,虽然不直接导致痤疮的发生,却可加重痤疮的
炎症反应。因此,皮肤表面寄生的微生物如痤疮丙
酸杆菌与痤疮的发生有关,但痤疮并不是一种感染
性皮肤病。

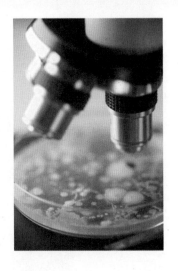

85. 为什么熬夜之后青春痘会变多

当代很多年轻人都有着熬夜的习惯,不少人熬夜之后脸上就长了痘痘,让人
很是头痛。长期熬夜引起痘痘的原因主要有以下两个方面:①一般来说,皮肤在
每天夜里 11 点至 2 点时进入晚间保养状态。如果长时间熬夜,人的内分泌和
神经系统的正常循环就会失调,内分泌和神经系统失调会使皮肤出现干燥、弹性
差、晦暗无光、缺乏光泽等问题;②如果长期熬夜或睡眠不足,就会使皮脂腺分
泌太过旺盛,脸部分泌过多的油脂,同时毛囊皮脂腺导管的角化异常造成导管阻
塞,皮脂排除障碍,形成角质栓即微粉刺。毛囊中多种微生物尤其是痤疮丙酸杆
菌大量繁殖,痤疮丙酸杆菌产生的脂酶分解皮脂生成游离脂肪酸,同时趋化炎性
细胞和介质,最终诱导并加重炎症反应。良好的生活作息很重要哦!

86. 为何夏天我的痘痘会严重一些

很多小伙伴都在为夏季加重的青春痘而苦恼,导致夏季青春痘加重的原因
主要有以下几点:①发病内因:患者毛孔粗大、油性皮肤、皮脂腺过于发达、皮脂
分泌过旺。如果毛孔被堵塞或者是因为其他原因导致排油不畅,那么皮脂腺继
续分泌,皮脂就在毛孔中累积起来,突起,成为痘痘。②发病外因:夏季气温的骤
然升高,喜食辛辣、刺激性或油腻食物。患者雄性激素水平升高,促使皮脂分泌

活跃,增多皮脂就会堵塞毛孔进而导致青春痘发生。③毛孔堵塞后厌氧性痤疮丙酸杆菌快速繁殖引起感染导致青春痘大面积暴发。所以,保证充足的睡眠、清淡的饮食、适当的运动以及正确的洁面方式很重要哦!

87. 青春痘和心情不好、心理压力大有关吗

说起青春痘,可能是令许许多多的人都烦恼的问题,很多朋友脸上长痘痘,导致影响形象,使得心情不好,那么心情不好、心理压力大和痘痘有关吗?

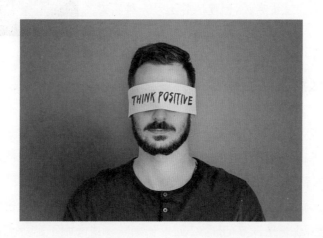

当人们受到来自不同方面的精神压力时,抑郁、焦虑等情绪变化将通过大脑皮层-边缘系统的情感环路,发放神经冲动到下丘脑-垂体-性腺轴或肾上腺轴,使其活动增强,引起肾上腺皮质激素水平增高,游离脂肪酸增多,使皮脂腺腺体肥大、分泌功能增强,与此同时出现胃肠蠕动节律变化,导致大便异常而引发痤疮。同时雄激素分泌增加,青春期痤疮患者,在雄激素的作用下,皮脂腺活性增强导致脂质大量分泌是痤疮发生的前提条件。

因此,青春痘的发生和心情是有关的,心情不好会促发痘痘,同时痘痘又会导致心情不好,容易形成恶性循环。由于青春痘的原因多种多样,与生活习惯、工作压力、心理状态、所处环境都有一定关系,且青春痘的治疗周期相对较长,因此,患者既需要积极配合医生的治疗,也需在心理状态、生活作息、皮肤护理方面做出必要的调整。

88. 我父母没有痘痘，为何我会长

痘痘的发生主要与雄激素分泌增多导致皮脂分泌过多、毛囊皮脂腺导管堵塞、细菌感染和炎症反应等因素密切相关。遗传只能遗传雄激素和油脂分泌旺盛，但青春期的孩子80%都会有痘痘，只是轻重不一样，所以从这个角度上说痘痘和遗传关系不大。痘痘的形成是由多因素造成的，除了皮脂分泌过多，还包括熬夜、饮食结构的改变、心理状态出问题与皮肤护理不当等，更重要的是现在青少年的痘痘已经不仅仅是体内因素造成的，更多的是由外源性激素造成的，这些外源性激素的摄入主要是来源于饮食结构的改变，包括一些高热量食物、催熟的水果、鱼类和家禽，不规范的保健品、营养品等，假使你的父母从没长痘而你却长了，那么你就要注意改善自己的饮食以及生活方式了。

89. 痘痘什么时候才能彻底不长

痘痘即我们常说的"青春痘"，是一种常见的毛囊皮脂腺慢性炎症性皮肤病，在青少年中的发病率达到80%以上，多发于面部和胸背部。痘痘累及毛囊皮脂腺单位引起炎性或非炎性皮损，表现为粉刺、丘疹、脓疱、囊肿、结节，后期会留下萎缩或增生性瘢痕，对患者的外观和心理造成很多不良影响。

因此在临床工作中患者问到最多的问题就是"我的痘痘能治好吗？什么时候才能彻底不长？"这是一个难以回答，又不得不面对的问题。

本病多发于青春期，被人们称为"美丽青春的杀手"。常见于17~18岁的青年，亦有早至10~13岁，迟至青春期以后或成人发病。具体的病程长短因人而异。其发病与心理因素、遗传、皮肤类型（油性皮肤）、睡眠不足、生理周期（女性）、饮食习惯（食用辛辣油腻食物）等有关，尤其是与郁闷、紧张、生气等心理因素相关。本病有自限性，大多数患者通过正确合理的治疗、良好的生活作息、清淡饮食、保持好心情等，青春期后可逐渐减轻，以致完全消失。

90. 长痘痘和遗传有关系吗

在临床工作中，痘痘患者经常问到的问题就是："长痘痘和遗传有关系吗？

为什么有的人永远都不长痘痘,而有的人则经常长痘痘?"

痘痘是一种好发于青春期的毛囊皮脂腺慢性炎症。其发病原因较为复杂,确切的发病机制尚不明确,目前研究表明本病受遗传因素、雄性激素分泌、面部细菌、寄生虫、毛囊皮脂腺导管角质化、P物质、个人精神状态的影响。最新的国内外研究表明,痘痘属于多基因遗传皮肤病。通过对大量社会人群、家族、双生子的研究发现,遗传因素是导致痘痘发病的重要因素之一,没有家族史的人群发病率较有家族史的发病率低。有家族史的个体发生痘痘的年龄更小且病情更重。此外,毛囊导管角质化过度也受遗传因素控制。

虽然研究表明长痘痘与遗传相关,但是其遗传给后代的概率并不高。即使携带了本病的易感基因,也不是每个患者都会发病。因此不必过于担心痘痘的遗传问题。

91. 痤疮是内分泌失调导致的吗

痤疮的发病主要与雄激素、皮脂增加、毛囊皮脂腺开口处过度角化、痤疮丙酸杆菌感染及炎症反应等原因相关。在门诊工作中,我们有时会建议患者查一下性激素水平,但往往没有发现明显的指标异常。特别强调一点,女性性激素检测的最佳时间是月经的第三天。我们提到痤疮形成的原因,其中一点就是与体内雄激素分泌水平相关,某些女性在月经期出现痤疮或痤疮加重,这是因为排卵后至月经来潮这段时间,雄激素分泌相对或绝对增多;月经前1周,黄体生成素及促卵泡激素分泌减少,情绪容易不稳定,对饮食、睡眠造成一定影响,此时皮肤状况不佳,容易长痘。而如果女性痤疮患者同时存在多毛、月经紊乱等症状,要警惕多囊卵巢综合征,赶紧去妇科进行检查。

92. 过了青春期,痤疮会自愈吗

20岁的人长的痘叫青春痘,那么过了青春期青春痘会自愈吗? 其实青春痘并不是青春期的专利产品,青春痘学名叫"痤疮",正常情况下,皮脂能通过毛孔排出,但如果毛囊皮脂腺导管口栓塞,大量的皮脂产生不能及时排出去,堆积在毛囊,则引发痤疮。皮脂的分泌和雄激素有关,无论男女都会分泌雄激素,而激素的分泌在青春期尤为旺盛,"青春痘"的名字就是这么来的。另外皮脂排出经过的毛囊皮脂腺导管角化异常,使皮脂排出不顺畅,使得痤疮丙酸杆菌趁机大量繁殖继发一系列的炎症反应,以上是经典的痤疮发病机制。而中年起痘的原因跟经典的痤疮成因是有所不同的,多与化妆品、精神压力、饮食和药物相关。当然,一部分的人随着年龄的增长,激素分泌不再旺盛,痤疮会趋于好转。不管你是"青春痘"还是"中年痘"都要及时去医院就诊。

Part 3

第三部分　痤疮的临床表现

93. 哪些因素可以加重痤疮

（1）饮食：辛辣食品、烈性酒、油炸食品、多脂肪类和高糖类食品会加重痤疮，饮食宜清淡，应多吃新鲜蔬菜、水果和富含维生素的食品。

（2）日常生活：熬夜及睡眠欠佳、暴晒、吸烟、情志不畅、便秘等会加重痤疮，应保持生活规律，大便通畅。

（3）精神因素：精神因素是痤疮发生的重要诱因，持续紧张的心理状态通过影响人体内分泌及免疫系统等，可加重痤疮的皮损。每天应保持精神愉快，消除精神紧张，缓解压力。

（4）内分泌因素：痤疮一般在青春期发病、青春期后减轻或自愈，雄性激素水平增高，可使皮脂腺增大及皮脂分泌增加。

（5）微生物的感染：痤疮丙酸杆菌可水解皮脂中的甘油三酯，产生的游离脂肪酸可刺激毛囊引起炎症性皮损。

（6）过度清洁：适当用清洁剂去除皮肤表面多余油脂、皮屑和细菌的混合物，但不能过分清洁，否则可能使皮肤屏障功能受损。注意面部保湿和减少皮脂分泌。

（7）季节：在闷热潮湿的夏季，痤疮往往加重，可能由于毛囊皮脂腺导管上皮细胞含水量增加，体积增大，导致毛囊口堵塞。

94. 内分泌与痤疮有什么关系

雄性激素在痤疮的发病中起重要作用，因皮脂腺的发育和分泌受雄激素的支配，雄激素分泌旺盛会刺激皮脂腺的产生和分泌。人体内主要的雄性激素睾酮和二氢睾酮与皮脂细胞核的雄激素受体蛋白结合，通过调节毛囊皮脂腺的活动使其异常角化，不能正常脱落而使毛囊口变小，同时皮脂腺过度分泌易淤积堵塞毛囊形成粉刺，使得细菌繁殖增快，加重炎症反应从而导致痤疮的发生。伴有多毛症或月经周期不规则的女性应考虑雄激素过多症。另外，多囊卵巢综合征、肾上腺功能亢进、卵巢或肾上腺肿瘤等也可使痤疮加重。

95. 痤疮有哪些皮损表现

（1）粉刺：闭合性粉刺（又称白头）的典型皮损是约1毫米大小的肤色丘疹，无明显毛囊开口。开放性粉刺（又称黑头）表现为圆顶状丘疹伴显著扩张的毛囊开口，中心有黑色角质。

（2）丘疹：皮损以炎性小丘疹为主，小米至豌豆大，呈淡红色至深红色。丘疹中央可有一个黑头粉刺或顶端未变黑的皮脂栓。

（3）脓疱：脓疱呈米粒至绿豆大小，为毛囊性脓疱或丘疹顶端形成的脓疱，破溃后脓液较黏稠。

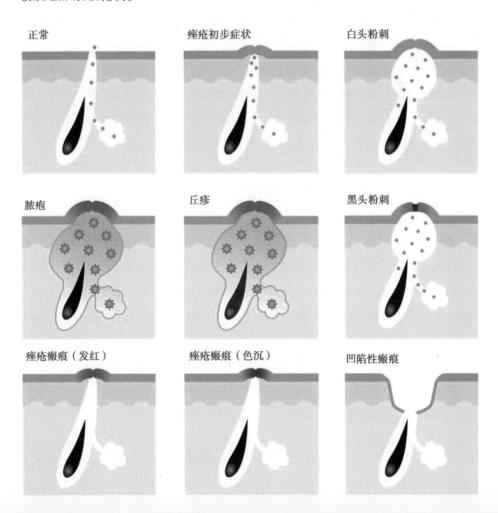

正常　　痤疮初步症状　　白头粉刺

脓疱　　丘疹　　黑头粉刺

痤疮瘢痕（发红）　　痤疮瘢痕（色沉）　　凹陷性瘢痕

（4）囊肿：形成大小不等的皮脂腺囊肿，常继发感染化脓，破溃后常流出带血的胶冻状脓液，炎症往往不重，以后可形成窦道或瘢痕。

（5）结节：脓疱性痤疮可以发展成壁厚的结节，大小不等，呈淡红色或紫红色。有的位置较深，隆起形成半球形或圆锥形。它们可以长期存在或渐渐被吸收，有的化脓溃破形成瘢痕。

（6）瘢痕：丘疹或脓疱性损害破坏腺体，引起凹坑性萎缩性瘢痕。破溃的脓疱或炎性结节可出现增生性瘢痕。

96. 痤疮临床上分为哪几级

痤疮分级是痤疮治疗及疗效评价的重要依据。为临床使用简单方便，中国痤疮治疗指南主要依据皮损性质将痤疮分为3度和4级：轻度（Ⅰ级）：仅有粉刺；中度（Ⅱ级）：炎性丘疹；中度（Ⅲ级）：脓疱；重度（Ⅳ级）：结节、囊肿。Ⅰ级以粉刺为主，少数炎性丘疹；Ⅱ级在Ⅲ级的基础上，丘疹数量增多，出现浅在性脓疱，皮损局限颜面部；Ⅲ级在Ⅱ级的基础上，丘疹、脓疱增多，皮损发生于颜面、颈部、胸背部；Ⅳ级在Ⅲ级的基础上，有囊肿、结节、瘢痕形成，皮损发生于上半身。

97. 什么是"白头"和"黑头"粉刺

粉刺又称"痤疮""酒刺""暗疮"等，是发生在毛囊皮脂腺的慢性皮肤病，多因毛孔堵塞所致。可形成白色丘疹，称为白头粉刺，也称白头，是毛囊漏斗部被角质层细胞堆积、堵塞，角质物和皮脂充塞其中所致，表面有表皮覆盖，与外界不相通，成为封闭式粉刺。白头粉刺好发于面部或颈部，一般对称性分布，可挑挤出白黄色豆腐渣样物质。黑头又称开放性粉刺，表面因与空气接触被氧化成大小不等的黑点，质硬，挤压时可挤出头部黑色而体部呈白色半透明的脂栓。

98. 如何预防痤疮瘢痕的形成

当痤疮形成后，患者经常用手去挤压，而造成局部皮肤受损，使皮肤屏障功能降低，细菌乘虚而入，继发皮脂腺炎症，当炎症不断加重，直至形成化脓性皮脂腺炎症而破坏腺体,在皮脂腺囊腔内组织修复与破坏并存,便形成瘢痕。注意不要人为地挤压、搔抓痤疮皮损,当出现炎性丘疹或脓疱性损害等应及时控制炎症的发展,注意清洁皮肤,进行合理的治疗,避免形成脓肿和聚合性痤疮。

99. 什么是化妆品性痤疮

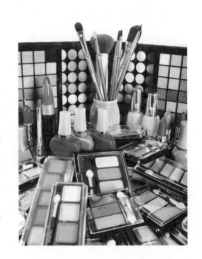

由于选择和使用可导致痤疮的化妆品而引起。常见于女性的面颊和口周,皮损多表现为闭合性粉刺和丘脓疱疹。可能与化妆品中的某些成分堵塞毛囊皮脂腺导管口有关。首先要避免接触粉底等可能导致粉刺的化妆品,选用适宜的洁面乳,及时疏通毛囊孔,彻底清除化妆品残留,不要人为地挤压、搔抓痤疮皮损。去除化妆品的接触因素后,一般可自行消退。

100. 什么是暴发性痤疮

暴发性痤疮是一种罕见的、极严重的痤疮,临床特点是发病突然,皮损以胸背部为主,也可出现于面颈部。皮疹呈痤疮样,多发且簇集成片,以毛囊性炎性丘疹、脓疱为主,并迅速出现化脓性病变,易形成糜烂、溃疡,局部疼痛明显,愈后易留有浅表性瘢痕。常伴有发热和白细胞增多,体温可高达 39℃,可伴有多关节痛和多发性肌痛、破坏性关节炎及肌病。暴发性痤疮的病因和发病机制尚不十分清楚,皮损处的细菌培养,以痤疮棒状杆菌和表皮葡萄球菌生长为多见,可能是患者对痤疮棒状杆菌的一种变态反应。由于发病突然,病情较重,对患者的心理影响很大,应及时就医。

101. 什么是迟发性痤疮

痤疮有三分之一是 25 岁以上的成人患者,这其中绝大多数又是女性。25岁和以后还在长痤疮称为迟发性痤疮,也叫高雄激素性痤疮、青春期后痤疮、成人女性痤疮。根据成人女性痤疮发病时间分为持续型和迟发型。持续型是指从青春期开始发病,持续至25岁以后;迟发型是指青春期基本没有痤疮问题,而25岁以后才开始出现痤疮,也包括首次发病在青少年时期,痤疮清除后很长时间没有发病,然后在25岁以后重新复发的。持续型痤疮在成人女性中最为多见,但对女性造成比较大困扰的多是迟发型痤疮。研究表明,这一类痤疮患者通常伴有不同程度的激素失衡,表现为血清睾酮或者脱氢表雄酮的增高,雌二醇和黄体生成素等雌孕相关激素水平的降低,还有的则和泌乳素水平增高有关,病程可持续到30~40岁或者更久,对痤疮的常规治疗反应不佳。

102. 迟发性痤疮的症状是什么

迟发性痤疮多发于面部,通常认为是不同于青少年痤疮的类型。皮损以丘疹、脓疱等炎性损害为主,常容易表现为结节、位置深在,好发于口周或者沿下颌缘分布。少数患者表现为白头或黑头粉刺,超过半数的患者会遗留瘢痕,合并有多囊卵巢综合征的女性患者常伴有多毛、月经失调、雄激素性脱发等雄激素过多的表现,同时表现为毛孔粗大、油脂分泌旺盛、皮肤粗糙。而卵巢早衰或者绝经前期的女性常伴有月经量明显减少和(或)月经周期缩短的表现,多为混合性肤质。迟发性痤疮在月经来潮、妊娠期间症状会在一定程度上得到改善。

103. 迟发性痤疮的发病和哪些因素有关

"迟发性痤疮"也被称为"高雄激素性痤疮",事实上所有的痤疮都是受性激素水平影响的,青少年痤疮雄激素产生增加致使皮脂产生增多,对于迟发性痤疮来说,激素水平的变化及失衡在发病中的影响更为明显。85%的迟发性痤疮女性在月经前病情会加重。和年轻女性相比,月经前痤疮加重现象在30岁以后的妇女中更加明显。尤其是部分生育后的女性,会出现月经量明显下降,同时伴发迟发性痤疮的出现,这种情况雄激素水平不一定增高,而是雌孕激素水平下降后导致雄激素水平的相对增高,这在卵巢早衰及绝经前期的女性表现得尤为突出。一些女性则存在明显的性激素异常,如多囊卵巢综合征(PCOS),这种情况通常和持续型的成人女性痤疮的发病有密切关系。

长期熬夜、睡眠不足和压力对迟发性痤疮的发病也有重要影响。现代都市生活年轻人的压力是很大的,特别是 25 岁以上踏入社会不久的女性,通常导致长期熬夜和睡眠不足的不良生活状态。目前多项研究表明睡眠不足和精神压力会导致痤疮加重,临床中也发现很多痤疮患者会主诉这些因素对痤疮发病的影响。精神压力和睡眠不足导致痤疮加重的可能机制是因为精神压力反应促进了雄激素和肾上腺皮质激素的产生,由此造成激素水平失衡,导致痤疮的发生。

104. 迟发性痤疮的常见人群有哪些

迟发性痤疮发生于 25 岁以上的成人患者,绝大多数又是女性。其中由青春期延续发展而来的迟发性痤疮多见于多囊卵巢综合征患者,通常表现为高雄激素水平,还有一部分则见于工作学习压力大、长期熬夜或者经历较大情绪波动的都市女性群体。而既往青春期少有痤疮,25 岁后才出现的迟发性痤疮则集中于卵巢早衰或者绝经前期的育龄后女性,雄激素通常没有明显增高。还有一部分难治性迟发性痤疮女性,表现为高泌乳素,通常和脑垂体良性肿瘤有关。

105. 迟发性痤疮需要进行哪些检查

存在明显月经周期紊乱或者月经量明显减少的迟发性痤疮患者,首选需要完善性激素检查,包括脱氢表雄酮(DHEAS)、总睾酮、雌二醇、孕酮、黄体生成素、卵泡刺激素、催乳素等。女性患者最好选择在月经第 2~3 天抽血检查。如果激素水平存在明显异常,或者提示多囊卵巢综合征及卵巢早衰的情况,可进一步进行附件 B 超等检查,如果存在泌乳素明显异常,需要进行脑核磁检查以排除脑垂体良性肿瘤的可能性。

106. 妊娠期痤疮是怎么回事

很多长期患病的痤疮患者,到了妊娠期,因为雌孕激素水平的持续升高,往往皮肤状态会有很大好转,但是有的患者情况刚好相反,怀孕前痘痘不算严重,到了妊娠期,痘痘却变本加厉,控制不住,此起彼伏,却因为孕期不敢用药,导致越发难以收拾。出现这种问题主要是以下几方面的问题：①洗护产品使用不当。痘痘肌肤通常伴随油脂分泌旺盛，需要用清洁力比较好的皂基类洁面产品以及清爽保湿类护肤水乳。而有些宝妈受一些广告宣传的影响，在怀孕后就把洗护产品换成了孕期专用，殊不知很多孕期专用的洗护产品往往过于温和，清洁力较弱，油性皮肤使用孕期专用产品容易出现皮脂淤积，粉刺痘痘加重的情况。②饮食不当。通常孕期宝妈饮食上要避免吃凉性食物，多以热性高蛋白、高热量食物为主，这种情况下也容易导致痤疮的加重。而湿热天气也容易加重妊娠期女性的湿热体质，导致痤疮的发作或者加重。

107. 为什么产后狂长痘痘

多年痘龄患者，到了妊娠期，因为雌孕激素水平的持续升高，往往皮肤状态会有很大好转，但是一旦顺利生产后，随着体内雌孕激素水平的快速下降，痘痘就"重现江湖"。出现这种问题主要是以下几方面的问题：①洗护产品使用不当。痘痘肌肤通常油脂分泌比较旺盛，需要用清洁力比较好的皂基类洁面产品以及清爽保湿类护肤水乳。有些宝妈一直很注意面部皮肤清洁，一旦生产后开始坐月子，就延续不洗脸不洗澡的陋习，导致面部油脂大量堆积，痘痘一发不可收拾。②饮食不当。通常哺乳期宝妈因为下奶的需要，饮食上多以热性高蛋白、高热量食物为主，这种情况下也容易导致痤疮的加重。③睡眠不足。产后的宝妈为了照顾宝宝，夜里也经常起来哺乳或者换尿布，导致睡眠不足的问题时有发生，长期的睡眠不足会导致激素水平进一步失衡，造成痘痘加重。④环境因素。坐月子期间室内温度通常较高，且通风较差，也容易加重产后女性的湿热体质，导致痤疮的发作或者加重。

108. 痤疮瘢痕有哪些类型

痤疮瘢痕是由痤疮在恢复后所留下的瘢痕。炎症的轻重、范围和深度直接决定了瘢痕的性质和外形。痤疮瘢痕通常分为增生性瘢痕和凹陷性瘢痕。凹陷性瘢痕根据形状，又分为车厢样、冰锥样、波纹样，之所以分类，是因为三者在进行激光治疗时参数和模式选择不同。增生性瘢痕通常需要局部注射药物治疗。

109. 痘痘消退后脸上出现的硬肿块是怎么回事

痤疮,尤其是轻中度痤疮,在炎症消退愈合后会有组织修复,之后会形成硬肿块或者结节,通常这两种情况,有的硬肿块是由毛囊皮脂腺炎症形成的表皮囊肿所导致,有的是组织破坏修复导致的增生性瘢痕,二者治疗都可通过局部封闭甚至切除进行治疗。

110. 痘痘消退后脸上留的印子怎么回事

痘痘消退,皮肤变平,但皮损处有红斑,就是俗称的"痘印",这其实是痤疮发生发展的过程,是炎症反应的阶段,是炎症性红斑,目前治疗可通过抑制炎症的药物或者强脉冲光等物理手段加快痘印的消退。

111. 为什么我的脸上会起很多大脓包

痤疮,俗称青春痘,是毛囊皮脂腺的慢性炎症,其发生发展有不同阶段和不同炎症程度,没有炎症的时候可表现为粉刺,炎症逐渐加重,可表现为炎性丘疹,如果炎症范围扩大,两个或数个毛囊皮脂腺被累及,就可形成大的脓包甚至是囊性皮损,像这样的皮损要高度重视,积极治疗,后期遗留凹陷性瘢痕的风险较大。

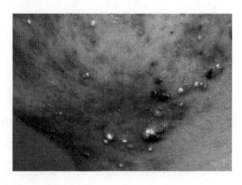

112. 什么是聚合性痤疮

痤疮,俗称"痘痘",该病虽不是什么危及生命的重大疾病,但在每个人的生活中却是面子上的"头等大事"。痤疮病情可轻可重,最严重的一型即为聚合性痤疮,发生率较低,主要表现为大量的严重的粉刺、丘疹、结节、囊肿、脓肿及瘢痕。特征性皮损为多头囊肿（常为 2 个或 3 个头），通过窦道连通而形成较大的脓肿，表现为暗红色柔软或质硬的半球状隆起性肿块，破溃后流出浓稠的脓血混合性分泌物，可形成瘘管。该型痤疮病情顽固，常持续多年，偶见低热和关节痛。当本病与化脓性汗腺炎、头部脓肿性穿掘性毛囊周围炎同时发生时，称为毛囊闭锁三联征（反常性痤疮）。

113. 聚合性痤疮好发于哪些人群，哪些部位

　　长痘痘不可怕，可怕的是长的痘痘又严重、时间跨度又长。聚合性痤疮就是一类好发于 16 岁左右的青年男性，特别是好发于肥胖、油性肌肤、长期熬夜的人群中，并且常常可以迁延至成年，甚至在 40 多岁仍可以发病，另外长期使用同化激素（同化激素亦称蛋白同化激素，是一种能够够促进细胞的生长与分化，使肌肉扩增，甚至是骨头的强度与大小的甾体激素。）的人群也有很大概率会诱发此型严重痤疮，如运动员或健美运动员等，女性较少受累。这类严重性痤疮与寻常痤疮好发部位相似，好发于躯体皮脂腺富集的部位，如面部、颈部、胸部、背部、臀部，肩部、上臂也可累及。

114. 如何治疗聚合性痤疮

　　聚合性痤疮的治疗注重"内外兼修"，首先是生活习惯的自我管理，其次是医疗手段治疗，二者联合才可以获得最好的治疗效果。

　　（1）生活习惯的自我管理治疗。情绪管理：保持心情愉悦，尽量减少心理压力，遇事保持乐观心态。饮食管理：清淡饮食，减少摄入油脂、糖类以及奶类等，减少食用重辣食物。作息管理：尽量避免熬夜，皮肤修复功能在晚上 10 点开始，12 点达高峰，故早睡有助于皮肤的自我修复。皮肤管理：保持皮肤清洁，精简护肤过程，做好足够的保湿即可。肠道管理：注意保持大便通畅，肠道菌群的状态与皮肤状态也有比较明显的关联。

　　（2）药物治疗。①局部治疗：对于粉刺、丘疹、脓疱及炎性结节的皮损，常用的外用药物包括外用维 A 酸类、过氧化苯甲酰、壬二酸、二硫化硒；外用抗生素类药物如：红霉素、氯霉素、克林霉素、夫西地酸软膏等。对于脓肿和囊肿性皮

损,临床上可酌情给予抽脓、冲洗及局部囊肿内注射醋酸曲安奈德或泼尼松龙混悬液。②系统治疗:维A酸类药物适用于重度痤疮的治疗,如口服异维A酸0.5mg/(kg·d)开始,通常须连续4个月以上。抗生素类药物可根据药敏试验结果选择合适的抗生素,无药敏条件可考虑选择四环素类、大环内酯类、磺胺类等,常用药物如米诺环素、多西环素100~200mg/d,每日2次口服。如炎症反应明显,可短期间歇性加用泼尼松30mg/d。此外,女性患者还可考虑口服避孕药如炔雌醇环丙孕酮,以及螺内酯等抗雄激素治疗。

(3)物理治疗。也可联合光动力疗法、激光治疗如1 320nm、1 450nm激光等治疗炎症性皮损,强脉冲光和脉冲燃料激光有助于炎症后期痘印消退,点阵激光如2 940nm、10 600nm激光可治疗痤疮瘢痕,如增生性瘢痕可用局封疗法。

115. 聚合性痤疮和普通痤疮的治疗有何区别

聚合性痤疮为痤疮中最严重的一型,病情顽固,常持续多年,因此在治疗上也比轻中型痤疮更为棘手,疗程更久。由于聚合性痤疮皮损的严重性,系统治疗除了常规的足疗程抗生素、异维A酸、糖皮质激素、抗雄激素治疗外,对于临床疗效差的患者,有报道使用免疫抑制剂如肿瘤坏死因子抑制剂、环孢素A等。此外,相对于普通痤疮的治疗来说,对于皮损的外部处理也逐渐被纳入主流治疗方法中。局部以75%酒精消毒,粉刺挤压器挤压粉刺;囊肿、窦道、瘘管切开引流,排出带血的脓液,清理囊肿、脓肿、窦道内容物后以庆大霉素生理盐水溶液冲洗创面,并以曲安奈德混悬液与2%盐酸利多卡因注射液1:1混合后进行皮损内注射;外用维A酸及抗生素软膏联合治疗,可明显加快聚合性痤疮好转。聚合性痤疮的复发率要比普通痤疮的复发率高出许多,因此聚合性痤疮治愈后的巩固治疗处于同样重要的地位。在痤疮皮损愈合后,不应立刻停用药物及其他联合治疗方案,应在原有皮损上以及痤疮好发部位继续之前的治疗方案,过程持续约2~3个月。痤疮愈合后的巩固治疗对降低痤疮的复发率有显著的意义。

116. 影响聚合性痤疮治疗效果的因素有哪些

(1)生活习惯的改变:早睡、清淡饮食、保持大便通畅及心情愉悦均有助于痤疮的治疗,反之则起效缓慢。

(2)治疗的依从性:患者是否在正规的医疗机构治疗,是否遵医嘱用药,是否及时复诊以及是否进行皮损愈合后的巩固治疗过程均可影响皮损的治疗效果。

(3)病情的及时评估及药物的及时更换:由于治疗痤疮的药物易产生耐药性,以抗生素耐受最为常见。因此,病情及疗效的评估对后续的治疗效果有着显著的影响,一般每4周复诊,评估抗生素的效果及联合治疗方案的效果。

(4)原发病的发现和治疗:在部分女性患者中,聚合性痤疮的发病是由多囊卵巢综合征引起体内雄激素超量导致的,因此及早发现原发病、治疗原发病也是影响聚合性痤疮的一个重要因素。

117. 聚合性痤疮能治愈吗,会复发吗

聚合性痤疮在正确的治疗方案下可以很好地控制和缓解,注意饮食和生活习惯也可减少或避免复发,但并不能绝对根治。由于痤疮的发病机制复杂,除了与性激素水平、皮脂大量分泌、痤疮丙酸杆菌繁殖、毛囊皮脂腺导管的角化异常及炎症等因素相关,还与遗传因素、免疫学因素相关。聚合性痤疮的发病与免疫学因素更为相关,机体对病原微生物高度敏感,因此避免复发很难。尽管如此,还是建议早期治疗,以避免出现严重感染、留下永久性痘印和瘢痕而影响美观。

118. 聚合性痤疮会有后遗症吗

痤疮这种疾病让人烦恼的有两点:其一是"严重影响美观的痘痘",其二是"严重影响美观的痘印和痘疤"。聚合性痤疮的皮损主要为囊肿、脓肿、窦道等,较普通痤疮而言,其皮损愈合后多数会遗留较为明显的痘印、瘢痕或瘢痕疙瘩,对美观具有比较大的影响,因此给患者的心理也会带来比较大的压力。对于炎症性痤疮后期的红色印痕及色素沉着可选择强脉冲光及脉冲燃料激光治疗,对于凹陷性瘢痕可以采取点阵铒激光或点阵二氧化碳激光治疗,而对于增生性瘢痕或瘢痕疙瘩可以采用曲安奈德局部注射软化治疗,若面部瘢痕较大且严重,也可以选择面部瘢痕整复治疗。

119. 聚合性痤疮长期用药会有不良反应吗

聚合性痤疮的病情顽固,常持续多年,多数须长期用药,因此我们对于相应药物不良反应需要有所了解,当然也不可讳疾忌医,在医生的指导下规范用药,将不良反应降至最低。①维 A 酸类药物不良反应:最常见的不良反应为皮肤黏膜干燥,特别是口唇部干燥脱屑尤为明显,可使用润唇膏及加强保湿;较少见可引起肌肉骨骼疼痛、血脂升高、肝酶异常等,肥胖、血脂异常、肝病患者慎用;长期大剂量应用可引起骨骺过早闭合、骨质增生及骨质疏松等,小于 12 岁儿童须慎用;明确致畸作用,孕妇及备孕者禁用,治疗前、治疗中及停药后 3 个月须严格避孕;精神系统方面,可能与抑郁、躁动、精神异常等相关,因此已存在抑郁症状的患者不宜使用。②抗生素类药物不良反应:长期使用抗生素的常见不良反应包括胃肠道反应、药疹、肝肾损害、光敏反应、头晕、眩晕(前庭受累)和良性颅内压增高(如头痛),罕见不良反应有狼疮样综合征。此外,四环素类药物不宜用于孕妇、哺乳期妇女和小于 16 岁的儿童。③糖皮质激素:短期少量使用糖皮质激素的全身不良反应发生率低,主要有食欲增加、体重增长加快,另外可使血压及血糖升高,因此患有高血压及糖尿病的患者慎用。④外用药物:如外用维 A 酸类、过氧化苯甲酰等均有一定的局部皮肤刺激,主要为红斑、瘙痒、鳞屑和烧灼感等,用药时需适量,同时结合医学护肤品的使用改善屏障功能,此外还须注意防晒。

120. 怎么预防聚合性痤疮

对于聚合性痤疮的日常预防,应注意以下几点:

(1)情绪:保持乐观、愉快的情绪,避免过度焦虑和紧张,遇事避免给自己增加不必要的心理负担。

(2)睡眠:保持睡眠充足,保证睡眠质量良好,给予皮肤足够的修复时间。

(3)饮食:平时饮食应注意避免各种肥甜厚腻、辛辣刺激的饮食,烟酒等能刺激油脂的过度分泌,对痤疮的发生有影响,因此须均衡饮食。

(4)通便:肠道菌群的健康与皮肤状态息息相关,因此保持大便通畅也是预防痤疮的重要环节。平时可多食用蔬菜水果及粗粮等,富含纤维素的食物有助于排便。

(5)运动:坚持有氧运动可加速体内脂肪的代谢,日常比较方便的运动方式推荐跳绳、慢跑等。

(6)防晒:紫外线可刺激面部的炎症反应,因此平时出门应做好防晒措施,方法可采用物理防晒,如打遮阳伞、戴口罩帽子等,化学防晒如暴露部位涂抹防晒霜等。

(7)护肤:聚合性痤疮常好发于油性皮肤患者,因此在平常的护肤中应避免使用富含油脂的护肤品,做好基础保湿工作就足够了。另外女性患者应避免使用粉底等化妆用品,化妆用品可加重毛囊的阻塞,导致皮脂淤积加重,加快聚合性痤疮的发生发展,导致迁延不愈。平时应避免触摸及抠挤患处,手指中含有大量的细菌,不当的抠抓可加重皮损。

121. 新生儿痤疮的患儿可以吃母乳吗,妈妈需要忌口吗

可以吃母乳,妈妈不需要忌口。

首先要了解新生儿为什么会长痤疮,新生儿痤疮的发病机制不甚明确。一些学者认为可能与胎儿期从母体获得的激素有关(新生儿本身还不能合成和分泌这么高水平的激素)。出生后,新生儿皮脂分泌率可达到其母亲的高水平,表明刚出生新生儿具有与其母亲相似的激素环境。最近有资料提示机体对马拉色菌(一种真菌)的炎症反应可能也参与新生儿痤疮的发病,因此有学者提出此病种命名为"新生儿头部脓疱病"。

众所周知,母乳喂养的优点:营养丰富易消化吸收,蛋白质、脂肪、糖的比例适当;母乳缓冲力小,对胃酸中和作用弱,有利于消化;母乳含优质蛋白质、必需氨基酸及乳糖较多,有利于婴儿脑的发育;母乳具有增进婴儿免疫力的作用;乳量随小儿生长而增加,温度及吸乳速度也较合宜,几乎为无菌食品;母乳喂养,增进母子感情,可促进母亲子宫收缩,促其早日康复。没有任何一种配方奶优于母乳。

因此从新生儿痤疮的发病机制、母乳喂养的优点来看,宝宝是可以吃母乳的。新生儿痤疮与妈妈的饮食无关。新生儿痤疮的妈妈与其他新生儿妈妈饮食

一样,不需要特殊忌口的。

122. 新生儿痤疮长什么样

新生儿痤疮最常初发于生后2~3周,少部分孩子在出生后数天就表现出来,但初发时间超过4周,诊断为婴儿痤疮。新生儿痤疮更多见于男婴。

新生儿痤疮表现为青春痘样皮损,典型损害为炎症性小丘疹、脓疱。没有典型寻常型痤疮的几个特征,尤其是开放性粉刺(又称黑头粉刺,为圆顶状丘疹伴显著扩张的毛囊开口,开口被脱落的角蛋白所填充,黑素沉积和脂质氧化可能是呈现黑色的原因)、闭合性粉刺(又称白头粉刺,约1毫米大小的肤色丘疹,无明显的毛囊开口或伴随的红斑)及痤疮的慢性病程(新生儿痤疮一般3个月左右自行消退)。皮损不会发展成结节和囊肿。

新生儿痤疮好发于前额、鼻部和面颊,也可见于颈部、头皮和上胸部。如果不合并婴儿湿疹,新生儿痤疮一般没有瘙痒感。

123. 新生儿痤疮与婴儿湿疹有什么不一样

婴儿湿疹指的是特异性皮炎的婴儿期(1个月左右至2周岁),中医称为奶癣,常发病于婴儿出生的第二个月或第三个月。婴儿湿疹主要发生在面颊、额及头皮,个别病例可发展至躯干、四肢。根据皮疹特点可分为两型:渗出型及干燥型。

渗出型的湿疹多发生于肥胖的婴儿,初于两颊发生红斑,境界不清,红斑上密集针尖大丘疹、丘疱疹、水疱和渗液。渗液干燥后形成黄色厚薄不一的痂皮,痂皮脱落显露有多量渗液的鲜红色糜烂面。干燥型的皮疹常见于瘦弱的婴儿,为淡红色或暗红色的斑片,密集小丘疹而无水疱,皮肤干燥无明显渗出,表面附有灰白色糠状鳞屑,常累及面部、躯干和四肢。

无论哪一型婴儿湿疹均会有阵发剧烈瘙痒,引起婴儿哭闹和睡眠不安,病程慢性,时好时坏,反复发作,总的趋势是随着年龄增长而逐渐减轻。少数病例可持续很久。新生儿痤疮皮疹为散在的炎性丘疹、脓疱,患儿无明显痒感,一般3个月左右自行消退。

124. 新生儿痤疮与婴儿脂溢性皮炎有啥区别

婴儿脂溢性皮炎常于出生后 2~10 周发病,好发于皮脂腺丰富的部位,如头皮、面部、鼻唇沟、耳周及皱褶部位,眉部也是非常好发的部位。

主要损害为鲜红色或黄红色斑片,表面附有油腻性鳞屑或痂皮。发生于头顶及前囟门,初为轻度油腻性鳞屑附着,可以扩展到整个头皮,形成覆盖大部分头皮的黏着鳞屑性及结痂性斑块("摇篮帽"),并侵及前额,严重者可伴有糜烂、渗出。婴儿脂溢性皮炎一般不痛不痒或轻微瘙痒,常在 3 周至 2 个月内逐渐减轻、痊愈。对持久不愈者,应考虑诊断是否正确,特别要注意是否是特应性皮炎、尿布皮炎、朗格汉斯细胞组织细胞增生症等。

新生儿痤疮皮疹为散在的炎性丘疹、脓疱,患儿无明显痒感,轻症无须特殊处理,一般 3 个月左右自愈。

125. 新生儿痤疮会留疤吗

不会留有瘢痕。

瘢痕为真皮或深部组织缺损或破坏后经新生结缔组织修复而成,其轮廓与先前存在的损害相一致。较周围正常皮肤表面低凹者为萎缩性瘢痕;高于皮肤表面者为增生性瘢痕,系因胶原过度增生而形成。有瘢痕的皮肤其表皮是薄的,一般没有正常的皮肤纹理及皮肤的附属器官。

当创面表浅、组织细胞丢失轻微,则可由同种组织细胞分裂增生来补充,使之具有同样的结构和功能,形成完全性病理性再生。

新生儿痤疮可能由于雄激素水平相对较高,刺激皮脂腺的增生;机体对马拉色菌的炎症反应,形成炎性丘疹、脓疱,无结节和囊肿的形成,因此皮肤损害较表浅,由损伤前相同的细胞和组织来修复,属于完全性修复,不会留下瘢痕。

126. 新生儿痤疮怎么办

首先让宝宝的家长了解什么是新生儿痤疮,新生儿痤疮的发病机制、临床表现。让宝宝的家长知道新生儿痤疮是一过性的,能自行消退,消退后不留瘢痕,不要病急乱投医或者凭自己经验给患儿乱用药。新生儿患痤疮与青春期痤疮无明确关联,所以家长们不要担心、焦虑。

大部分新生儿痤疮为轻型,不必处理,一般3个月自行消退。平时注意清洁护理,尽量避免使用油剂,保湿剂以清爽不油腻为原则。

对皮损较重且持续者或家长有迫切治疗意愿的新生儿痤疮,可以外用抗真菌药膏(如2%酮康唑乳膏)、夫西地酸乳膏等。必要时短期外用弱效的激素药膏。

127. 新生儿痤疮多久能好

一般3个月左右自行消退。

在妊娠中晚期,母源性激素可促使皮脂腺增生,增加脂肪的合成和分泌。新生儿肾上腺的组织学检查可见网状带(雄性激素产生的区域)不对称性增大,此位置与皮脂腺活跃相关。除非继续受外源性母体激素或内源性激素(如从肾上腺或性腺肿瘤或先天性肾上腺增生症产生),否则皮脂腺将在婴儿早期进入休眠,直至青春期激素水平变化后再被激活。

睾酮是主要的雄激素,它的分泌始于胎儿期,在妊娠12周胎儿血中的睾酮出现一段高峰期,然后下降直至出生。出生后睾酮的浓度又开始上升,两个月后达到高峰,随后下降,维持在很低的水平,几乎测不出来。

新生儿痤疮绝大多数发生于男婴,它的发病可能是来自母源性和自身的激素水平一过性增高,刺激皮脂腺的增生。当婴儿在3个月左右,母源性激素水平慢慢被代谢,婴儿本身的睾酮水平也处于很低的水平,因此新生儿痤疮在生后3个月左右一般能自行消退。

128. 使用化妆品会导致痘痘吗

化妆品使用不当会"堵塞毛孔"导致"痘痘"。化妆品使用不当会干扰角质形成细胞的新陈代谢,刺激毛囊皮脂腺过度角化,导致毛囊皮脂腺堵塞,皮脂无法正常排除形成粉刺,为痤疮丙酸杆菌的繁殖提供了厌氧、富含脂质的环境,最

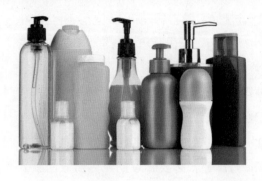

终导致发炎形成痤疮。例如:油性皮肤过度清洁,使用厚重的粉底、彩妆、遮盖霜等。

化妆品中的某些添加成分可能会引起痘痘,痘痘肌应谨慎选择。化妆品中可能的致痤疮原料有:十六烷基醇、硬脂酸异十六醇酯、肉豆蔻酸异丙酯、月桂醇聚醚-4、肉豆蔻酸肉豆蔻脂、硬脂酸盐、油醇醚-3、十二烷基硫酸钠、氯化钠、氯化钾、乙酰化羊毛醇、棕榈酸乙基己酯、油酸异癸酯、棕榈酸异丙酯、月桂酸、十四烷基乳酸盐、棕榈酸辛酯、油醇、凡士林、三油酸己六酯、硬脂酸、硬脂酸丁酯、异丙基异硬脂酸酯等。

129. 化妆品引起的痘痘有什么特点

化妆品痤疮的特点:

(1)化妆品痤疮易发生在有痤疮史的患者。发病年龄在 20~50 岁之间,多见于 20 岁组和 30 岁组,个别 50 岁后仍会出现化妆品痤疮。

(2)有明确的化妆品接触史,痘痘局限于接触化妆品的部位。

(3)皮损最初仅仅可见散在的粉刺,以闭口粉刺多见,皮肤粗糙不光滑。若摩擦挤压后产生炎症,主要表现有粉刺、炎性丘疹、脓疱等,在停用化妆品之后皮损可明显改善或消退。

130. 有痘痘了还能使用化妆品吗

合理的选用化妆品有助于痤疮的治疗及维持。

(1)清洁:应选用接近正常皮肤 pH 为 5~7.3 的温和无刺激清洁产品。不要使用香皂、硫磺皂等去脂力很强的清洁产品,过度清洁会使皮肤的皮脂膜破坏,皮肤会出现皮肤干燥,起皮的现象。

(2)保湿:在治疗中部分抗痤疮药物会引起皮肤刺激,如口服维 A 酸类药物、外用过氧化苯甲酰、阿达帕林等会引起皮肤干燥、刺激、脱屑等不良反应影响治疗效果,在这种情况下可以联合使用温和无刺激的保湿产品改善不良反应提高治疗效果。

（3）部分化妆品也具有不同的抗痤疮功效。针对痘痘的化妆品往往添加有针对皮脂分泌过盛的皮脂抑制剂;对于角化亢进引起的毛囊口堵塞,可以使用角质溶解剂,促使脱皮和粉刺消融;部分配方中加入摩擦性颗粒可以帮助清洁皮肤,减少油脂;杀菌剂可以抑制细菌的繁殖。例如:过氧化苯甲酰、水杨酸、烟酰胺等。

131. 果酸能治疗痘痘吗

早在古罗马时期,人们就开始应用各种各样的酸、酸奶、葡萄汁和柠檬提取物等进行剥脱、除皱。1974 年由美国著名的皮肤科医师 Dr.Van Scott 和 Dr.Ruey Yu 首次从水果中发现了这种天然有机酸,因为它常来源于水果而被称为果酸。果酸包括了分子量不同的多种酸,如:甘醇酸、乳酸、苹果酸、酒石酸、柠檬酸等。

果酸能降低角质形成细胞的粘连性和角质堆积,松解堆积在皮脂腺开口处的死亡细胞,纠正毛囊上皮角化异常,使皮脂腺排泄通畅,抑制粉刺形成,同时果酸的低 pH 不利于细菌的滋生繁殖。酸液造成的损伤启动修复机制,可以有效地改善局部微循环和痤疮萎缩性瘢痕。因此果酸对粉刺、丘疹、印痕、萎缩瘢痕均有较好的疗效,使炎性皮损消退、色素沉着变淡、瘢痕变浅。

132. 果酸治疗后的护肤要诀

果酸术后护肤要诀:轻柔清洁、重视保湿和防晒。

（1）果酸术后清洗脸部要轻柔,不要用力擦洗或摩擦刺激治疗部位皮肤。避免桑拿、温泉等热刺激,局部不宜揉搓、按摩。也不要进行磨砂、去角质、去死皮、排毒等深层清洁或护理。

（2）果酸术后要注意皮肤的补水保湿,有助于皮肤的快速修复,可使用保湿修复面膜以及保湿类的护肤品。避免使用可能会刺激皮肤的产品。

（3）果酸术后要严格做好防晒工作,避免暴晒,防止皮肤暴晒而造成色素沉着过度。

术后几天少用粉底液、隔离霜、BB 霜等,这类产品的主要成分为矿物粉,有吸油、吸水性,会刺激皮肤并且使皮肤干燥缺水。

133. 听说照光能治疗痘痘,可以在家里进行吗

红、蓝光治疗痤疮是采用 415nm 波长的蓝光以及 635nm 的红光照射皮肤进行治疗。蓝光可以诱导痤疮丙酸杆菌的凋亡而起到杀菌的作用,此外还可以有效抑制皮脂腺皮脂的分泌。而红光则可以穿透达皮肤的真皮层,促进细胞的新陈代谢,刺激成纤维细胞分泌胶原蛋白,加速血液循环,增加肌肤弹性,改善皮肤状态,使得皮肤恢复透亮、有弹性,达到修复的功效。

但是家用的红蓝光治疗仪的功率较小,照射强度较弱,难以达到治疗效果。

134. 您听说过光动力吗

光动力疗法(photodynamic therapy,PDT):是用光敏药物和特定波长的光联合治疗的方法,光能使选择性聚集在病灶处的光敏药物活化,引发光化学反应破坏病灶。PDT 治疗精确有效,不良反应小。

目前采用艾拉光动力疗法治疗中重度痤疮,可以直接有效地杀灭痤疮丙酸杆菌,其原理为盐酸氨酮戊酸外敷后能向皮脂腺聚集并转化为原卟啉IX,采用特定波长的光照射后,可以导致皮脂腺可逆性损伤,有效治疗中重度痤疮,具有疗效显著,无全身毒副作用,复发率低等多种优势。

135. 光动力后的护肤要诀

光动力治疗后皮肤可轻微发红,偶有红肿、水疱等并可伴有灼痛。光动力后护理要点:温柔清洁、适当保湿、严格防晒。

(1)如有灼痛、红肿,可采用冷敷或冷喷缓解;如有针清或清创,可局部涂抹夫西地酸乳膏、红霉素眼膏等抗生素药膏;如有水疱,待其自然结痂脱落,避免挑破以防感染。

（2）清洁：局部不宜揉搓、按摩，忌磨砂、去角质、去死皮等深层清洁。避免桑拿、温泉等热刺激。

（3）保湿：洁面后，使用温和无刺激的护肤品进行保湿，避免使用黏腻、厚重的保湿霜，以免影响皮肤散热。

（4）防晒：治疗后几天内尤其是术后 24 小时内要做好防晒，尽量避免接受日光照射。如无法避免户外活动，须提前 15~30 分钟足量涂抹防晒产品，并每 2 小时重复涂抹 1 次，同时打伞或戴宽檐帽。防晒霜至少 SPF30+PA++++，包装上两个数值都不能少。

136. 寻常型痤疮严重程度如何分级，各级有何特点

由于痤疮治疗和研究的需要，需要对痤疮的严重程度进行分级。目前常用的是 Pillsbury 临床分级系统，根据皮损的数量、炎症程度和深浅，将痤疮严重度总体上分为 4 级。各级的临床特点如下：Ⅰ级（轻度），黑头粉刺散在及多发，有散在性炎症性皮损；Ⅱ级（中度），Ⅰ级加浅表性炎性丘疹，炎症性皮损数量较多，仅限于面部；Ⅲ级（重度），Ⅱ级加深在性炎症性皮损，发生于面、颈和背部；Ⅳ级（重度），Ⅲ级加囊肿，易形成瘢痕，发生在上半身。

国际改良分级法也是一种比较常用的分级系统，各级的临床特点如下：轻度（Ⅰ级），以粉刺为主，少量丘疹和脓疱，总病灶数少于 30 个；中度（Ⅱ级），有粉刺，中等数量的丘疹和脓疱，总病灶数在 31~50 个之间；中度（Ⅲ级），大量丘疹和脓疱，偶见大的炎性皮损，分布广泛，总病灶数在 51~100 个之间，结节少于 3 个；重度（Ⅳ级），结节性、囊肿性或聚合性痤疮，伴疼痛并形成囊肿，病灶数多于 100 个，结节或囊肿多于 3 个。

137. 什么是高雄激素性痤疮，哪些临床表现应怀疑为高雄激素性痤疮

高雄激素痤疮是指血清中雄激素水平升高，刺激皮脂腺增生及过度分泌皮脂进而引发的痤疮，包括多囊卵巢综合征痤疮和迟发性痤疮。多囊卵巢综合征痤疮是指痤疮患者同时患有多囊卵巢综合征，多为成年女性痤疮，伴有皮肤粗

糙、毛孔粗大,该病多表现为白头或黑头粉刺,部分可表现为结节、囊肿,一般病程长,对常规治疗抵抗,常在月经期加重,绝经后痤疮可缓解或消失。迟发性痤疮多为 25 岁以后首次发病的痤疮,女性患者多于男性。皮损以面部的丘疹、脓疱等炎性损害为主,少数为白头或黑头粉刺。

出现以下临床表现时应怀疑高雄激素性痤疮:①多毛:过多的毛发主要分布在上唇、下腹和大腿内侧。②女性 20 岁左右就开始脱发。③明显的皮脂溢出。④男性化表现如男性型阴毛分布,阴蒂肥大、乳腺萎缩、声音低沉及其他外生殖器发育异常。⑤月经不规律。⑥皮疹常好发面部中下 1/3,尤其是下颌部位。⑦经前期明显加重的痤疮。⑧常规治疗系统用维 A 酸治疗反应较差或停药后迅速复发者。

138. 什么是热带痤疮

热带痤疮好发于高温、高湿的季节及地区,皮损可累及背、肩、颈及手臂、大腿和臀部,损害主要为结节和硬结性囊肿,可留下毁容性瘢痕,离开高温、高湿的环境可缓解。除了发病地区不同外,和寻常痤疮相比热带痤疮患者年龄往往偏大,一般 25 岁以上到老年人都可以发生,且曾有过痤疮。更多地见于在热带地区执勤、作战的士兵。热带痤疮与平常多见的痤疮生长位置有所不同,其皮损好发部位是背、颈项、臀部、大腿和前臂,也会出现在面部,但是非常少见。皮损为大而痛的囊肿,结节和脓疱可引发皮肤瘢痕形成。发生热带痤疮的患者离开高温、高湿的环境病情可缓解,是热带痤疮的一个重要特征。热带痤疮的病因与寻常痤疮原因基本相同,内因主要是由于雄激素分泌过盛,并刺激皮脂腺增多,促使毛囊堵塞形成痤疮。外在因素主要是天气过热、潮湿,刺激皮肤,导致出现痤疮。治疗一般可以不治疗,也可以参考寻常痤疮的治疗。

139. 职业性痤疮临床表现有哪些

职业性痤疮是指在生产劳动中接触矿物油类或某些卤代烃类引起的皮肤毛囊、皮脂腺系统的慢性炎症损害。可分为两大类,接触煤石油及其分馏产品等引起的为油痤疮;接触焦油卤代芳烃类化合物等引起的称为氯痤疮。油痤疮好发于易被油脂污染及被油类浸渍衣服的摩擦部位,多发生于手背、指背、眼睑、颧颊部、耳廓、四肢伸侧接触部位,主要表现为两类损害。一类是黑头粉刺,较大的黑头粉刺挤出黑头脂质栓塞物后,常留有凹陷性瘢痕。另外一类是丘疹性损害和毛囊炎,可以发展为结节及囊肿。皮损一般无自觉症状或有轻度痒感或刺痛。氯痤疮好发于眼外下方及颧部,可波及耳廓周围、腹部、臀部及阴囊等处接触部位。以黑头粉刺为主,初发时常出现密集的针尖大的小黑点,随后出现较大的黑头粉刺,伴有毛囊口角化,间有粟丘疹样皮损,炎性丘疹较少见。耳廓周围及阴囊等处出现的草黄色囊肿是氯痤疮的特征性表现。

140. 如何鉴别职业性痤疮与寻常型痤疮

职业性痤疮多见于从事接触石油、焦油类化合物以及卤代芳烃类化合物职业的工人,它其实不是真正意义上的痤疮,是属于职业病的一种。根据接触的致病物的成分不同,职业性痤疮又分为油痤疮和氯痤疮。该病发病常无明显的年龄、性别特征,该病的发病与接触致病物有关,因此职业性痤疮的发病部位多为接触部位,多见于面部、四肢等处。职业性痤疮患者的皮损主要表现为毛孔扩大、毛囊口角化、黑头粉刺等,皮损的严重程度与年龄变化无关,一般脱离致病物之后皮损可好转至痊愈,再次接触则后可复发。而寻常痤疮的发病无明显的致病物接触史,以 15~20 岁的青年人多见,男性稍多于女性,皮损好发于面部、胸上部、背肩部等皮脂腺分泌旺盛的地方,临床可表现为粉刺、炎症丘疹、脓疱、结节、囊肿、瘢痕等,皮损随年龄而变化。因此,可根据患者发病年龄、接触史、发病部位、皮损特点等来鉴别职业性痤疮与寻常型痤疮。

141. 职业性痤疮工作中应如何防护

皮脂腺分泌旺盛或者痤疮较严重者,应避免从事接触石油、焦油类化合物以及卤代芳烃类化合物的工作。从事上述化合物生产的工人,应加强个人防护,工作服要求不透油,脏了应及时更换,要保持工作服的清洁和干燥,暴露部位涂抹皮肤保护剂,工作结束后应及时淋浴冲洗,避免致病物持续刺激皮肤。除了加强个人防护外,应定期体检,注意有无痤疮样皮疹的发生;同时企业应注意改善工作环境,尽量保持生产过程密闭化、管道化,以减少有害气体及粉尘向外逸出。

142. 夏季痤疮有何特点

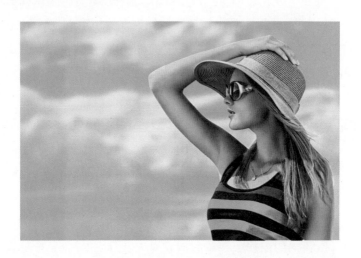

　　夏季痤疮,又称为 Mallorca 痤疮,是一种罕见的痤疮。此类型的痤疮一般见于 20~40 岁的女性患者,痤疮变化呈现一定的季节性,表现为春季发病,夏季加重,秋冬季减轻。该类患者的痤疮皮损以暗红色、圆顶形、坚硬的小丘疹为主,较少出现粉刺和脓疱。究其原因,一方面是在高温、潮湿的夏天,皮脂腺和汗腺分泌旺盛,无法排出导致毛孔堵塞,同时皮肤表面更容易合并细菌、病原微生物,导致痤疮的发生或加重;另一方面可能与患者对光线过敏有关。针对夏季痤疮患者,一要做好面部的清洁,二要避免日晒,做足防晒,遵医嘱及时使用维 A 酸类的药物治疗。

143. 高雄激素性痤疮须进行哪些检查

　　高雄激素性痤疮主要包括多囊卵巢综合征性痤疮、月经期加重性痤疮、迟发性痤疮,常规的痤疮治疗方法无效。相关研究显示,此类痤疮患者的性激素水平一般表现为血清睾酮明显升高,而雌二醇和黄体生成素明显降低。临床主要表现为面部皮脂分泌过多,皮肤粗糙、毛孔粗大,皮损以炎性丘疹为主,常伴有结节、囊肿、破溃以及瘢痕形成,除此之外患者往往还伴有多毛、雄性激素性脱发,女性还可能伴有月经周期紊乱等。针对此类患者,应常规行性激素检测,如怀疑有肾上腺肿瘤或卵巢肿瘤的可能,则应进一步行 B 超、CT 或 MRI 等影像学检查,以明确病因。

144. 什么是机械性痤疮

机械性痤疮,顾名思义,是指因机械性的牵拉、摩擦、挤压等物理因素使得原有痤疮皮损加重或引发新的痤疮病变,如长途汽车司机的背部、小提琴手的颈颜部、足球运动员的额部等经常因局部受到物理刺激而引发痤疮。本病的发生机制主要是因为上述物理刺激因素使得局部皮肤角化过度、角质阻塞毛囊口,引起皮脂腺导管不通畅而激发毛囊性炎症反应所致。对于机械性痤疮,主要治疗措施当然是去除机械性的刺激因素,此外局部外用维 A 酸类霜剂及尿素霜等可有助于短期内改善皮损。

145. 什么是青春期前痤疮

在进入青春期前发生的痤疮,称青春期前痤疮。根据发病年龄,可分为新生儿、婴儿和儿童三个阶段。新生儿痤疮较常见,相关研究显示,发生新生儿痤疮的患儿占新生儿总数的 20%。皮损典型的表现是炎症性小丘疹,主要分布在面颊、额及下颏,皮损一般在出生后 2 周左右出现,3 个月后可消退。目前认为新生儿痤疮可能与马拉色菌的个别菌种(如合轴马拉色菌、糠秕马拉色菌)以及受母体血液中的激素影响而引发。此阶段皮损一般是一过性,患儿父母不必过分担心。婴儿痤疮是指出生后 3~6 个月出现的皮损,也包括有新生儿迁延而来者,一般 1~2 年内消退并保持静止,然而在少数病例中,痤疮可迁延至青春期。儿童痤疮是指在 2 岁以后发生的皮损,或由婴儿期迁延发展而来,此类患儿中大多有中重度痤疮家族史,可能存在肾上腺皮质增生、性早熟等相关问题。总的来说,新生儿和婴儿期痤疮一般不需要治疗,对于一些比较严重的患儿应及早就诊,儿童痤疮应及早明确是否存在肾上腺、性早熟等问题。

146. 青春痘需要抽血查体内的激素水平吗

毫无疑问,痤疮的发生与内分泌有着密切的关系,尤其是性激素的分泌水平。痤疮的发生与雄激素-睾酮的水平密切相关,它一方面使皮脂分泌增加,另一方面使毛囊口角化过度堵塞毛孔,为痤疮的发生创造了有利条件。青春期往往是性激素分泌比较活跃的时期,也是痤疮发生的高峰事情,但关于痤疮是否需要抽血查体内的激素水平这个问题应该辩证地看待。一方面,相关流行病学资料显示痤疮患者体内的雄激素水平大多是正常的,并不高于正常人群,相关研究者推测这部分痤疮患者的发病与雄激素的敏感性较高,或是雄激素与其受体间的亲和力升高有关,对这类患者来说,常规查体内激素水平并无太大的临床意义;另一方面,对于存在痤疮伴有多毛、不规则月经周期以及雄激素过高等其他一些表现的患者,应抽血并进行进一步的检查,以排查卵巢囊肿、肾上腺肿瘤或肾上腺增生等一些引起性激素分泌异常的因素。因此,总体来说,针对痤疮患者无须常规抽血查体内的激素水平,应该结合痤疮患者具体的临床症状及诊断治疗需要进行激素水平的检测。

147. 得了青春痘,同时有多毛、月经异常,这是怎么回事

对于伴有多毛、月经异常的女性痤疮患者,应怀疑其伴有雄激素过多综合征。这类痤疮一般比较严重且更难治疗,发病突然。针对此类患者应详细询问其是否在服用避孕药或其他具有雄激素作用的药物,对于还不能明确原因的患者,应进一步行性激素、B超、CT、MRI等相关检查,以排查因卵巢或肾上腺病变引发的高雄激素分泌过多的相关疾病。

148. "痘痘肌"能不能用化妆品

答案是肯定的,但应有选择性地合理使用。痘痘肌皮肤通常偏油性,毛孔容易堵塞,因此适合选择喷雾、乳液润肤;霜剂、彩妆、粉底、厚重黏腻的防晒霜等容易阻塞毛孔,不适合使用,特别是炎症比较明显,皮肤容易受激惹,皮肤保护

屏障破坏,建议应用医学护肤品,减少对炎症皮肤的额外刺激。一些年轻爱美的女性会用遮瑕霜或者粉底来覆盖和掩饰脸上的皮疹,阻塞了毛孔,结果适得其反。

选择日常护肤或者医用护肤品时,重点要看护肤品的主要成分:①含有烟酰胺、醋酸锌成分的有助于控油。②含有乳酸乙酯、植物鞘氨醇、烟酰胺或白藜芦醇成分的有利于抗炎杀菌。③含有维A酸、乙醇酸、乳酸成分的有利于溶解粉刺、促进药物吸收。选择含有以上这些成分的护肤品,会让痘痘的治疗事半功倍。此外,痘痘患者在选择防晒霜时,宜选择清薄乳液类进行防晒。

149. 治疗黑头粉刺和白头粉刺有什么好办法

黑头粉刺和白头粉刺是痤疮皮损的基本形态,治疗黑头粉刺和白头粉刺可预防痤疮进一步发展为炎性丘疹。

三大战术搞定粉刺:

(1)洗干净脸:洗面奶全脸轻揉1分钟,清水(温水)冲10~20次,每天早晚各1次。

(2)保湿:给皮肤涂上一层保湿剂,有助于软化毛囊口的角质细胞,使其更好地脱落。

(3)综合治疗:如果白头粉刺或黑头粉刺多且明显,甚至引发了炎症,应尽快就医,医生手中还有各种法宝:①调节皮肤角化药物:维A酸类药膏如迪维霜、达芙文(阿达帕林凝胶)。②兼有杀菌、角质溶解作用:如过氧化苯甲酰凝胶。③外用杀菌剂:如克林霉素磷酸酯凝胶、夫西地酸乳膏等,有炎症时可使用。④抑制皮脂分泌、抗真菌作用:二硫化硒或硫磺洗剂等。⑤化学剥脱治疗:可以促进表皮代谢、脱落。有剥脱和溶解粉刺作用的果酸换肤、水杨酸换肤等。友情提示:具体用药方案应在医生指导下进行。

150. 脸上的红色痘印为什么总是无法消退

痘痘消退后,通常会留下痘痕,也称痘印。从颜色上分为红色痘印和黑色痘印两种。红色痘印通常是因为原本长痘痘处的局部炎症引起血管扩张导致,但是痘痘消退后血管不会马上消失,就形成了一个个平坦红色的暂时性红斑。这种红色痘印在皮肤温度上升(如运动)时血管充盈,痘印更红,但并不属于瘢痕,一般会在3~12个月内渐渐消退,部分病例不会自行消退,逐渐变为褐色或黑褐色色素沉着,这和个人体对色素代谢能力有关。

151. 如何治疗痘痘消退后留下的"红印子"

红印子就是我们所说的红色痘印,影响个人形象,如不及时控制治疗,还会进一步演变为色素沉着。目前常见的治疗手段如下:

(1)局部外用治疗:红色痘印期,皮肤炎症刚刚消退,但皮肤屏障功能尚未恢复,可以应用改善局部血液循环的药物如多磺酸黏多糖乳膏,对改善血管扩张非常有效。含有神经酰胺、乳酸铵、氨甲环酸的护肤品也能促进局部红色印记的淡化。

(2)化学剥脱治疗:果酸、水杨酸等可以加速皮肤新陈代谢,促进角质层剥脱,因而可以加速痘印消退。

(3)舒敏治疗:应用短波射频舒敏仪器修复皮肤屏障,也可以促进红色痘印的消退。

(4)强脉冲光治疗:强脉冲光可以将热量作用到扩张血管内的血红蛋白,瞬间产生较强的光热作用,热量传导至毛细血管的内皮细胞,如果受热时间足够长,血管就会发生凝固变性被封闭,达到去红的效果。

(5)染料激光或长脉冲1 064nm激光治疗:595nm脉冲染料激光或长脉冲1 064nm激光可以作用在红色痘印局部,封闭血管,达到祛红的目的。

152. 刷酸后脸上狂"爆痘",怎么办

面部果酸或水杨酸治疗后有一部分患者会出现面部狂长痘痘的现象,很多患者心里特别恐惧,提酸色变。但这是刷酸后可能出现的正常反应。果酸的作用是促进皮肤新陈代谢,溶解角质,从而打开粉刺开口,排出粉刺。然而白头粉刺往往是被封闭在皮肤里面的,也就是闭合性粉刺,刷酸后粉刺一旦溶解又不能被排出时,就会刺激周围的皮肤出现炎症,然后形成痘痘,也就是所谓的"爆

痘"。这是刷酸后的正常反应，正确对待，及时用药，一般1周后暴发的痘痘基本能够消退。

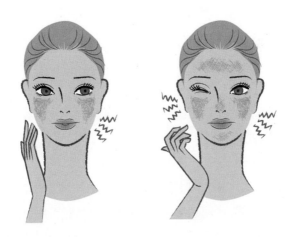

出现这种情况，首先要做好面部清理。要用温水和温和无刺激的洗面奶洁面，保持皮肤清洁。

饮食上要注意避免辛辣刺激食物，生活作息规律，不要熬夜，调节工作生活中的压力。

注意保湿、补水。果酸治疗后1周内，由于水分流失，面部皮肤会有发干、紧绷感，甚至轻微脱皮现象，因此要用加强润肤，配合无刺激、无添加的保湿面膜，恢复皮肤状态。通常这种刷酸后爆发的痘痘在7~10天后自然消退。

如果"爆痘"较多，情况严重，可以到医院配合应用消炎药膏或者照射黄光、红蓝光修复治疗。

153. 口服维A酸的同时可以刷酸治疗痘痘吗

口服维A酸同时不宜刷酸治疗痘痘。

口服维A酸药物可以抑制皮脂腺活性，减少皮脂分泌；减轻上皮细胞角化及毛囊皮脂腺口的角质栓塞；抑制痤疮丙酸杆菌的生长繁殖。因此口服维A酸药物的同时会出现皮肤黏膜改变，如唇炎、口干、皮肤脱屑、面部潮红等。在这种情况下，如果再配合果酸或水杨酸换肤治疗，会进一步加重痘痘患者面部皮肤脱皮、干燥的症状，不适感加重，破坏皮肤保护屏障，从而进一步加重痘痘。口服维

Ａ酸药物期间建议增加面部保湿、补水。维Ａ酸药物具有光敏感性,用药期间要注意防晒。

154. 果酸换肤和二氧化碳点阵激光,到底哪个更适合治疗痤疮瘢痕

痤疮瘢痕是个常见的痤疮后遗症。痤疮瘢痕主要分为萎缩性痤疮瘢痕、增生性痤疮瘢痕和瘢痕疙瘩。对于痤疮瘢痕,总体上,二氧化碳点阵激光无疑是比果酸换肤更适合的治疗手段。这是由其作用原理决定的。

果酸换肤是通过从水果提取即使用高浓度的果酸进行皮肤角质的剥离作用,促使老化角质层脱落,加速角质细胞及少部分上层表皮细胞的更新速度,促进真皮层内弹性纤维增生。这种治疗更适合淡化痘印,提亮肤色、去除粉刺。虽然对浅层痘疤有效,但疗效不显著,且需要多次治疗。优点是安全、无创、恢复快。

二氧化碳点阵激光是将很多微小激光束垂直地作用在皮肤上,均匀地打上微细的小孔,小孔处的皮肤会发生热剥脱,小孔周围的正常皮肤会启动修复过程,刺激皮肤进行自我修复,从而将小孔的热剥脱区重新填充新生的表皮和真皮,使局部皮肤结构重新塑型,达到修复痤疮瘢痕的效果。选择好治疗参数,二氧化碳点阵激光对萎缩性瘢痕和增生性瘢痕疗效肯定。对于瘢痕疙瘩,通常还要配合局部封闭手术、染料激光等综合治疗方法。缺点是有创,恢复期长。

Part 4

第四部分　痤疮的实验室检查

155. 痤疮患者面部有细菌感染吗

痤疮不是感染性疾病,但是痤疮丙酸杆菌(P.acnes)和表皮葡萄球菌在痤疮的不同发展阶段均存在,从第一阶段无炎症的黑头粉刺到严重的脓疱、结节,都可以查到这两种菌。P.acnes 为革兰氏染色阳性的厌氧杆菌,主要定居在人类皮肤毛囊皮脂腺滤泡,是一种机会致病菌。基因组显示该菌的几个基因能够制造一些分解皮肤组织的酶和免疫原性的蛋白质。随着青少年发育成熟,皮脂腺分泌功能逐渐旺盛,而皮脂中含有较多脂肪酸,适合 P.acnes 的生长及繁殖,从而成为痤疮的病因之一。青春期 P.acnes 在痤疮患者与正常人群之间有显著差异,而青春期后则无明显差异。

156. 痤疮患者面部有真菌感染吗

有学者研究发现,在痤疮患者中马拉色菌的带菌率高达 83.57%,糠秕马拉色菌,属双相型嗜脂酵母菌,是常驻皮肤的亲脂性酵母菌,在痤疮发病机制中的作用尚不清楚,但有人发现,在出现 1 天的炎症性痤疮皮损中,有 25% 的患者可能找到此菌,而在出现 3 天炎症性皮损的患者中找到此菌则增多至 68%。

157. 如何进行痤疮面部玻片挤压实验

检查方法:选择透明洁净的载物玻片或透明特制的压舌板,按压于皮损处 10~20 秒,以观察皮疹的颜色改变。

临床意义:鉴别出血还是充血性损害。炎性红斑、毛细血管扩张等,压之可褪色;紫癜、色素沉着等,压之不褪色;寻常性狼疮结节,压之呈苹果酱色。

痤疮皮损行玻片压诊可见炎性丘疹、红斑褪色。

158. 痤疮患者有螨虫感染吗

寄生在人体的螨虫主要分为两种,一种是毛囊螨,也叫人蠕形螨,另一种叫

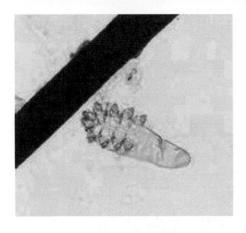

皮脂腺螨,寄生在人面部的皮脂腺中,一般的也就简称为螨虫。螨虫是接触、交叉感染过来的,螨虫刚感染的时候,寄生在容易接触,温度、湿度比较适合它生长和繁殖,皮脂腺又比较丰富的地方,如:鼻子、额头、面部。在一项研究中,科学家发现那些有皮肤病的人每平方厘米有 12.8 个螨虫,而没有皮肤病的人每平方厘米只有 0.7 个。按普通人脸一般 350cm^2 计算,如果你脸上没有痘痘,夜里面会有 245 只左右螨虫在你脸上活动,如果你有痘痘还比较多,夜里面将有 4 480 只螨虫在你脸上活动。

159. 痤疮面部伍德灯检查表现是什么

痤疮丙酸杆菌在代谢过程中可产生以粪卟啉为主的内源性卟啉,而原卟啉 IX 则产生较少,强烈的日光照射可使痤疮皮损加剧,是由于日光中的有效波长激活了卟啉而诱发毛囊皮脂腺周围炎症加剧。痤疮患者的正常皮肤和皮损在伍德灯下呈现多数针尖大小的砖红色荧光,其荧光数量和强弱与痤疮丙酸杆菌数量有明显关系,粉刺皮损表面有较致密的角蛋白,显示黄白色荧光。临床观察:以微粉刺伴轻度炎症者的荧光数量和荧光强度最明显;以炎性丘疹、脓疱等中度炎症者的荧光数量和荧光强度次之;以结节、囊肿和瘢痕为表现的重度炎症者荧光较少或无荧光。

160. 痤疮的皮肤镜表现是什么

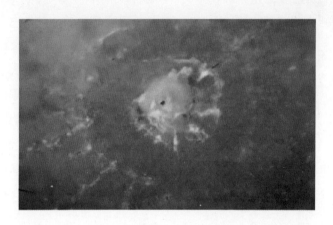

　　与周边正常皮肤相比,所有痤疮皮损处表皮和真表皮交界处黑素数量均增多,皮肤镜下表现为表皮和真表皮交界处圆形或椭圆形黑素颗粒。色素表现为特征性的鹅卵石样模式或大圆环模式。皮损表皮层黑素均增加,其深度情况取决于局部黑素和血液中血红蛋白含量,两者的改变均会导致肤色变深。血管结构为痤疮又一皮肤镜下重要特征,多表现为树枝状毛细血管扩张结构改变,呈条状模式或分支模式。

161. 痤疮的皮肤 CT 表现是什么

　　痤疮患者的皮肤 CT 改变:毛囊漏斗部扩张,内含角化性物质,毛囊开口狭小,毛囊上皮变薄,丘疹损害处在毛囊周围真皮浅层可见单一核细胞浸润,脓疱损害处毛囊漏斗部破裂,真皮浅层可见灶状以中性粒细胞为主的炎细胞聚集。

162. 痤疮的皮肤组织病理有什么特点

痤疮分期不同,病理表现不同。

微粉刺:轻度扩张的毛囊内嵌塞着脱落的角质形成细胞,开口很小。

闭合性粉刺:毛囊进一步扩张,形成紧致囊性结构,囊腔内为嗜酸性的角质碎屑、毛发和众多细菌。

开放性粉刺:宽大的毛囊开口,毛囊更为扩张,皮脂腺萎缩或缺失,毛囊周围有轻度单核细胞浸润。

随着毛囊上皮的不断扩张,囊的内容物开始破入真皮,高免疫原性的囊内容物迅速引起炎症反应,出现中性粒细胞,形成脓疱。以后,出现异物肉芽肿性炎症,最终瘢痕形成。

163. 哪些痤疮患者需要检查性激素全套

大多数痤疮患者不需要做性激素的检查,只有当怀疑雄激素过多症时才需要检查,比如月经前加重性痤疮、多囊卵巢综合征性痤疮、迟发性或持久性痤疮。这些患者病程长,可持续至 30~40 岁或以上,一般症状较严重且常规性治疗通常无效。临床表现为面部皮肤粗糙、毛孔粗大、皮脂分泌过多,以炎症性丘疹为主,常伴有结节、囊肿及瘢痕形成。有时可见多毛、雄性激素性脱发、月经周期紊乱等。

164. 检查性激素全套的注意事项有哪些

性激素检查指标包括血清硫酸脱氢表雄酮(DHEAS)、总睾酮水平、游离睾酮、17-羟孕酮、黄体生成素与卵泡刺激素比值(LH/FSH)、催乳素等。检查基础性激素前须停用性激素类药物(包括黄体酮、雌激素类)4~6 周,女性患者应避开排卵期,最好选择在月经第 2~5 天上午空腹抽血检查。

165. 如何判读性激素全套的检查结果

当血清中 DHEAS 或者 17-羟孕酮增高时提示肾上腺来源的雄激素产生增多,当 DHEAS 在 4 000~8 000ng/ml 或者 17-羟孕酮 >3ng/ml 时可能有先天性肾上腺增生;当 DHEAS 水平 >8 000ng/ml 时应考虑是否有肾上腺肿瘤。当血清总睾酮异常升高,提示卵巢来源的雄激素过多,当血中睾酮水平达到 150~200ng/dl,同时 LH/FSH 比值 >2~3 时,最常见为多囊卵巢综合征(PCOS);当血中睾酮 >200ng/dl 时,应考虑卵巢肿瘤的可能。

166. 须排除多囊卵巢综合征时,一定需要做卵巢 B 超吗

根据 2011 年中国 PCOS 的诊断标准,在育龄期及围绝经期 PCOS 的诊断中,月经稀发或闭经或不规则子宫出血是诊断疑似 PCOS 的必需条件,另外再符合下列 2 项中的 1 项:①高雄激素临床表现或高雄激素血症;②超声下表现为多囊卵巢(PCOM)。当具备上述疑似 PCOS 诊断条件后还必须逐一排除其他可能引起高雄激素的疾病和引起排卵异常的疾病才能确定 PCOS 的诊断。因此,从以上诊断标准来看,对于育龄期及围绝经期的患者来说卵巢 B 超不是必须要做的。而对于青春期 PCOS 的诊断必须同时符合以下 3 个指标,包括:①初潮后月经稀发持续至少 2 年或闭经;②高雄激素临床表现或高雄激素血症;③超声下卵巢 PCOM 表现。同时应排除其他疾病。所以,对于青春期的患者,卵巢 B 超则是非做不可的。超声检查前应停用性激素类药物至少 1 个月。但 PCOM 并非 PCOS 患者所特有,正常育龄期妇女中 20%~30% 可有 PCOM,也可见于口服避孕药后、闭经等情况时。

167. 哪些状况下需要转诊至内分泌科进一步检查

当难治性痤疮患者查出激素水平有问题,或者怀疑患者可能患有与痤疮相关的内分泌综合征时需要转诊至内分泌科进行进一步诊治。与痤疮相关的内分泌综合征包括先天性肾上腺增生症(CAH)、多囊卵巢综合征(PCOS)、脂溢-

痤疮-多毛-雄激素脱发综合征(SAHA 综合征)、高雄激素-抗胰岛素-黑棘皮病综合征(HAIR-AN 综合征)及滑膜炎痤疮脓疱病增生性骨炎综合征(SAPHO 综合征)等。

168. 怀疑暴发性痤疮时需要完善哪些检查

怀疑暴发性痤疮时需要完善三大常规、肝肾功能、血沉、C 反应蛋白等生化及炎性指标,关节疼痛部位 X 线摄片,并可以完善皮损组织病理学检查。

169. 内服异维 A 酸治疗时需要行哪些检查监测其不良反应

异维 A 酸禁用于孕妇、哺乳期妇女、肝肾功能不全、维生素 A 过量及高脂血症患者,故在内服药物前应根据患者病史检查肝肾功能和血脂等,育龄期女性应检测是否已经怀孕。在口服异维 A 酸治疗过程中需要定期监测患者的肝肾功能和血脂等。

170. 使用口服避孕药治疗痤疮前需要完善哪些检查

用药之前原则上是要根据患者病史完善相关检查的。年轻患者须做妇科内诊、子宫附件乳房 B 超以排除相关肿瘤、可抽血查肝肾功能、血糖、血脂等生化检查。对于年龄 >35 岁的患者,用药之前需要做更全面的体检,除以上检查外,还应做心电图、凝血功能和血液黏滞度的检查以排除心血管疾病和血栓性疾病的风险。

Part 5

第五部分　痤疮的鉴别诊断

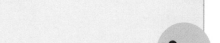

171. 玫瑰痤疮和痤疮有什么共同点

　　玫瑰痤疮也称酒渣鼻,临床常表现为皮肤潮红、毛细血管扩张及丘疹、脓疱等痤疮样皮损。痤疮是以丘疹、脓疱、结节为主要临床表现的毛囊皮脂腺单位的一组慢性炎症性皮肤病的统称;青春痘是寻常痤疮的俗称,是最常见的痤疮。因此,玫瑰痤疮和寻常痤疮都是属于“痤疮”大家族的一员。

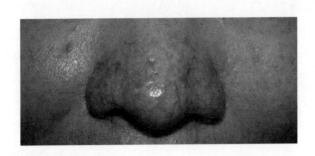

　　寻常痤疮和玫瑰痤疮临床上的诸多共同之处,如两者都好发于一定的人群,有一定的家族遗传倾向,都好发于面部,都可表现为红色丘疹、脓丘疹等痤疮样的皮损等,在临床上常易导致误诊和漏诊。

172. 玫瑰痤疮和痤疮在发病机制上有什么区别

　　寻常痤疮主要与性激素水平、皮脂大量分泌、痤疮丙酸杆菌的增殖、皮脂腺导管异常角化以及炎症等因素有关,是一种累及毛囊皮脂腺的多因素性炎症性皮肤疾病。玫瑰痤疮的确切病因及发病机制目前尚不十分清楚,可能与精神因素、颜面血管神经功能失调、蠕形螨感染等有关,多认为血管神经调节异常是该病炎症形成的重要因素,皮脂腺在炎症发生发展中并不起重要作用,这一点不同于寻常痤疮。

173. 螨虫会引起玫瑰痤疮、寻常痤疮吗

　　螨虫指蠕形螨,俗称毛囊虫,是一类小型永久性寄生螨,寄生于人和哺乳动

物的毛囊和皮脂腺内。已知的蠕形螨有 134 种,寄生于人体的仅有两种:毛囊蠕形螨和皮脂蠕形螨。毛囊蠕形螨寄生于皮肤较为表浅的毛囊部位,喜好群居生活。皮脂蠕形螨一般为单条独居生活,寄生于皮肤深处的皮脂腺内。寄生部位主要是颜面部皮脂腺发达的部位如额、鼻尖、鼻唇沟、颊和颏部。

人体蠕形螨是玫瑰痤疮的致病因素之一,其发病可能与弱致病性的毛囊蠕形螨有关,皮肤损伤常表现为弥漫性的红斑、丘疹、脓疱、脱屑、毛细血管扩张、脱发等症状。寻常痤疮患者也常可检出蠕形螨,多数情况下以皮脂型蠕形螨为主,目前认为可能是皮脂分泌增多导致其增殖增多,不具致病性,与临床症状无关。

174. 一个人可能同时得寻常痤疮和玫瑰痤疮吗

寻常痤疮和玫瑰痤疮临床上有不少相似之处,虽然好发人群有差别,但又有一定的重叠。一个人可以同时患有寻常痤疮和玫瑰痤疮,这时常会造成漏诊。实际上,临床上患有红斑毛细血管扩张型玫瑰痤疮的年轻患者并不少见,表现为皮肤屏障功能下降,皮肤潮红、毛细血管扩张,同时也会伴有丘疹、脓疱,这些丘疹、脓疱也可能是寻常痤疮的表现。这时应仔细检查患者面部是否还有粉刺或囊肿,还可以看看前胸、后背是否也有粉刺、丘疹、脓疱及囊肿等寻常痤疮的表现,以免漏诊。如果寻常痤疮患者同时有明显的皮肤屏障功能受损,易出现面部潮红,在考虑外用药刺激性所致的同时,也要注意是否合并有玫瑰痤疮的可能。

175. 治疗玫瑰痤疮的方法对寻常痤疮有效吗

维 A 酸类和四环素类药物是对玫瑰痤疮和寻常痤疮都有效的治疗方法。由于这两种疾病有不同的发病机制,治疗所针对的发病环节不同,其用法、用量、疗程及联合治疗的方案也有一定的差别。如囊肿性痤疮,口服异维 A 酸胶囊时,疗程通常需要达 6~9 个月以上。由于患者常是油性皮肤,可配合使用控油产品进行护理。而玫瑰痤疮患者常有明显的皮肤屏障受损,皮肤较敏感,使用异维 A 酸的用量不宜过大,并须配合保湿剂等帮助修复皮肤屏障。口服四环素类药物如多西环素、米诺环素等对两者也均有效。但在寻常痤疮治疗中,其主要针对痤疮丙酸杆菌感染并有一定抑制炎症的作用；而在玫瑰痤疮的治疗中，四环素类主要起抗炎作用，其生物活性与抗菌活性无关。FDA 批准用亚抗菌剂量的多西环素（改良释放胶囊，40mg，每日 1 次）治疗玫瑰痤疮的炎性皮损。

176. 如何判断脸上是不是痤疮

　　根据好发于青年男女，皮疹为散在性粉刺、丘疹、脓疱、结节及囊肿等，对称分布于颜面、前胸部等特点可以诊断为寻常痤疮。但应注意与玫瑰痤疮、汗管瘤、多发性毛发上皮瘤、颜面播散性粟粒性狼疮等鉴别。玫瑰痤疮以面部潮红为首发症状，可有丘疹、脓疱，但无粉刺和囊肿等皮疹；汗管瘤、多发性毛发上皮瘤是皮肤的良性肿瘤，临床上可类似闭合性粉刺的表现，但无黑头粉刺、脓疱及囊肿等的皮疹，且有一定的好发部位；而颜面播散性粟粒狼疮损害为棕黄色或暗红色半球状或略扁平的丘疹，对称分布于眼睑、鼻唇沟及颊部，在下眼睑往往融合成堤状，也有人认为是一种特殊类型的痤疮。

177. 青春痘、粉刺、黑头、闭口、痤疮有什么不一样

　　"青春痘"是寻常痤疮的俗称，也指寻常痤疮的丘疹、脓疱这一类皮疹。痤疮常用作寻常痤疮的简称，也用于指代皮疹的形态，指由粉刺发展来的炎性丘疹、脓丘疹或脓疱、结节及囊肿等。而粉刺是寻常痤疮的初始皮损，皮损为针头大小，由毛囊漏斗过度角化而成，分开放性及闭合性两种。"黑头"亦即开放粉刺，位于开放的毛囊口顶端，表面因皮脂氧化而呈黑色，可挤出较硬的脂栓。闭合粉刺亦称白头粉刺，皮损白色或淡红色，很难看到开口。

178. 如何判断痤疮的轻重程度

　　临床上主要根据皮损类型、数量及累及部位范围来判断痤疮的轻重程度。国际改良分类法主要根据皮损数量进行分级，目前临床则常按照强调皮损性质的痤疮分级法对痤疮进行分级。根据痤疮皮损性质及严重程度将痤疮分为 3度、4 级：Ⅰ级（轻度）：仅有粉刺；Ⅱ级（中度）：除粉刺外还有炎性丘疹；Ⅲ级（中

度）：除有粉刺、炎性丘疹外还有脓疱；Ⅳ级（重度）：除有粉刺、炎性丘疹及脓疱外还有结节、囊肿或瘢痕。痤疮的分级体现了痤疮的严重程度和皮损的性质，是选择治疗药物和手段的重要依据。

179. 马拉色菌毛囊炎是如何形成的

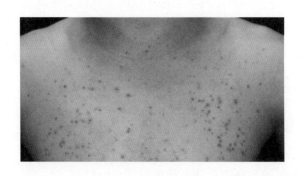

　　马拉色菌毛囊炎的病原菌是球形马拉色菌（Malassezia globusa）（既往称为糠秕孢子菌、糠秕马拉色菌、圆形糠秕孢子菌）。球形马拉色菌是人体皮肤正常菌群之一，在促发因素影响下，在毛囊内大量繁殖致病。其脂肪分解酶使毛囊的甘油三酯变成游离脂肪酸，刺激毛囊口产生大量脱屑，引起毛囊导管阻塞。马拉色菌的过度繁殖，皮脂的潴留，细胞碎片的积聚和游离脂肪酸的刺激，导致阻塞的毛囊扩张，继而破裂，内容物释放入组织而产生炎症。马拉色菌致病需要内外因素综合作用：外环境因素多为温暖、潮湿的地区和季节；内环境因素多为机体微环境改变、机体免疫力低下等，特殊体质，如多汗体质、皮脂腺分泌旺盛者，抗生素及糖皮质激素滥用等。

180. 如何鉴别痤疮与马拉色菌毛囊炎

　　痤疮与马拉色菌毛囊炎的鉴别要点包括：
　　（1）致病菌：痤疮为痤疮丙酸杆菌；马拉色菌毛囊炎为球形马拉色菌。
　　（2）发病机制：痤疮为多因素疾病，发病主要与性激素水平、皮脂大量分泌、痤疮丙酸杆菌增殖、毛囊皮脂腺导管的角化异常及炎症等因素相关。青春期后往往能自然减轻或痊愈。马拉色菌毛囊炎则是马拉色菌在促发因素影响下，在毛囊内大量繁殖,毛囊导管阻塞,产生炎症。

(3)好发年龄:痤疮好发于 15~30 岁;马拉色菌毛囊炎好发于中青年。

(4)发病部位:痤疮发生在面及胸背部;马拉色菌毛囊炎好发于颈胸肩背部。

(5)皮损表现:痤疮的皮损表现为多形性,包括皮疹形态主要为粉刺、丘疹、斑丘疹、脓疱、结节甚至囊肿、瘢痕,可以同时存在或其中一两种皮疹存在,反复发作;马拉色菌毛囊炎的皮损表现为均一性的半球形红色毛囊性丘疹,部分周围有红晕,可挤出粉脂状物质。一般无粉刺,但合并痤疮时可见粉刺。

(6)自觉症状:痤疮一般无症状,炎症明显可疼痛;马拉色菌毛囊炎可有不同程度的瘙痒,常伴灼热和刺痛感,出汗后加剧,但也可不痒。

181. 痤疮的好发部位与马拉色菌毛囊炎一样吗

痤疮的好发部位与马拉色菌毛囊炎不完全一致。

痤疮与马拉色菌毛囊炎均可见于皮脂溢出部位。痤疮好发于面部和胸背部,多对称分布。马拉色菌毛囊炎好发于颈部、肩部和胸背部,偶可见于四肢。皮脂溢出部位多汗及高脂分泌为该菌生长、繁殖提供了适宜的环境。

182. 痤疮与马拉色菌毛囊炎的好发人群一样吗

痤疮好发于青少年,一般发病年龄 15~30 岁。青少年雄激素分泌旺盛,支配着皮脂腺的发育和分泌。皮脂腺的快速发育和皮脂的过量分泌是痤疮的发病基础。

马拉色菌毛囊炎好发于中青年(平均发病年龄 30 岁左右)、特异体质者(多汗者、免疫力低下者)及长期使用抗生素、糖皮质激素滥用者。长期使用广谱抗生素和糖皮质激素、免疫抑制剂、化疗和放疗的广泛应用,易造成正常菌群的失调,使马拉色菌成为致病菌。

183. 痤疮与马拉色菌毛囊炎的治疗方法有什么不同

痤疮与马拉色菌毛囊炎的治疗方法都包括外用药物,系统使用药物和物理治疗。但因痤疮与痤疮丙酸杆菌有关，而马拉色菌毛囊炎与真菌感染有关，故痤疮的药物治疗主要包括维 A 酸类、抗生素类（克林霉素、过氧化苯甲酰等）和皮损的局部注射等，物理治疗包括红蓝光和粉刺祛除、火针、光动力等治疗；马拉色菌毛囊炎的治疗主要为抗真菌类药物治疗（系统口服伊曲康唑，外用萘替芬酮康唑乳膏、联苯苄唑乳膏等）；一般不采用物理治疗。

184. 马拉色菌毛囊炎通过何种检查明确诊断

马拉色菌毛囊炎通过直接镜检或真菌培养来明确诊断。①直接镜检：用柳叶刀片把整个毛囊丘疹削下，加 10% KOH 溶液 1 滴，盖上盖玻片，微微加热，压成单层细胞。不染色。镜下可见圆形或卵圆形带厚壁的成堆孢子或香蕉状菌丝。中央蓝色反光，其周围有一圈透亮区即为厚壁。有时可找到出芽的孢子。不染色的孢子很容易和脂肪滴混淆，脂肪滴是蓝色均质反光，没有厚壁。②染色法：在盖玻片周边放乳酸酚苯胺蓝染色液 1 滴，让其渗进片内。镜下见马拉色菌的厚壁透亮，胞质周围染成较深的蓝色，呈圈状。中央较淡，有时可找到芽生孢子。脂肪滴不染色，不易混淆。直接镜检阳性率达 60%。染色法阳性率达 98%。③培养：马拉色菌具嗜脂性，用含油的培养基可培养出酵母样菌落。

185. 痤疮是否会合并马拉色菌毛囊炎

会。因为痤疮和马拉色菌毛囊炎均好发于油脂旺盛的部位，如面部和胸背部；其次均好发于青年人；且马拉色菌毛囊炎好发于炎热和潮湿的环境中。在这种情况下，如患者在痤疮的基础上合并马拉色菌感染就可合并马拉色菌毛囊炎。

186. 马拉色菌毛囊炎会传染吗

一般不会。马拉色菌存在于人体正常皮肤中，是人体的正常寄生菌，属于条件致病菌，传染性非常低。握手、吃饭、外衣接触等方式都不会传染。亲密接触下可能会传染给对方，但对方也不一定发病。是否发病与对方的免疫力及个人体质有关。

187. 痤疮如何与颜面播散性粟粒性狼疮相鉴别

颜面播散性粟粒性狼疮的特点是在颜面部形成散在性圆形不破溃的丘疹,愈后留有萎缩性瘢痕。本病好发于中青年男性,发病部位主要是颜面,特别是眼睑、面颊部及鼻两侧等处,在眼睑下方常成堆排列。典型的皮肤损害为多发性、散在的、小而表浅的结节,直径约 2~3mm,半球形,稍高出皮肤表面,质地柔软,色淡红或褐红色,结节表面光滑呈半透明状,用玻片压之呈果酱样。结节常成批出现,但不融合,数量不定,可达数十个之多,但无任何自觉症状。本病有自限性,多数患者经数月或数年后,结节可以渐渐消失,愈后遗留天花样点状萎缩性瘢痕,一般不再复发。

本病与痤疮的不同在于多发于中青年,皮损单一,主要是结节性损害;而痤疮则主要发生于青少年,皮损有多种形态,如粉刺、丘疹、脓疱、结节及囊肿等,常反复发生。本病结合病理检查可以确诊。

188. 脱发性痤疮、虫蚀状痤疮、白色痤疮、结核性痤疮是不是痤疮

脱发性痤疮、虫蚀状痤疮、白色痤疮、结核性痤疮这 4 种病虽然都冠以“痤疮”字样,但都不是真正的痤疮。

脱发性痤疮又称脱发性毛囊炎,是一种具有破坏性并留有永久性脱发的毛囊炎。许多患者有皮脂溢出和脂溢性皮炎。本病多发于青壮年,除头皮外,还可累及胡须部、腋部及会阴部等有毛部位。皮损初起为毛囊性红斑、丘疹,后演变为丘疹性脓疱,愈后留有圆形或椭圆形瘢痕,瘢痕四周附近的毛囊再逐渐受损,又发生散在性大小不等的红斑、脓疱及瘢痕性秃发,以致皮损不断地向四周扩展。

虫蚀状痤疮又称痤疮样瘢痕性红斑、网状红斑性毛囊炎、网状萎缩及虫蚀状皮肤萎缩等,是萎缩性毛周角化病的一个类型,一般认为与遗传有关。多发生于 5~12 岁的儿童,皮损表现为针头大小的毛囊性角栓,角栓脱落后呈萎缩性凹坑,对称地发生在面部,尤其密集于颊部,往往呈网状像筛孔或蜂窝一样密集,有时网状萎缩区内可见少数黑头粉刺及粟丘疹样皮损。患处皮肤多有蜡样光泽,触

之较周围皮肤略硬,有时可见到毛细血管扩张及境界不明显的红斑。

白色痤疮亦称粟丘疹或粟丘疹白色苔藓,是表皮的良性肿物或潴留性囊肿。可发生于任何年龄、性别。有两种类型:一种为原发性,无明确发病原因,为自行发生,有些患者有遗传因素,皮损可自然消失;另一种为继发性,常发生在炎症后,可能与汗管受损有关。本病好发于眼睑、颊及额部,单个病灶为白色或黄白色丘疹,表面光滑,针头至米粒大小,好像米粒埋于皮内,触之坚实,数量常较多,无自觉症状。如用针挑刺,可有皮脂样物排出。

结核性痤疮一般认为是丘疹坏死性结核疹的一种变型,为发生于小腿外侧及臀部的痤疮样毛囊性丘疹脓疱性皮损,可发生坏死、结痂、瘢痕等。

189. 嗜酸性脓疱性毛囊炎如何与痤疮相鉴别

嗜酸性脓疱性毛囊炎,多见于 20~30 岁的青壮年。皮疹好发于面部、胸背部及上肢伸侧,为红色毛囊性丘疹,顶端常有脓疱,周围有红晕。损害常群集成片,中央丘疹消退后留有少量鳞屑及色素沉着,边缘又有新起丘疹,逐渐向四周扩大,皮损扩至一定程度不再增大,境界清楚,脓疱和丘疹常常混合存在,且可以在患处反复发生。皮损常有轻度瘙痒,发疹加重时可伴有轻微乏力不适。与痤疮相比,本病的皮损较单一,主要是红色毛囊性丘疹,顶端可有脓疱,没有粉刺、结节、囊肿等损害,且多呈局限性分布并可伴有瘙痒。另外,本病患者多数伴有外周血中嗜酸性粒细胞升高,病理检查可见毛囊内大量的嗜酸性粒细胞。

190. 革兰氏阴性菌性毛囊炎和颈部瘢痕疙瘩性毛囊炎如何与痤疮相鉴别

革兰氏阴性菌性毛囊炎是一种浅表感染,主要发生于长期全身使用抗生素治疗的寻常型痤疮患者。可有两种类型:一种是表浅脓疱型,常发生在鼻周,致病可能与克雷伯杆菌或肠杆菌有关;另一种是深部结节或囊肿型,常发生在颈部,与变形杆菌有关。在鼻孔和脓疱中可发现致病菌,脓液作革兰氏染色可见革兰氏阴性杆菌;在适当的培养基上可见致病菌生长旺盛。本病两型均易误诊为痤疮。

颈部瘢痕疙瘩性毛囊炎，是发生于头枕部的一种慢性毛囊性炎症性疾病，导致瘢痕疙瘩性增厚和瘢痕形成。其病原菌主要为金黄色葡萄球菌，其次是白色葡萄球菌或链球菌。多发生于中年以上的男性。初发损害为位于颈部的毛囊丘疹，沿着枕后区的发缘横向逐步扩大、融合，形成不规则的条状块或成群的大小不等的结节，表面紧张发亮、高低不平，触之甚硬，压之偶有少量脓液溢出，此处毛发脱落稀疏。损害发展可形成脓肿和充满脓液的窦道，类似于头皮的脓肿穿掘性毛囊周围炎。最后可形成高低不平的肥厚性瘢痕。本病病程为慢性，可多年不愈。

191. 聚合性痤疮与毛囊闭锁三联征有什么关系

聚合性痤疮是痤疮的重型，特点为深在性脓肿和排放脓肿的窦道。

化脓性汗腺炎是一种主要累及腋窝和肛门生殖器区域大汗腺的慢性化脓性和瘢痕性疾病，多发于青壮年。

头皮脓肿穿掘性毛囊周围炎是一种少见的头顶部慢性化脓性皮肤病。皮损开始可以是脓疱，逐步形成坚实的有压痛的结节，密集成群并发展成为脓肿，头皮深处有互通的窦道。在头皮上适当加压，可在邻近距离处排出脓液。在皮损处的顶部毛发脱落，而在皮损间裂隙中则有头发。最后，结节可以覆盖大部分头皮，愈后留下肥厚的瘢痕。本病呈慢性经过，常一处皮损痊愈留下瘢痕，而它处又发生新的皮损，如此缠绵数年至数十年之久。

聚合性痤疮、化脓性汗腺炎和头皮脓肿穿掘性毛囊周围炎这三种病具有相似的发病机制与组织学改变，同一患者出现这三种疾病的任何两种，即可诊断为毛囊闭锁三联征，也可集三种疾病于一身。

192. 坏死性痤疮是不是痤疮

坏死性痤疮是不恰当的称呼，它不是痤疮的异型，只是具有类似痤疮的皮疹，应该称为坏死性淋巴细胞性毛囊炎。坏死性淋巴细胞性毛囊炎比较罕见，本病多见于中年妇女，发病年龄明显大于痤疮的发病年龄。皮疹主要在面部，沿着发际分布，也可累及头皮和颈部，极少数累及鼻、颊或胸背。本病呈慢性过程，可达数十年。皮疹呈蜡样或苍白色。轻度损害往往被忽略,严重时,患者才就诊。有的患者头皮损害是唯一的表现,不伴有脱发,除非继发深在的皮肤剥脱。开始的皮疹为褐色或红色毛囊性丘疹,很快变为脓疱,常有渗出。脓疱体积增大,中央低平、干涸结痂,多为出血性痂。凹陷性瘢痕呈痘疮样,类似于天花或水痘。假如损害复发,痂可呈网状,有时很多皮疹共存,皮疹间有炎症性红斑。

193. 多发性脂囊瘤如何与痤疮鉴别

多发性脂囊瘤,其特征为数量众多的囊肿样皮疹。原先称为皮脂腺囊瘤病或遗传性表皮多发性囊肿病。目前认为是一种毛囊皮脂腺单位错构瘤或毛囊皮脂腺痣。本病容易误诊为粉刺。当有炎症时,易误诊为聚合性痤疮。男女同样发病,囊肿的直径为 3~10mm,缓慢增大。好发部位于上胸背部、上腹部、腋下、四肢的近端,偶见于面部,常对称分布。囊肿数量变化很大,从几个到几百个不等。单个皮疹为高起、圆顶的小丘疹或大结节,小的皮疹只有在皮肤绷紧时可见。呈正常肤色,有的呈淡蓝色,触诊软硬不一。皮疹切开后可挤出油状物质。临床上分为单纯性脂囊瘤和化脓性多发性脂囊瘤。单纯型为非遗传性脂囊瘤。化脓性多发性脂囊瘤常类似于聚合性痤疮,囊肿破裂,产生炎症,愈合留有瘢痕。

194. 皮脂腺增生和痤疮是一回事吗

一些患者认为痤疮有皮脂腺增生,就误认为两者是一种疾病,但实际上并非如此。皮脂腺增生的特征为毛囊皮脂腺小叶增大成明显的丘疹。多见于老年人的面部,常有长期日晒史。皮脂腺增生是皮肤内正常皮脂腺增大所致,属于良性病变。外伤和局部慢性炎症刺激可能与皮损形成有关。可分为早熟性皮脂腺增生和老年性皮脂腺增生。组织病理表现为成熟的皮脂腺小叶数量增多。早熟性皮脂腺增生通常发病于发育期或 20~30 岁期间,皮损好发于面部,特别是下颌部,为 1~2mm 黄色丘疹,可集簇成片,个别皮损中央有一脐状凹陷。老年性皮脂腺增生,可单发或多发,好发于额部及颊部,通常散在分布,半球状隆起,有时呈分叶状,直径 2~3mm,质软,淡黄色或黄色,皮损中央常见一脐状凹陷。部分皮疹能完全消退,新的皮疹在邻近出现。组织病理显示增生的皮脂腺小叶,分化良好。所以通过皮损的表现和组织病理可以区别皮脂腺增生和痤疮。

195. 玫瑰痤疮和痤疮的好发人群一样吗

玫瑰痤疮和痤疮的好发人群不一样。

痤疮多数始于青春发育期,所以俗称"青春痘",绝大部分患者在青春期后可自行痊愈或症状好转,仅少数患者的发病期可一直延续到 30 ~ 40 岁;玫瑰痤疮则好发于中老年人,女性多见,但病情严重者多为男性,从红斑期发展至鼻赘期常需要数十年。值得注意的是,近年来发现玫瑰痤疮在年轻人中的发病有逐年增多的趋势。

196. 闭合性粉刺和脂肪粒有什么区别

闭合性粉刺是痤疮的一种皮损表现,好发于青少年,又称白头粉刺,表现为白色或淡黄色的小丘疹,也就是还没有"探出头"的粉刺,用手挤就会看到白色线状分泌物。通常大家所说的"脂肪粒",医学术语称为"粟丘疹",是仅仅只有米粒大小的表皮样囊肿,它是由角蛋白堵塞毛囊皮脂腺单位引起的,是一种与肤色相近的半球形小颗粒,粟丘疹一般会比粉刺更大。"脂肪粒"好发于眼睛周围,对称分布,而闭合性粉刺在颜面和胸背部无特定的好发区域。"脂肪粒"很常见,任何年龄都可以生长,婴儿的"脂肪粒"通常会在 1 个月之内自行消退,而成年人的"脂肪粒"一般不会自己消退,所以需要医疗操作来干预,医生可以通过刮匙刮除或者针挑挤除"脂肪粒",二氧化碳激光也可作为治疗选择之一。从健康角度来说,"脂肪粒"不会影响我们的健康,但是从外观角度会影响我们的颜值,所以有效准确专业的医疗干预是非常必要的。

197. 怎么区分闭合性粉刺和扁平疣

扁平疣又称青年扁平疣,是由人类乳头瘤病毒(HPV)感染引起,主要侵犯青少年,大多骤然出现,为米粒到绿豆大小扁平隆起的丘疹,表面光滑,质地硬,浅褐色或正常皮色,圆形、椭圆形或多角形,数量较多,多数密集,有传染性,可自我接种,即沿抓痕排列成条状(同形反应),长期存在的扁平疣可融合成片,一般无自觉症状,偶有微痒,好发于颜面、手背及前臂等处。病程慢性,有时突然自行消失,但亦可持续多年不愈,愈后不留瘢痕。与闭合性粉刺不同的是:扁平疣皮疹较单一,闭合性粉刺是痤疮的一种皮疹,常伴有其他皮疹,如黑头粉刺、炎症性丘疹、脓疱、结节、囊肿甚至瘢痕形成,随着病程延长,之前的闭合性粉刺有可能会发展成上述皮疹之一;闭合性粉刺用手挤之就会看到白色线状分泌物,扁平疣为实性皮疹,无内容物;扁平疣有传染性,可发生同形反应,而闭合性粉刺没有传染性;扁平疣除了发生于面部,还常见于手背及前臂,闭合性粉刺一般不发生于手背及前臂。

198. 闭合痤疮和眶周汗管瘤的鉴别

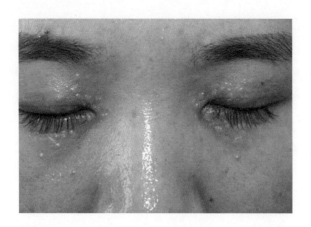

闭合痤疮又称闭合性粉刺,是痤疮中比较轻的一类,主要是由于毛囊皮脂腺口被角质细胞阻塞引起,角化物和皮脂填塞其中,与外界不相通,因此闭合性粉刺看起来为稍稍突起的白头,稍微严重时可形成炎性丘疹,顶端可有粟粒至绿豆大小的脓疱。

而汗管瘤是向末端汗管分化的一种汗管瘤,好发于女性,妊娠期、月经前期或使用雌激素时皮损可加重。常对称分布于眼睑周围,皮损呈肤色、淡黄色或褐黄色的半球形或扁平丘疹,常密集分布而不融合,一般不需要治疗,必要时可局部切除或者采用电解法去除。

由于二者在外观上均可表现为粟粒大小的丘疹,临床上应注意区分。闭合性粉刺常为白色扁平丘疹,感染时可形成炎性脓疱,而汗管瘤可从肤色到黄褐色不等,表面常有蜡样光泽;闭合性粉刺常散在分布于面部,而汗管瘤常相对聚集的分布于眼周。临床上不易鉴别时需要做病理活检进行诊断。

199. 黑头粉刺和色素痣有什么不同

黑头粉刺又称黑头,为一种开放性粉刺,其形成主要是由于堵塞毛孔的皮脂表层直接暴露于外界,与空气中的尘埃等接触后,皮肤油脂在空气中氧化而造成的。黑头粉刺常好发于青春发育期的青少年,好发于面部、前胸和后背,尤其鼻子上的小黑头最多,其特征为明显扩大的毛孔中的黑点,可挤出顶端发黑的物质。黑头粉刺感染时可形成炎性丘疹,严重者中央可有小脓疱。平时正确的护理和清理可预防黑头粉刺的产生。

色素痣是由痣细胞组成的良性新生物,几乎每人都有,属于发育畸形。是黑素细胞在由神经嵴到表皮的移动过程中偶然异常造成黑素细胞的局部聚集而成。由于痣细胞色素含量不同,临床上可呈棕色、褐色、蓝黑色、黑色或可呈正常肤色、淡黄色、暗红色等。皮损一般表现为小于 6mm 的斑疹、丘疹、结节,呈疣状或乳头瘤状,多为圆形,边界规则、色泽均匀。有些损害可有一根或数根短而粗的黑毛。色素痣一般无须治疗,若色素痣在短时间内增长迅速或者出现颜色加深、破溃等症状时,建议及时到医院就诊,必要时手术切除并加做病理检查,以排除恶变。

200. 黑头粉刺与黑头粉刺痣有什么不同

黑头粉刺又称黑头,为一种开放性粉刺,其形成的原因是由于堵塞毛孔的皮脂的表层直接暴露于外界,与空气中的尘埃等接触后,皮肤油脂在空气中氧化而造成。黑头粉刺好发于青春发育期的青少年,好发于面部、前胸和后背,尤其鼻子上的小黑头最多,其特征为明显扩大的毛孔中的黑点,可挤出头部是黑色而其下呈白色半透明的脂栓,合并感染时可形成炎性丘疹,顶端可形成脓疱。

黑头粉刺痣又称毛囊角化痣,比较少见,出生即有或在发育前发生,是一种先天性的毛囊皮脂腺发育畸形。常表现为群集的黑头粉刺样丘疹,皮损呈簇集或线状排列,常沿着皮肤 Blaschko 线分布,且常发生于单侧,皮肤表面皮脂腺毛囊口发生角化,形成黑色角质栓,类似黑头粉刺,挤出角栓后可见火山口样凹陷,整体外观似橘皮样。

黑头粉刺和黑头粉刺痣虽然只有一字之差,但二者形成的原因和临床表现却有本质的不同。

201. 黑头痤疮与雀斑的区别

黑头痤疮临床上又叫开放性粉刺,表现为圆顶状丘疹伴显著扩张的毛囊开口,毛囊开口致使内容物与空气接触而产生氧化显黑色。雀斑是一种发生在面部皮肤的黄褐色、棕色样点状色素沉着斑,与遗传因素和日晒关系较大。雀斑一般多见于女性,常见部位多在鼻部及双颊,经日晒后皮疹颜色变深,数量变多,冬季减轻。那我们怎么区别这两种病呢?①黑头粉刺会进一步发展而产生炎症性皮损,如红肿、疼痛、结节、囊肿甚至脓疱,而雀斑发展无其他自觉症状,不会疼痛、红肿。②黑头粉刺可见于面部及上胸背部,而因为上胸背部几乎接触不到日晒,所以在这两个部位几乎不会产生雀斑。③一般来说,黑头粉刺较少独立存在,就是说大多数时候同时还可见白头、炎性丘疹等其余痤疮形态,而雀斑却是形态无变化。

202. 痤疮如何与激素依赖性皮炎鉴别

激素依赖性皮炎是因为激素的滥用、误用引起的皮肤炎性改变其临床表现主要有:①皮肤潮红、变薄,伴毛细血管扩张;②痤疮样皮炎:粉刺、丘疹及脓疱;③色素沉着;④皮肤老化:皮肤干燥、脱屑、粗糙甚至萎缩;⑤毳毛增粗变长。自觉症状有灼热、瘙痒、疼痛、光敏感及紧绷感等。皮损可分布在口周、面部中央及弥散分布。当有以上症状并且有 8 周以上外用糖皮质激素药物或成分不明护肤品,就要怀疑患了激素依赖性皮炎。许多不良商家或神医经常会将激素药物冒充成其他的外用药物,具有一定的隐蔽性。当你发现停用某种商品或药物时,发生皮疹加重,而再次使用后症状缓解的情况,这就是我们所说的激素依赖现象,应当警惕使用产品的安全性。因此避免往脸上使用三无产品是有效的预防方法。而痤疮是一种在青少年和成人中常见的毛囊、皮脂腺的慢性炎症性皮肤病,本病具有病程久、易反复、易留疤、局部瘙痒疼痛不适等临床特点。现代医学认为痤疮的病因主要与雄激素水平升高、皮脂腺分泌增多、毛囊皮脂腺导管异常角化、痤疮丙酸杆菌繁殖、免疫反应、遗传等因素有关。一般与使用激素无关。

203. 痤疮如何和口周皮炎相鉴别

口周皮炎是指发生在上唇、颏、鼻唇沟、鼻等处的以红斑、丘疹、鳞屑为主要表现的炎症性皮肤病,目前对于该病的病因并不明确。那我们如何鉴别这两种疾病呢? ①口周皮炎女性患者多见,达 90%,年龄在 23~35 岁间,而痤疮多发病在青春期。②口周皮炎的皮损发生在口周,且多对称,在皮损与唇红缘之间围绕约 5mm 宽的皮肤区域不受累,痤疮在面部及上胸背部皆可见。③口周皮炎病程呈周期性发作,可伴有轻度到中度瘙痒和烧灼感。

204. 如何区分痤疮和脂溢性皮炎

痤疮和脂溢性皮炎还是有很大区别的。首先,两者发病年龄不同。痤疮大多数发生在 15~30 岁的青年患者,由于青春期后体内雄激素增加或雄、雌激素水平失调,导致皮脂腺增大,皮脂分泌增加。而脂溢性皮炎可发生于各个年龄段,患者多为油性皮肤或较为肥胖。

其次,皮损好发部位不同。我们都知道,痤疮一般来说发生在脸上的情况比较多,也有一些会长在后背及胸口处。痤疮部位毛孔粗大,油脂分泌旺盛,而且毛孔里还可以挤出脂肪粒。而脂溢性皮炎最多见于头皮及面部,胸背等处也可出现。

两者症状也不同。痤疮是因为油脂分泌过于旺盛,堵塞毛孔,从而形成粉刺、丘疹、脓疱甚至结节、囊肿等。而脂溢性皮炎表现为境界清楚的红斑,表面覆盖油腻的鳞屑,头皮的脂溢性皮炎抓挠起来还会有很多头皮屑。痤疮患者一般没有明显的感觉,炎症较重的可能会有疼痛,而脂溢性皮炎患者则会伴有不同程度的瘙痒。

205. 痤疮如何与细菌性毛囊炎鉴别

很多人会把细菌性毛囊炎当成普通的青春痘,其实二者是不同的。细菌性毛囊炎多由金黄色葡萄球菌等细菌感染毛囊引起,症状为红肿热痛,容易起脓疱,周围有红晕,脓疱干涸或破溃后形成黄痂,痂脱落后一般不留瘢痕。细菌性毛囊炎常长在油脂分泌旺盛、毛囊丰富的部位,如头面部、臀部、外阴等部位,而痤疮发病部位则比较局限,一般在面部或前胸、后背。细菌性毛囊炎可伴有不同程度的瘙痒或疼痛,而痤疮一般没有明显的感觉,炎症较重的可能会有疼痛。另外,痤疮还会有粉刺,这是细菌性毛囊炎所不具备的表现。

206. 痤疮与马拉色菌毛囊炎的区别

马拉色菌毛囊炎又称糠秕孢子菌毛囊炎,是由马拉色菌引起的毛囊炎性损害。马拉色菌是一种真菌,为人体正常的寄生菌,但是如果长期使用糖皮质激素或广谱抗生素等,则会促发马拉色菌在毛囊内大量繁殖,导致毛囊炎发生。

马拉色菌毛囊炎多见于中青年,男性多于女性。最好发于颈部及前胸,其次为肩背、腹部等。皮损表现为半球形的丘疹,周边有红晕,可以挤出粉脂状物质,常数十个甚至数百个密集或散在分布。有不同程度的瘙痒,出汗后加重。马拉色菌毛囊炎可以通过典型的皮损及真菌镜检或培养来确诊。

207. 痤疮与须部假性毛囊炎的鉴别要点

须部假性毛囊炎顾名思义是发生在胡须部位,与细菌感染无关的毛囊炎。在修剪胡须时,胡须的尖端穿透入毛囊壁内或卷曲于皮内所引起的异物炎症反应,多见于胡须卷曲且经常刮胡须的人。所以与痤疮不同,须部假性毛囊炎仅发生于男性,且皮损局限于胡须生长部位。表现为丘疹、脓疱或结节,严重的患者可有毛囊破坏或残留瘢痕。

208. 如何区别颈部痤疮与颈部瘢痕疙瘩性毛囊炎

颈部瘢痕疙瘩性毛囊炎为发生于颈后发缘处或头后部的一种慢性毛囊性炎症性疾病，会导致瘢痕疙瘩性增厚及瘢痕形成。多发生于中年以上的常伴有皮脂溢出、痤疮和瘢痕体质的男性患者。皮损初期为散在的针头大小丘疹和脓疱，互相融合，逐渐形成不规则的瘢痕硬结或硬块，严重会破坏毛囊，导致永久脱发。一般无自觉症状，或有轻度痒感。病情发展缓慢，常迁延多年。总的来说，颈部瘢痕疙瘩性毛囊炎就是有瘢痕体质患者后颈部的毛囊炎，逐渐发展成瘢痕或瘢痕疙瘩。

209. 怎样鉴别头皮痤疮与头部脓肿性穿掘性毛囊周围炎

头部脓肿性穿掘性毛囊周围炎是一种少见的头顶部慢性化脓性皮肤病。多发生于成年男性。起初在头发部，尤其是头后部，发生数个毛囊炎和毛囊周围炎，后来逐渐增大变深从而形成半球状或长条状的结节，皮损部位毛发脱落，呈现出淡红色，表面光滑紧张。随后结节软化并形成脓肿，破溃后形成瘘孔，可有脓液流出。由于皮下组织侵蚀破坏，故瘘孔与瘘孔之间可互相沟通，因此压迫结节可在相近或距离较远的瘘孔中排出浓液。病情发展缓慢、此起彼伏，常迁延多年。

210. 痤疮与疖的不同之处

疖是细菌感染引起的急性化脓性毛囊及毛囊周围的炎症。与痤疮好发于面部及胸背部不同，疖好发于面颈部、手臂及臀部，且一般为单个。初起为一个炎性丘疹，后逐渐增大，形成红色硬结，有疼痛及压痛。经 2~3 天后，结节化脓形成脓肿，脓肿破溃后排出脓液和

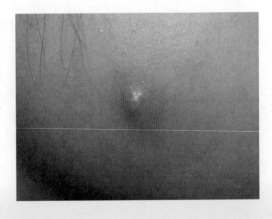

坏死组织,肿胀减退,1~2 周内结痂痊愈。患者常伴有发热、头痛、附近淋巴结肿大等症状。

211. 痤疮与脓疱疮的鉴别要点

脓疱疮也就是俗称的"黄水疮",是一种最常见的化脓球菌浅表感染引起的传染性皮肤病。本病流行于夏秋季节,尤其在夏末秋初汗多闷热的天气发病率最高。与痤疮多发于青年不同,脓疱疮多见于 2~7 岁儿童。该病好发于面部、四肢等外露部位。可分为大疱性脓疱疮和非大疱性脓疱疮。大疱性脓疱疮初起为散在的水疱,1~2 天可迅速增大到指头大甚至更大,水疱内容物起初呈黄色且清澈,1 天后疱液变浑浊,脓液沉积于疱底部,呈"半月积脓"现象。疱壁薄而松弛,破溃后露出糜烂面,干燥后形成黄色脓痂。而非大疱性脓疱疮是在红斑基础上发生薄壁的水疱,迅速转变为脓疱,周围有明显的红晕。脓疱破溃后,其渗液干燥结成蜜黄色厚痂。该病自觉瘙痒,搔抓后可将细菌接种到其他部位从而产生新的皮损。

212. 玫瑰痤疮与面部念珠菌性肉芽肿的区别

玫瑰痤疮:玫瑰痤疮是一种颜面中部的慢性炎症性皮肤病,女性较多见,但病情女性较男性轻微,大约有一半以上的患者年龄在 30~60 岁之间。主要症状为:面部或口周或鼻部(面中部为主)阵发性潮红,且潮红受温度、情绪及紫外线等因素影响,或出现持久性红斑。其次,面部可有①灼热、刺痛、干燥、瘙痒等皮肤敏感症状;②面颊或口周或鼻部毛细血管扩张、丘疹或丘疱疹,可有肥大增生性改变。一般可经过三个时期:红斑期(颜面中部反复的潮红,可有灼热感,可见蜘蛛状毛细血管扩张)→丘疹脓疱期(毛细血管扩张基础上出现脓疱,毛细血管扩张更加明显,丘疹多为暗红色)→鼻赘期(皮肤增厚)。

面部念珠菌性肉芽肿好发于免疫力较低者或有内分泌等疾病者,是皮肤对真菌感染的一种反应。症状为:面部皮疹初起为红斑、丘疹、鳞屑性损害,渐呈疣状或结节状,上覆黄褐色或黑褐色痂皮,周围有暗红色晕,有的损害高度增生,呈圆锥形或楔形,形似皮角,去掉角质块,其下是肉芽肿组织,愈后结痂,累及头皮的可致脱发。真菌检查阳性。

213. 痤疮与面部水痘的区别要点

痤疮是发生于皮肤毛囊皮脂腺的炎症性皮肤病,好发于青春期,面部可有多形皮损共存:粉刺、丘疹、脓疱、结节、囊肿及瘢痕,主要集中于面部及其他皮脂腺发达的部位,慢性病程,熬夜与刺激性饮食可加重病情。

水痘急性起病,好发于儿童,皮疹形态较单一,初起为红色小丘疹,1~2 天后变成水疱,直径 3~5mm,初期疱液清亮,后可变为浅黄色,周围有红晕,3~5 天后水疱呈脐状凹陷,皮疹形态变化快,成批发作,常可见丘疹、水疱及结痂共存,可伴有明显瘙痒症状。同时除面部外,头皮、口腔、躯干、四肢也可类似皮疹,呈向心性分布。

214. 如何区分囊肿型痤疮与瘤型麻风

囊肿型痤疮是痤疮的一型,好发于青春期,面部可有多种形态皮疹:粉刺、丘疹、脓疱等。初起损害多为黑头粉刺,加以挤压,可见有头部呈黑色而体部呈黄白色半透明的脂栓排出,皮疹顶端可出现小脓疱,破溃或吸收后遗留暂时性色素沉着或小凹状瘢痕。少数严重患者,除黑头粉刺、丘疹、脓疱外,尚可见有蚕豆至指甲大的炎性结节或囊肿。各种损害大小深浅不等,往往以其中 1~2 种损害表现为主,好发于颜面、胸背部多脂区,偶尔也发生于其他部位,对称分布,颜面中央尤其是鼻部及眼眶周围常不受侵犯,多无自觉症状,若炎症明显时则可引起疼痛及触痛,囊肿较软,部分可穿刺出脓液。与麻风比较,最大的特点是无麻木、闭汗等神经受累表现。

瘤型麻风可发生于任何年龄,患者常免疫力低下,多有流行病学史(有去过或来自麻风流行区、麻风患者接触史),皮损数量较多,分布广泛对称,皮损以结节为主,结节质地坚实、中等硬度,成淡红或暗红色,可形成弥漫性浸润及感觉减退或消失,出汗减少或闭汗,有周围神经粗大,玻片压之颜色减退或消失。皮损涂片发现抗酸杆菌,组织病理学有特异性改变。

215. 如何鉴别囊肿型痤疮与皮脂腺瘤

囊肿型痤疮是痤疮的一型,好发于青春期,面部可有多种形态皮疹:粉刺、丘疹、脓疱等。初起损害多为黑头粉刺,可见有头部呈黑色,加以挤压体部呈黄白色半透明的脂栓排出,皮疹顶端可出现小脓疱,破溃或吸收后遗留暂时性色素沉着或小凹状瘢痕。少数严重患者,除黑头粉刺、丘疹、脓疱外,尚可见有蚕豆至指甲大的炎性结节或囊肿。各种损害大小深浅不等,往往以其中 1~2 种损害表现为主,好发于颜面、胸背部多脂区,偶尔也发生于其他部位,对称分布,颜面中央尤其是鼻部及眼眶周围常不受侵犯,多无自觉症状,若炎症明显时则可引起疼痛及触痛,囊肿较软,部分可穿刺出脓液。

皮脂腺瘤多发于中老年患者(平均年龄为 70 岁),尤其是女性,常表现为单发于头面部或躯干、缓慢扩大的肉色或黄色(痤疮以红色或暗红色为主)丘疹、结节,实质性,直径常小于 1cm,表面可有溃疡及出血,也可表现为边界不清的斑块,无明显自觉症状。(病理可鉴别:①肿瘤位于真皮中部,偶见侵犯表皮。②由多个大小不等的团块样结构组成,团块之间是致密的嗜酸性结缔组织,这些类似于光滑的卵圆形细胞巢团块内是向皮脂腺分化的不规则形状的基底样细胞和成熟的皮脂腺细胞,基底样细胞数量常超过分化的皮脂腺细胞。③基底样细胞较小,胞质形态相似,核圆形至卵圆形,偶可见核仁,成熟的皮脂腺细胞胞质呈嗜酸性泡沫样,核呈扇贝状;还可见内含空泡状无定形物质的囊腔,团块内或其边缘形成的导管或囊肿,囊壁内有嗜伊红角质,腔内含残存的皮脂)

216. 玫瑰痤疮与酒渣鼻样结核疹有什么区别

玫瑰痤疮:玫瑰痤疮是一种颜面中部的慢性炎症性皮肤病,女性较多见,但病情女性较男性轻微,大约有一般以上的患者年龄在 30~60 岁。主要症状为:面部或口周或鼻部(面中部为主)阵发性潮红,且潮红受温度、情绪及紫外线等因素影响,或出现持久性红斑。其次,面部可有①灼热、刺痛、干燥、瘙痒等皮肤敏感症状;②面颊或口周或鼻部毛细血管扩张、丘疹或丘疱疹,可有肥大增生性改变。一般可经过三个时期:红斑期(颜面中部反复的潮红,可有灼热感,可见蜘蛛状毛细血管扩张)→丘疹脓疱期(毛细血管扩张基础上出现脓疱,毛细血管扩张更加明显,丘疹多为暗红色)→鼻赘期(皮肤增厚)。

酒渣鼻样结核疹的损害为淡红色或黄褐色丘疹,对称地分布于颜面,尤以颊部、颧部、前额及下颌为著,可发生于毛囊口处。丘疹针头大至米粒大,用玻片压诊,显示有苹果酱色。丘疹密集,散在排列,伴有不同程度的红斑、脓疱、鳞屑及毛细血管扩张,一般无自觉症状(玫瑰痤疮有皮肤屏障受累的"不适"感)。

217. 如何区分痤疮和颜面播散性粟粒性狼疮

痤疮是发生于皮肤毛囊皮脂腺的炎症性皮肤病,好发于青春期,皮损好发于面部及上胸背部。痤疮的非炎症性皮损表现为开放性和闭合性粉刺。闭合性粉刺(又称白头)的典型皮损约为 1mm 大小的肤色丘疹,无明显毛囊开口。开放性粉刺(又称黑头)表现为圆顶状丘疹伴显著扩张的毛囊开口。粉刺进一步发展会演变成各种炎症性皮损,表现为炎性丘疹、脓疱、结节和囊肿。炎性丘疹呈红色,直径 1~5mm 不等;脓疱大小一致,其中充满了白色脓液;结节直径大于5mm,触之有硬结和疼痛感;囊肿的位置更深,充满了脓液和血液的混合物。这些皮损还可融合形成大的炎性斑块和窦道等。炎症性皮损消退后常常遗留色素沉着、持久性红斑、凹陷性或肥厚性瘢痕。

颜面播散性粟粒性狼疮:是一种对皮脂腺脂质的肉芽肿样反应,好发于成年人,该病对称发生于眼睑、颊部及鼻两侧,多无自觉症状,皮损为多发性、散在、小而表浅的粟粒至绿豆大小的结节,半球形稍高出皮面,结节质地软,淡红色或浅褐色,表面光滑呈半透明状,中心可化脓、破溃、结痂,结节不融合,破溃愈后留有凹陷性瘢痕。结节常分批出现,数量不定,可达数十个或数百个,孤立或簇集,无任何自觉症状。数月或数年后,结节渐渐消退,遗留与结节同等大小的萎缩性瘢痕。

218. 痤疮如何与寻常狼疮相鉴别

痤疮是指发生于皮肤毛囊皮脂腺的炎症性皮肤病,好发于青春期,皮损部位好发于面部及上胸背部。痤疮的非炎症性皮损表现为开放性和闭合性粉刺。

闭合性粉刺（又称白头）的典型皮损约为 1mm 大小的肤色丘疹，无明显毛囊开口。开放性粉刺（又称黑头）表现为圆顶状丘疹，伴显著扩张的毛囊开口。粉刺进一步发展会演变成各种炎症性皮损，表现为炎性丘疹、脓疱、结节或囊肿。炎性丘疹呈红色，直径 1~5mm 不等；脓疱大小一致，其中充满了白色脓液；结节直径大于 5mm，触之质硬，有疼痛感；囊肿的位置更深，充满了脓液和血液的混合物。这些皮损还可融合形成大的炎性斑块和窦道等。炎症性皮损消退后常常遗留色素沉着、持久性红斑、凹陷性或肥厚性瘢痕，慢性病程，熬夜与饮食刺激可加重。

　　寻常狼疮是最常见的皮肤结核，好发于儿童及青少年（多发幼年），损害为粟粒至豌豆大的狼疮结节，红褐色至棕褐色，呈半透明状，触之质软，微隆起于皮面，结节表面薄嫩，用探针探查时稍用力即可刺入，容易贯通及出血（探针贯通现象）。如用玻片压诊减少局部充血时，结节更明显，呈淡黄色或黄褐色，颜色如苹果酱，故亦称"苹果酱结节"。有时许多结节互相融合，构成大片红褐色浸润性损害，直径可达 10~20cm，表面高低不平，触之柔软，覆有大片叶状鳞屑。在长期病程中，有的损害可自愈形成瘢痕，有的结节往往破溃形成溃疡，溃疡开始时仅见于损害的一部分，以后可致整个损害全部溃烂。其溃疡多浅表，呈圆形或不规则形，溃疡表面为红褐色肉芽组织，有少量稀薄脓液，脓液干燥后结污褐色厚痂。溃疡边缘不整齐，质柔软，色暗红，边缘呈潜行性。在发展过程中溃疡中央或一侧结痂治愈，但边缘或另一侧不断向外扩展，可形成大片损害，亦可形成环状、弧形或蛇行性等特殊形态。组织毁坏性大，愈后结成高低不平的条索状瘢痕，严重者瘢痕收缩，发生畸形或功能障碍。寻常狼疮的另一个特点为已愈的瘢痕组织上又可再生新的狼疮结节，再次破溃后形成溃疡，故本病常迁延数十年不愈。

219. 如何鉴别痤疮与皮肌炎

　　虽然痤疮和皮肌炎都好发于面部，但两者本质上有明显的不同，前者是毛囊皮脂腺的慢性炎症性疾病，后者是自身免疫性疾病，较容易区分。

　　（1）临床表现明显不同。痤疮多发于青年男女，皮损多发，好发于面颊、额部，其次是胸部、背部及肩部等皮脂分泌旺盛处，特征性皮损有粉刺、毛囊性丘疹、结节、囊肿和瘢痕等。

皮肌炎有儿童期和 40~60 岁两个发病高峰,女性好发。特征性皮损有向阳疹(双眼睑紫红色斑片)、Gottron 疹(手关节部位的扁平紫红色丘疹)、披肩疹(前胸、后背披肩覆盖部位的红斑)和皮肤异色症(可表现为色素沉着、色素脱失、萎缩及毛细血管扩张)。

(2)系统表现不同。痤疮患者一般不会伴有其他器官受累。

皮肌炎患者多同时伴有肌肉受累的症状,如举手、上下楼、下蹲和吞咽困难等,这时如果测血清肌酶,会发现其明显升高。

(3)病情严重程度不同。皮肌炎病情严重程度高于痤疮,且部分皮肌炎患者同时伴有肿瘤。

220. 痤疮与脂溢性皮炎有哪些不同表现

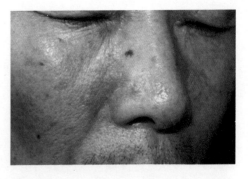

痤疮与脂溢性皮炎都属于慢性炎症性疾病,都好发于面、胸背部等皮脂溢出较多的部位,且常伴发,所以不易区分。

(1)临床表现:两者初起时都可以为毛囊性丘疹,但痤疮皮疹多不融合,且常伴有其他特征性皮损,如:粉刺、结节、囊肿或瘢痕等。而脂溢性皮炎初起皮疹可渐融合形成暗红或黄红色斑,被覆油腻鳞屑或痂,可出现渗出、结痂和糜烂,并呈湿疹样表现。

(2)发病部位:两者都好发于皮脂溢出旺盛处,严重者还可泛发全身,但痤疮很少累及头皮。

221. 痤疮与过敏性皮炎的区别点在哪里

痤疮是毛囊皮脂腺的慢性炎症性疾病,而过敏性皮炎是变态反应性疾病,两者有本质的区别。

(1)临床表现。痤疮特征性皮损表现:粉刺、丘疹、脓疱、囊肿、结节,多无明显自觉症状,严重者可有疼痛。过敏性皮炎:皮损无特异性,常有瘙痒等自觉症状。

（2）发病年龄。痤疮好发于青年人。过敏性皮炎可发生于任何年龄段。

（3）好发部位。痤疮好发于颜面、前胸和背部等皮脂分泌旺盛处。过敏性皮炎皮损分布无特殊,任何部位均可发生。

（4）病程长短。痤疮病情多反复,病程一般较长,具有一定的损容性。过敏性皮炎病程多较短,脱离过敏原或予以抗过敏治疗后会得到明显缓解。

222. 痤疮与面部虫咬性皮炎的鉴别要点是什么

痤疮是毛囊皮脂腺的慢性炎症性疾病,面部虫咬性皮炎是由于昆虫叮咬发生的局部皮肤过敏和炎症反应,两者较容易区分。

（1）临床表现。痤疮特征性皮损表现:粉刺、丘疹、脓疱、囊肿、结节,多无明显自觉症状,严重者可有疼痛。面部虫咬性皮炎皮损常表现为红斑、丘疱疹、水疱,常伴瘙痒。

（2）发病年龄。痤疮好发于青年人。面部虫咬皮炎可发生于任何年龄段。

（3）发病原因。痤疮的发病主要与雄激素及皮脂增加、毛囊皮脂腺开口处过度角化、痤疮丙酸杆菌感染及继发炎症反应等原因有关。面部虫咬性皮炎多由昆虫叮咬或毒汁刺激引起,起疹前有蚊虫叮咬史。

（4）预后不同。痤疮病情多反复,病程一般较长,具有一定的损容性。面部虫咬性皮炎病程短,抗过敏治疗后多能明显缓解。

223. 痤疮与湿疹的鉴别要点是什么

痤疮是毛囊皮脂腺的慢性炎症性疾病,湿疹是由多种内外因素引起的真皮浅层及表皮炎症,两者很容易区分。

（1）临床表现。痤疮特征性皮损表现:粉刺、丘疹、脓疱、囊肿、结节,多无明显自觉症状,严重者可有疼痛。湿疹多对称分布,皮疹形态多样,急性期多有渗出倾向,慢性期多呈苔藓样变,常伴有瘙痒。

（2）发病年龄。痤疮好发于青年人。湿疹可发生于任何年龄段。

（3）好发部位。痤疮好发于颜面、前胸和背部等皮脂分泌旺盛处。湿疹分布无特殊,任何地方均可发生,多对称分布。

（4）预后不同。痤疮具有一定的损容性,湿疹较少留有瘢痕。

224. 如何鉴别痤疮与药物性痤疮

名字都有"痤疮"二字,顾名思义,二者临床特征有很多相似之处:

（1）都有毛囊性丘疹、丘脓疱疹等痤疮样皮损。

（2）都多见于面部及胸背部;

痤疮的本质是毛囊皮脂腺的慢性炎症,而药物性痤疮是药疹,两者临床表现类似,但本质不同:

（1）病因不同。痤疮的发病主要与雄激素及皮脂增加、毛囊皮脂腺开口处过度角化、痤疮丙酸杆菌感染及继发炎症反应等原因有关。药物性痤疮多由长期应用碘剂、溴剂、糖皮质激素或避孕药等引起。

（2）特征性皮损不同。痤疮具有多形性,粉刺、丘疹、脓疱、结节、囊肿常同时存在。药物性痤疮虽也会出现丘疹和脓疱,但形态单一,且常突发。

Part 6

第六部分　痤疮的治疗

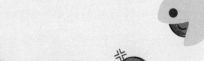

（一）治疗总论

225. 痤疮的治疗原则是什么

痤疮是累及毛囊及皮脂腺的慢性炎症性皮肤病，表现为粉刺、丘疹、脓疱、囊肿、结节，愈后可留下萎缩或增生性瘢痕，对患者的外观和心理造成不良影响，严重影响患者社交行为，因此及时适当的治疗非常重要。痤疮的治疗应当根据患者的痤疮类型和严重程度选择不同的治疗方案，治疗目的是最大程度地改善症状和减少瘢痕形成。

痤疮的主要治疗原则是预防痤疮发生、分级治疗、联合治疗和维持治疗。对患者进行健康教育，指导正确的生活习惯，有效的预防痤疮的发生是治疗的首要任务；另外根据痤疮的严重程度及类型使用多种治疗方法和药物进行联合治疗；痤疮是一种慢性复发性皮肤病需坚持治疗，无论哪一级痤疮，症状改善后的维持治疗都是很重要的。

226. 什么是痤疮的分级治疗

痤疮的分级体现了痤疮的严重程度和皮损性质，痤疮同类型的皮损对不同治疗方法的反应也是不同的，故痤疮的治疗应根据其分级选择相应的治疗药物和手段。

Ⅰ级治疗：临床上主要表现为黑头和粉刺，临床症状较轻，以局部外用维A酸类药物或祛除粉刺等物理疗法为主。

Ⅱ级治疗：临床上主要以炎性丘疹为主，在外用维A酸类药物的同时可联合过氧化苯甲酰或其他外用抗菌药物。在使用维A酸（例如：阿达帕林凝胶）时，须注意避光，可与过氧化苯甲酰早晚交替使用（维A酸类药物晚上使用，过氧化苯甲酰早上使用）。局部治疗效果不佳者可增加口服抗生素，或蓝光照射、果酸疗法等物理治疗方法。

Ⅲ级治疗：临床上主要表现为炎性丘疹和脓疱，这类患者口服抗生素，辅以外用维Ａ酸类药物、过氧化苯甲酰或其他抗菌药物治疗。

Ⅳ级治疗：临床上可观察到结节和囊肿。口服异维Ａ酸是一线治疗方法。对炎性丘疹和脓疱较多者，也可先系统应用抗生素和外用过氧化苯甲酰联合治疗，待炎症改善后改用口服异维Ａ酸治疗。

痤疮严重程度	临床表现	治疗方案				
		一线推荐	二线推荐	不推荐	女性可选择	维持治疗
轻度（Ⅰ级）	粉刺	外用维Ａ酸	过氧化苯甲酰、水杨酸、粉刺去除、果酸、中医药	口服和外用抗生素		
中度（Ⅱ级）	炎性丘疹	外用维Ａ酸＋过氧化苯甲酰/外用抗生素，或过氧化苯甲酰＋外用抗生素	口服抗生素＋外用维Ａ酸和/或过氧化苯甲酰/外用抗生素、蓝光、果酸、中医药	单一口服或外用抗生素	口服抗雄激素药物	
中度（Ⅲ级）	丘疹、脓疱	口服抗生素＋外用维Ａ酸＋过氧化苯甲酰/外用抗生素	口服异维Ａ酸、果酸、红（蓝）光、光动力、激光疗法、中医药	单一系统疗法或局部单一疗法	口服抗雄激素药物	单独外用维Ａ酸或＋过氧化苯甲酰
重度（Ⅳ级）	结节、囊肿	单独口服异维Ａ酸或＋过氧化苯甲酰/外用抗生素。炎症反应强烈者可先口服抗生素＋过氧化苯甲酰/外用抗生素后，再口服异维Ａ酸	口服抗生素＋外用维Ａ酸和/或过氧化苯甲酰、光动力疗法、系统用糖皮质激素（聚合性痤疮早期可以和口服异维Ａ酸联合使用）、中医药	局部单一疗法，口服抗生素单一疗法	口服抗雄激素药物	

227. 什么是痤疮的联合治疗

痤疮的分级虽代表不同的临床表现，但每一级临床表现均是在上一级的基础上具有新的临床表现，例如Ⅱ级是在Ⅰ级黑头粉刺的基础上出现炎症性丘疹。而不同药物往往针对痤疮不同的发病环节，因此不同治疗方法的联合使用可以产生治疗的协同作用，从而增加疗效。当然，痤疮的治疗方案并不是一成不变的,应该根据患者的实际情况灵活改变,以充分体现个体化的治疗原则。

228. 什么是痤疮的维持治疗

痤疮是一个慢性易复发的皮肤病,症状改善后的维持治疗很重要。维持治疗可减轻和预防复发,提高患者的依从性,改善患者生活质量,是一种更为积极和主动的治疗,也被认为是痤疮系统和完整治疗的一部分。外用维A酸是痤疮维持治疗的一线首选药物。外用维A酸可以阻止微粉刺的形成,从而防止粉刺和炎性皮损的发生。对有轻度炎性皮损需要抗菌药物治疗的,可考虑联合外用过氧化苯甲酰。一些经过临床功效验证的抗粉刺类医学护肤品也可用于辅助维持治疗。维持治疗多为3~4个月,可在预防复发和减轻症状方面取得明显疗效,但停止治疗后症状可能很快复发,可尝试更长时间的维持治疗。

229. 痤疮的治疗方法有哪些

(1)生活调理和日常护理:痤疮患者须清淡饮食、忌食辛辣刺激、甜食和油腻的食物。洗脸时可使用温水洗脸或选择温和的洁面产品,不可对面部进行过度清洁。

(2)外用药治疗:痤疮主要外用药物有维A酸类、过氧化苯甲酰、外用抗生素及二硫化硒。维A酸类常作为痤疮治疗的一线用药,具有调节表皮角质形成细胞分化、改善毛囊皮脂腺导管角化、溶解粉刺及抗炎的作用,还具有控制痤疮炎症后色素沉着和改善痤疮瘢痕等功效,与消炎抗菌药物联合使用可以增加相关药物的皮肤渗透性。过氧化苯甲酰具有杀灭痤疮丙酸杆菌的作用,可以减少痤疮丙酸杆菌耐药的发生,如患者能耐受,可作为炎性痤疮的首选外用抗菌药物之一,本药可单独使用,也可联合外用维A酸类药物或外用抗生素。外用抗生素常包括红霉素、林可霉素及其衍生物克林霉素、氯霉素或氯洁霉素等,由于外用抗生素易诱导痤疮丙酸杆菌耐药,故不推荐单独使用,建议和过氧化苯甲酰或外用维A酸类药物联合应用。二硫化硒具有抑制真菌、寄生虫及细菌的作用,可降低皮肤游离脂肪酸含量。用法为洁净皮肤后,将药液略加稀释均匀地涂布于皮脂分泌显著的部位,3~5分钟后用清水清洗,常作为痤疮治疗的辅助方法。

（3）物理治疗：光动力疗法（PDT）适用于Ⅲ级和Ⅳ级痤疮，特别是伴有脂肪肝、肝功能损害或高脂血症的痤疮患者。LED蓝光或红光适用于轻中度痤疮患者。激光疗法适用于治疗痤疮炎症性皮损。脉冲染料激光有助于炎症性痤疮后期红色印痕消退。非剥脱性点阵激光和剥脱性点阵激光对于痤疮瘢痕有一定的改善。

（4）化学疗法：果酸可加速表皮细胞脱落与更新，调节皮脂腺的分泌，同时刺激真皮胶原合成，黏多糖增加及促进组织修复，对于炎症性皮损和非炎症性皮损都有一定作用。

（5）系统用药：包括口服维A酸类药物、抗生素类药物、抗雄激素和糖皮质激素，多适用于中重度痤疮患者。

230. 如何走出痤疮治疗的误区

痤疮是一种常发生在面部的损容性皮肤病。目前痤疮的治疗方法很多，有外用药物治疗、光电治疗、化学疗法，严重者须系统用药。痤疮多发生在青春期且主要在面部，因而患者对该病的关注度很高，在一些"美容院"的宣传和诱导下，民间充斥着各种治疗痤疮的误区，例如我们经常听到的"祛痘面膜""祛痘洗面奶""祛痘"等虚假广告。痤疮临床表现多样，根据疾病的严重程度将痤疮分为4级，每级均有相对应的治疗方法。在面对如此琳琅满目的祛痘产品和漫天铺地的广告时，我们需要认识以下几点：

（1）痤疮可自愈，但是对于痤疮的病程和发病年龄来说，反复发生痤疮容易形成永久性痤疮瘢痕，对于患者来说是毁容性损害，所以青春期痤疮即使可自愈，及时的治疗仍然是必要的。

（2）目前任何一款祛痘产品均达不到治愈痤疮的作用。痤疮需要根据病情分级选择相应的治疗手段，在治疗的同时根据自己的皮肤正确选择祛痘产品配合使用，或许可增加疗效。

（3）适度清洁面部、养成良好生活习惯。选择温和的清洁产品或用清水进行洗脸，不过度清洁皮肤，虽然不良的生活习惯，例如熬夜、爱吃高糖油炸食品等不会直接引起痤疮，但可加重痤疮病情。

（4）正规医院就诊,不轻信美容院的祛痘套餐及快速祛痘的说法,正确评估治疗的期望值,调整心态。

231. 如何根据痤疮的严重程度选择治疗方案

痤疮的治疗方法很多,包括外用药、物理治疗、化学治疗、系统治疗。如何合理选择这些治疗方法是摆在每个痤疮患者面前的问题。我国根据痤疮的临床表现及严重程度将痤疮分为 4 级,痤疮用药也是根据痤疮分级进行选择的,也就是根据临床表现进行选择。例如临床以黑头和粉刺为主,则主要局部外用维 A 酸类药物,可同时联合果酸治疗;而以炎性丘疹为主时即在外用维 A 酸类药物治疗的基础上,联合过氧化苯甲酰或其他外用抗菌药物,同时也可加上蓝光照射或者果酸治疗。当皮损炎症较重表现为丘疹脓疱时,口服抗生素是这类患者的基础治疗方法,同时外用维 A 酸类药物、过氧化苯甲酰或其他抗菌药物;另外也可单独口服异维 A 酸治疗,加上外用过氧化苯甲酰。当皮损以囊肿结节为主时,则主要以口服异维 A 酸为主,同时辅以外用药物,囊肿内注射和其他物理治疗方法。

232. 痤疮患者如何配合医生的治疗

首先,一定要遵从医生的指导:痤疮的治疗在日常生活、用药以及物理治疗等很多方面需要特别注意,如是否需要忌口? 熬夜后病情会不会加重? "爆痘"后还能不能化妆? 日常护理需要注意什么? 药物是早上涂还是晚上涂? 点涂还是全脸抹? 先涂哪个后涂哪个? 光动力治疗后需不需避光? 有些患者早期

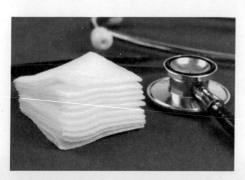

能按医生的嘱咐,少吃或不吃辛辣、刺激、油腻的甜食,也能早睡早起,可坚持了一周便果断放弃,涂药也是三天打鱼两天晒网,看自己的心情涂抹药物,想用几次就用几次,不遵循医生建议的用法和疗程,往往造成疗效不佳,病情反复。其次,一定要对痤疮有正

确的认识,它是一种多因素疾病,并不是单一的治疗就能使其完全消退,即使在正规的治疗下皮损完全消退,复发也是常有的事。因此保持心情愉快、正确看待痤疮、改变不良生活习惯、遵循医生建议、定期安排复诊,才能事半功倍,"战痘"成功。

233. 如何提高痤疮治疗的疗效,减少复发

痤疮的治疗不是一蹴而就,也并非一劳永逸。遵循医生的建议,规律作息,该忌口时须忌口,一定管住自己的手,不要擅自去挤粉刺和"痘痘";到有资质的正规医院和诊所就诊,不盲信所谓的偏方和秘方,以免延误病情的诊治;坚持正规治疗,按时擦药吃药,遵医嘱复诊。

（二）外用药物治疗

234. 什么类型的痘痘单使用外用药物治疗就有可能治好

这个问题主要取决于患者的年龄、"痘痘"的临床表现、病情严重程度以及对治疗药物的反应。简单来说,首先考虑到年龄因素,儿童期的"痘痘",为避免可能出现的不良反应,应首先考虑单独使用外用药物,如阿达帕林凝胶、维 A 酸乳膏、过氧化苯甲酰凝胶。其次要兼顾"痘痘"的临床表现与病情严重程度,比如单纯的白头和 / 或黑头粉刺,属于病情较轻的"痘痘",则可以单独外用维 A 酸类药物或者过氧化苯甲酰来治疗;而对于以红色"痘痘"为主的,即临床上称之为炎性丘疹,可以外用抗生素软膏,如红霉素、克林霉素、夫西地酸乳膏等治疗,但不主张单独外用抗生素,因为这可能增加细菌的耐药性,建议同时使用两种外用药物,包括维 A 酸类药物和过氧化苯甲酰联用,维 A 酸类药物和抗生素软膏联用等。最后还要考虑到"痘痘"对药物的反应,即视情况调整治疗方案,个体化管理"痘痘"。

235. 药店里可以看到许多外用抗痘药物,哪些是可以信赖的

外用抗痘药物目前主要包括阿达帕林、维A酸、过氧化苯甲酰、壬二酸、红霉素软膏、克林霉素凝胶、夫西地酸乳膏等。建议听从专业医生的指导,根据痘痘的类型、病情严重程度选择合适的外用药物,并且在正规医院或经正规途径购买药品。在购买时应通过药品的化学成分表进行选择,千万不要为了"快速痊愈",而使用一些所谓的"快速祛痘药",这类药物大多可能含有激素成分,在停药后会出现痘痘加重,甚至皮肤屏障功能受损等一系列不良反应。

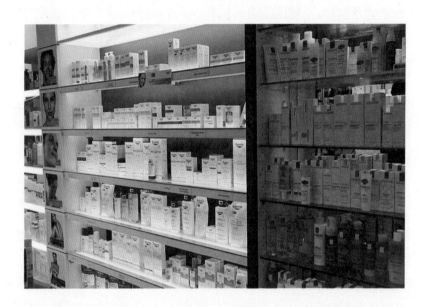

236. 外用抗痘药物什么情况下需要联合口服药治疗

我们常见到的红色"痘痘",临床称之为炎性丘疹,其病情严重程度分级为中度(Ⅱ级),当外用药物治疗效果不佳时可以考虑联合口服抗生素,常见的治疗方案为口服抗生素 + 外用维A酸和(或)过氧化苯甲酰/外用抗生素。对于稍微严重一些的红色"痘痘"上长白色"小脓疱",即临床表现为丘疹、脓疱型的痤疮,其分级为中度(Ⅲ级),推荐的一线治疗方案为口服抗生素 + 外用维A酸 + 过氧化苯甲酰/外用抗生素。而对于重度(Ⅳ级)痤疮患者,即最为严重的结

节、囊肿型表现的痤疮,推荐的一线治疗方案为单独口服异维A酸或联合外用过氧化苯甲酰/抗生素,炎症反应重者,可先口服抗生素+外用过氧化苯甲酰/抗生素后,再口服异维A酸治疗。此外,在以上三种分级的痤疮中,女性患者还可选择口服抗雄激素药物进行治疗。总的来说,痤疮的治疗体现的是分级治疗的原则,即根据不同"痘痘"的临床表现,病情严重程度,个体化制订治疗方案。

237. 为什么治疗痘痘有时需要好几个外用药物一起联合使用

如前所述,"痘痘"有多种临床表现形式。不同的严重程度,不同类型的"痘痘"对治疗方案的反应往往是不同的,这便体现了疾病个体化治疗的必要性。在实际生活中,同一位患者有时多种类型并存,如既有粉刺,又有红色"痘痘",有时还出现白色"小脓点",因此多种药物联合使用可提高治疗效果。并且,临床常见的治疗"痘痘"药物,其主要作用亦有所不同,如下所示:

(1)维A酸类药物,具有溶解粉刺及抗炎的作用,还可控制痤疮炎症后色素沉着并改善痤疮瘢痕;

(2)过氧化苯甲酰,具有杀灭痤疮丙酸杆菌、溶解粉刺及收敛的作用;

(3)外用抗生素,主要用于杀菌及抗炎;

(4)二硫化硒,具有抑制真菌、寄生虫及细菌的作用;

(5)其他如硫磺洗剂和水杨酸乳膏或凝胶等,具有抑菌及轻微剥脱作用。

痤疮的发病机制复杂,通常不是由单一因素引起,不同药物的作用机制往往针对痤疮不同发病环节,因此联合使用可以产生协同作用,从而增加疗效。

当然,痤疮的治疗方案并不是一成不变的,医生在诊疗过程中往往会根据实际情况来制订个性化治疗方案。

238. 如何正确使用医生开的外用药物

目前,临床上常用治疗痤疮的外用药主要包括:维A酸类药物(如维A酸乳膏、阿达帕林凝胶等)、抗生素类药物(如克林霉素磷酸酯凝胶、夫西地酸乳膏等)及过氧化苯甲酰凝胶。

维A酸类药物在使用时应注意其光敏性,建议每天晚上使用一次,保持至第二天清晨洗去。初次使用时可以仅在炎症较重,即有明显红肿的痘痘上点涂少许,若无明显刺激则可以点涂在其他皮损上。如果自觉刺激症状比较明显(表现为明显的红肿、刺痛或瘙痒),则可以让药物在皮肤上停留约15分钟后洗掉,之后每天逐渐延长药物停留时间,直至可以过夜。部分患者在刚开始使用的时候会出现刺痛、轻微瘙痒、红斑、干燥、脱屑等刺激症状,但一般均可通过上述方法顺利建立耐受性。

抗生素类药物对于红肿的炎症性丘疹或脓疱效果较好,如夫西地酸乳膏,建议早晚各用一次,以增强疗效。但长期使用可能出现抗生素耐药的情况,因此不建议单独使用抗生素来治疗痤疮,可以联合使用过氧化苯甲酰凝胶或维A酸类外用药。过氧化苯甲酰凝胶的刺激性较强,在使用前应先做好保湿以降低其刺激性。此外,过氧化苯甲酰凝胶不宜在面部停留过久,以免引起明显的炎症后色素沉着。

上述所有用于治疗痤疮的外用药均应点涂在皮损上,而非全脸涂抹。为降低药物刺激性,减少刺痛、瘙痒、红斑、干燥、脱屑等刺激症状的发生,应在使用药物前先做好面部清洁及保湿。

239. 使用外用药物治疗痘痘时还能化妆吗

很多脸上长"痘痘"的年轻人因为担心影响颜值,希望通过涂抹遮瑕膏、粉底等彩妆类化妆品达到遮盖"痘痘"的目的。但其实这样做反而会增加皮肤的"负担",增加"痘痘"的复发率。彩妆类化妆品中的很多化学成分会堵塞毛孔并

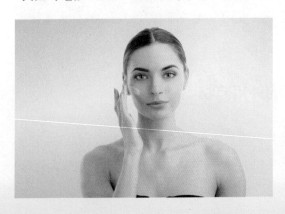

刺激毛囊皮脂腺过度分泌皮脂,使角栓和皮脂在毛囊内不断堆积,导致原有的痤疮皮损加重,甚至诱发"化妆品痤疮"。此外,长期使用的彩妆类化妆品及化妆工具中会有大量细菌滋生,涂抹后容易引起皮肤微生态失调或导致皮肤感染,进一步加重

炎症反应。

因此,建议痤疮患者尽量避免使用彩妆类化妆品。但这并不意味着不能使用任何化妆品。对于痤疮患者来说,在日常生活中选择合适的洁面产品、保湿剂(水、乳、霜)、防晒霜等,为皮肤做好适度的清洁、保湿和防晒是十分必要的。

240. 治疗痘痘时,吃药的同时为什么还需要使用外用药物

不同患者的痤疮皮损类型和临床表现不同,这决定了患者的痤疮严重程度,而不同严重程度的痤疮和不同类型的皮损对不同治疗方法的反应也有差别,所以针对痤疮的治疗应根据其严重程度分级选择适合患者的治疗药物和手段。此外,不同药物的作用机制是针对痤疮的不同发病环节的,包括:抗痤疮丙酸杆菌、抗炎症、改善毛囊皮脂腺导管角化异常、抗雄激素和抗脂质分泌,因此不同治疗方法的联合使用可以产生协同作用,从而增加疗效。维A酸还可增加抗微生物药物的渗透性,具有明显的协同作用,从而显著增加疗效、减少不良反应及细菌耐药性。根据中国痤疮治疗指南严重程度分级,中重度以上痤疮患者首选的治疗包括口服抗生素 + 外用维A酸 + 过氧化苯甲酰 / 外用抗生素,重度痤疮患者可单独口服异维A酸或 + 过氧化苯甲酰 / 外用抗生素。因此,口服药同时联合外用药物治疗更有助于痘痘治疗和皮肤的恢复。

241. 外用抗痘痘药物通常需要使用多久合适

痤疮的常用外用药物分为:外用维A酸类药物、过氧化苯甲酰、外用抗生素、壬二酸、二硫化硒和其他外用药物。外用维A酸类药物是治疗轻度痤疮的单独一线用药、中度痤疮的联合用药以及痤疮维持治疗的首选药物。循证医学证据表明:外用维A酸类药物用于痤疮维持治疗 3~4 个月时,在预防复发和减轻症状方面取得了明显的疗效,停止治疗后症状很快复发,提示更长时间的治疗是有益的,但目前无更长疗程治疗的循证医学资料。使用外用抗生素治疗痤疮时应注意,抗生素容易诱导耐药,不适合单独使用或长时间使用,外用不应超过 3~4 个月,即使无法避免停药也要联合过氧化苯甲酰继续使用。

242. 有哪些外用抗生素药膏可以用来治疗痘痘

外用抗生素通常用于轻中度炎性痤疮的治疗。目前常用治疗痘痘的外用抗生素药包括：红霉素、林可霉素及其衍生物克林霉素、夫西地酸乳膏、氯霉素或氯洁霉素，这些药物可以存在不同的剂型。外用抗生素是通过抑制或杀灭痤疮丙酸杆菌、降低游离脂肪酸含量，以及抑制炎症趋化因子和细胞因子生成、发挥其抗炎功效来治疗痤疮。由于外用抗生素易诱导痤疮丙酸杆菌耐药，故不推荐单独使用，一般建议和外用维A酸类药物或过氧化苯甲酰联合应用。

243. 外用抗生素药膏治疗痘痘时有哪些注意事项

外用抗生素药物是通过抑制或杀灭痤疮丙酸杆菌、降低游离脂肪酸含量，以及抑制炎症趋化因子和细胞因子生成、发挥其抗炎功效来治疗痤疮，通常用于轻中度痤疮的治疗。但外用抗生素，尤其是大环内酯类引起的抗生素耐药问题不容小觑，故不推荐作为外用抗微生物药物的首选。抗生素耐药除了可能造成痤疮治疗失败，同时对非致病性细菌会产生选择压力，导致其耐药性的产生。外用抗生素导致的耐药常局限于接受治疗的皮肤部位，而口服抗生素可引起全身各部位共生菌的耐药。所以在治疗痤疮时，建议外用抗生素药膏和外用维A酸类药物或过氧化苯甲酰联合应用，联合使用时外用抗生素通常为白天外用于炎症性皮损处，过氧化苯甲酰或外用维A酸药物睡前使用，外用时间不应超过3~4个月。

244. 过氧化苯甲酰治疗痘痘的正确使用方法是什么

痘痘可以有多种形态，它可以是粉刺，可以是炎症性的红点点，也可以是硬硬的囊肿。过氧化苯甲酰对哪种痘痘最有效呢？那就是红点点，就是所谓的炎症性的痘痘。由于过氧化苯甲酰是一种过氧化物，它在消炎杀菌的同时会有一些刺激性，所以，在擦药的时候，要使用点涂的方式，用指尖蘸取药膏，揉成薄薄的一层，涂抹覆盖在有炎症的痘痘上面就可以啦，尽量不要涂到其他地方，每天睡前涂抹就可以啦。还有一点就是过氧化苯甲酰是一种强氧化物,如果和全反式维A酸类药物如阿达帕林、他扎罗汀等叠加的话会使其失效,但是如果是第三代维A酸类药物,比如说阿达帕林就比较稳妥,是可以叠加使用,而且效果更好。此外,外用过氧化苯甲酰可能有刺激性,开始的时候建议低浓度、小面积试用一下,逐渐扩大范围和增加浓度;由于药物有漂白作用,尽量不要沾到衣物和头发上。

245. 使用过氧化苯甲酰后皮肤红肿了怎么办

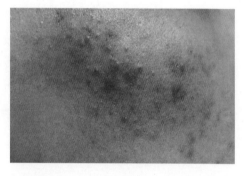

过氧化苯甲酰作为一种经典治疗痘痘的药物经常使用于痤疮患者,通过释放新生态氧,破坏痤疮丙酸杆菌和抑制游离脂肪酸形成而达到治疗痘痘的目的,主要用于寻常痤疮。但是,过氧化苯甲酰有一个比较大的不良反应,那就是使用后会出现皮肤过敏、红肿,因此,皮肤有急性炎症及破溃者禁用。患者如果出现大量脱屑、红肿的情况,那就应该立即停药或者直接将药膏洗掉。如果这是因为药物涂太多所致,可以在症状减退后继续用药,但是要注意减低用量。注意避免接触眼睛及其他黏膜。涂抹过氧化苯甲酰还应该避免接触毛发和织物,以免脱色。对本品过敏者禁用,过敏体质者慎用。

246. 过氧化苯甲酰和外用抗生素可以一起使用吗

过氧化苯甲酰是一种强氧化物,通过产生活性氧氧化细菌活性蛋白达到杀菌消炎的作用,同时还有溶解角质和脱屑的功效。常用于治疗痘痘的外用抗生素有克林霉素、红霉素等,但有可能导致细菌耐药,因此不能长期单独使用,基本都是和其他药物搭配使用。过氧化苯甲酰没有耐药性,长期单独使用也是安全的。一般来说,过氧化苯甲酰和外用抗生素都适用于比较轻的痘痘或者是炎症型的痘痘。过氧化苯甲酰常常与外用抗生素联合使用作为皮肤科治疗痘痘的经典治疗手段,它们的搭配可以使消炎杀菌能力大大增强,同时还能有效避免单独使用抗生素带来的耐药性问题。

247. 可以治疗痘痘的外用维 A 酸药物有哪些种类,应该如何选择

维 A 酸类药物是一种维生素 A 的衍生物,有多种生物学调节的功能,在上皮细胞中有其独特的生理作用。外用维 A 酸药物有调节上皮细胞分化,改善毛囊皮脂腺导管角化达到溶解微粉刺的作用,还可以改善色素沉着,促进其他药物的吸收。用于治疗痘痘的维 A 酸类药物包括第一代的全反式维 A 酸乳膏,异维 A 酸,第三代的阿达帕林凝胶、他扎罗汀凝胶。维 A 酸药物的作用都差不多,但是第三代维 A 酸类药物更加稳定,可以与过氧化苯甲酰联用,光敏性也比较稳定。对于轻症的痘痘或者痘痘的维持治疗,这些药物都可以选择,但是要注意第一代药物外用时需要避光以及和其他药物联用时须分开,否则会增加药物的不良反应或者会使药物失效。如果需要和其他药物联用的话,那么就需要选择更加稳定的第三代药物。

248. 外用维 A 酸类药物治疗痘痘的正确使用方法及注意事项 是什么

维 A 酸可以使粉刺溶解和排出,也有抑制皮脂腺分泌作用。皮疹部位均应涂抹,避免接触眼睛及口鼻黏膜部位;开始用药最初 3~4 周可出现脓疱增多,逐渐可以消失;至少 6 周以上才能达到最佳疗效;建议维持治疗 4~6 个月甚至更长时间;与其他外用药物的联合使用请在医生指导下进行。主要不良反应为皮肤刺激性,包括干燥、脱屑、瘙痒等,减少用药次数或停药后可恢复,当患者已恢复对该类药物的耐受时可恢复用药次数,为减少刺激,可从低浓度开始或隔夜使用,耐受后增加频率及浓度。注意事项:①禁用于皮肤皱褶部位;②本品应远离眼部、口鼻等黏膜部位;③用药期间勿用其他可导致皮肤刺激及破损的药物、化妆品或清洁剂,以免加重皮肤反应、导致药物吸收增加及引起系统不良反应;④浓度不宜过高,尤其是在面部,以免引起局部刺激;⑤急性皮炎、湿疹禁用;⑥日光可加重对皮肤的刺激反应,因此宜在晚间及睡前应用,治疗过程应避免日

晒或采用遮光措施；⑦孕妇及肝肾功能不良者慎用；⑧本品不宜大面积应用，日用量不应超过 20g。

249. 什么情况下选择外用维 A 酸来治疗痘痘

轻度痤疮（Ⅰ级）仅有粉刺，首选外用维 A 酸类药物，此外，对于其他类型痤疮合并有粉刺的也可以根据皮损情况酌情选用。维 A 酸具有调节角化溶解粉刺减轻炎症后色素沉着和预防瘢痕形成的作用。临床上常用的外用维 A 酸类药物有：① 0.05% 维 A 酸霜或凝胶，此剂可以使粉刺溶解和排出，也有抑制皮脂腺分泌作用；②第三代维 A 酸类药 0.1% 的阿达帕林凝胶，治疗轻中度痤疮有很好疗效。

250. 我的痘痘都治好了为什么医生还让我外用药物来继续治疗

痤疮又名"痘痘"，是毛囊皮脂腺的慢性炎症性皮肤病，好发于青年人，主要与激素水平紊乱、皮脂分泌增加、毛囊皮脂腺导管堵塞、细菌感染有关；其次与免疫、遗传、月经周期有关；此外饮食、便秘、睡眠、精神压力和不恰当的皮肤护理等均可促使痤疮的发生和发展。由于发病年龄的特殊性和个体的易感性，痤疮是一种慢性反复性疾病，极易复发。因此，痤疮无论采用何种治疗方法，待皮损明显消退后均应维持治疗，首选外用维 A 酸类药物，维持治疗 6~12 个月。

251. 壬二酸可以用来治疗痘痘吗，如何正确使用

壬二酸又名杜鹃花酸，是一种非抗生素类局部应用的治疗痤疮药物，其优点为长期用药后细菌不易产生耐药性，使用安全。临床上可配成 15%~20% 的霜外用治疗痤疮。具体机制如下：①抑制痤疮杆菌增殖；②抑制皮脂腺过度分泌；③对毛囊角化有一定抑制作用；④抗氧自由基；⑤对酪氨酸酶有抑制作用，并可以减少黑色素的异常转化。本品供局部使用，涂于患处，每日 2 次。可持续3~12 个月。

252. 医生让我用硫磺皂或者硼酸皂来洗面,它们可以用来治疗痘痘吗

硫磺皂的主要成分是脂肪酸盐和硫磺,硼酸皂的主要成分是脂肪酸盐和硼酸。它们具有消炎抗菌、消除皮肤油腻、抑制脸部肌肤的螨虫和真菌、减缓痘痘发生的作用,因此常被推荐用来治疗痘痘,尤其更适合油性的肌肤,可以每周使用 1~2 次,干性肌肤最好不要使用。需要注意的是,硫磺皂偏碱性,对面部皮肤刺激性大,长期使用会破坏皮肤的天然弱酸性防护层,容易使皮肤缺水,引起皮肤干燥和脱皮等现象。

253. 二硫化硒洗剂用来治疗痘痘的正确使用方法和注意事项

痤疮是一种累及毛囊皮脂腺的慢性炎症性皮肤病,好发于面部、胸部、背部等皮脂腺分泌旺盛的部位。二硫化硒具有抗真菌、寄生虫及抑制细菌的作用,可降低皮肤的游离脂肪酸含量,因此临床上可选用二硫化硒洗剂来治疗痤疮。但二硫化硒洗剂主要是用于皮脂溢出明显的男性患者,皮肤嫩的女性患者最好不要选用。使用方法:将溶液略加稀释后均匀地涂抹于皮脂显著部位,3~5 分钟后用清水洗掉,注意不要入眼,不可用于糜烂破溃处皮肤,建议一周使用两次,如出现皮肤刺激建议立即停用。

254. 医生给我开了外敷的中药,对痘痘有效吗

痤疮中医曰"粉刺",中医对痤疮分为四种:肺经蕴热型、脾胃湿热型、血瘀痰凝型和气郁型。基于以上分型,临床上可用中药治疗痘痘,常用的有清热解毒药物如黄芩、黄连、黄柏、大黄、苦参、蒲公英以及辛凉解表的药物如金银花、连翘、薄荷、冰片等,对轻中度痤疮均有很好的效果。有经验的中医皮肤科医生会根据患者的实际症候,合理选用中药,有效控制痘痘的发展。

255. 含水杨酸的药膏或者化妆品可以治疗痘痘吗，如何选择和使用

不同浓度的水杨酸，其药理作用不同。在含低浓度水杨酸的药膏或护肤品使用中，可改善黑头粉刺及白头粉刺等问题，另外水杨酸对痤疮棒状杆菌有非常好的杀灭作用，因此含水杨酸的药膏或化妆品有祛痘的功能，但并不是所有的人都可以用这个药来祛痘。由于其可以有效抑制住角质增生，过度的使用或过高的浓度会导致皮肤变得很薄，很容易受到外来的伤害，带来更大的伤痛。使用的时候一定要小心，千万不要进入眼睛，如果在使用的时候有灼热感或刺激症状，一定要停用。注意事项：①已对本品过敏反应者禁用；②不宜长期、大面积应用，炎症和感染的皮损禁用；③避免在生殖器部位、黏膜、眼睛和非病区（如疣的周围）皮肤应用；④有糖尿病、四肢周围血管疾患使用高浓度软膏应慎重；⑤勿与其他外用痤疮制剂或含有剥脱作用的药物合用；⑥孕妇及哺乳期妇女、12岁以下儿童、老年患者严禁大面积使用；⑦禁与金属器皿接触。

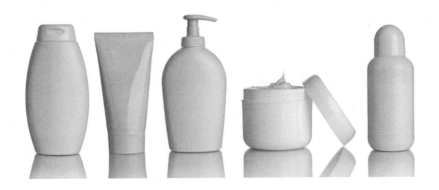

256. 脸上痘痘好了以后出现了红色痘印不消退，有什么外涂药物可以使用吗

大部分的痤疮（痘痘）治疗集中在炎性皮损上，多数炎性皮损消退后遗留持续性红斑，我们把这类红斑称为痤疮后红斑，也就是所谓的红色痘印。它包含毛细血管扩张和红色斑片，部分红斑会随着时间有所改善，但大部分患者都经历了

持久性的红斑。针对红色痘印预防最关键,早期抗炎消炎很重要。

　　如果出现了红色痘印,在皮肤炎症刚消退但皮肤屏障功能尚未恢复时,可使用改善局部血液循环的药物,如多磺酸黏多糖乳膏;含有神经酰胺、氨甲环酸的护肤品也能促进红色痘印的淡化;此外,还可以考虑果酸换肤、强脉冲染料激光等光电治疗方法,以达到祛红的目的。

257. 痘痘好了以后遗留的黑色痘印该怎么处理

　　黑色痘印(痤疮后色素沉着)是由于炎症消退后色素细胞功能活跃,色素颗粒增加所致,深肤色人种和较高日光暴露率(如亚洲人)是危险因素。常使用的外用药物有:左旋维生素 C 类、烟酰胺类、熊果苷类医用护肤品抑制黑色素形成、加速其代谢。外用维 A 酸类也可通过抑制黑素小体向角质细胞输送和加快表皮转换而淡化色素沉着。其次可选择化学剥脱术(果酸、水杨酸)治疗痤疮后色素沉着。它使浅表老化的角质层剥脱,表皮重建,黑素含量下降,分布更均匀,可以改善色素沉着。也可以联合强脉冲光治疗,强脉冲光的特定波段可被色素选择性吸收,导致色素分解,实现治疗目的。除了治疗手段之外,做好皮肤清洁、保湿、防晒等基础工作对于减少黑色痘印的产生也很有必要。

258. 有哪些外用药物可以改善痘痘遗留的瘢痕

　　痤疮瘢痕分为多种类型,如萎缩性瘢痕、增生性瘢痕和瘢痕疙瘩。早期正规的痤疮治疗对预防痤疮后瘢痕有积极作用,但瘢痕一旦形成无论哪种瘢痕外用药膏(如硅酮制剂等)外涂在痤疮瘢痕处,都不能达到满意效果。临床上常用的

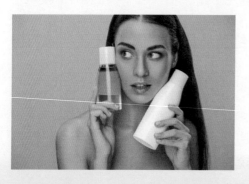

化学剥脱剂包括果酸、水杨酸及三氯乙酸等,刺激真皮胶原纤维增生,能使一些浅表性瘢痕变浅,但对较深的凹陷性瘢痕及瘢痕疙瘩疗效较差。

　　目前用来治疗痤疮萎缩性瘢痕的激光设备较多,常见的有剥脱性点阵激光(CO_2 激光和 Er:YAG 激光)、非

剥脱点阵激光、射频等。通过消融、蒸发或汽化作用,达到明显去除痤疮萎缩性瘢痕组织的效果,或在一定深度内均匀地创建微热损伤区激发皮肤重建反应,达到治疗效果。增生性瘢痕和瘢痕疙瘩通常可以使用局部皮损内注射糖皮质激素类药物、氟尿嘧啶等药物抑制血管增生使瘢痕变平变软。后期可根据瘢痕情况进一步选择不同的激光治疗,使皮肤外观达到正常状态。

259. 长期外用维A酸药物会导致皮肤屏障受损吗,如何避免

外用维A酸制剂如阿达帕林、维胺酯软膏等,其治疗痤疮原理在于影响角质形成细胞的分化、使毛囊角化正常化,抑制粉刺形成并溶解粉刺,使角质层疏松,加速粉刺排出,抑制皮脂腺增生和炎症反应,从而达到治疗痤疮的目的,是目前治疗痤疮的一线外用药物。因其有轻度角质剥脱作用,长期外用维A酸药物会导致皮肤屏障受损,在平时就诊的很多痤疮患者中都存在干燥、脱屑、红斑等面部敏感症状,大多和外用此类药物相关。

建议外用维A酸药物仅点涂在局部皮损区域,尽量避免接触周围正常皮肤,并建议患者使用药物同时使用一些修复皮肤屏障功能的含有如天然保湿因子、青刺果油、神经酰胺、透明质酸等成分的医用护肤品,从而减轻皮肤屏障受损的程度。

260. 阿达帕林外用也一定要晚上睡前使用吗,为什么

阿达帕林是第三代维A酸类药物,具有一定的光敏感性,一般推荐每日1次,晚间使用,如果白天不接受阳光照射,仅在室内无强光环境下活动,白天使用也是可以的。

阿达帕林等维A酸软膏对皮肤有一定刺激性,故一般推荐仅点涂在局部皮损区域,尽量避免接触周围正常皮肤。另外,短时接触疗法可以有效降低药物对皮肤的刺激性。具体操作方法是每次使用药物的时间不超过5分钟,随即洗去药物,每晚1次,3~5天后逐渐增加药物与皮肤的接触时间直至可以带药过夜。

一般初次使用阿达帕林时会有不同程度的红斑、干燥、瘙痒,早期出现上述不适感是正常的,随着用药次数的增多、使用时间的延长不适症状会逐渐改善,

患者逐渐耐受,最终达到治疗目的。但如果刺激症状比较严重,出现明显不可耐受的红斑、瘙痒等不适,应立即停药,同时到正规医院就诊,听从专科医师指导。

261. 使用了阿达帕林药膏2周后为什么痘痘突然加重了,该怎么办

维A酸类外用药治疗痤疮常见的为第一代和第三代药物。阿达帕林为第三代维A酸类药物。外用维A酸主要作用为抗粉刺和微粉刺,而第三代维A酸类药物对自然免疫形成抗炎活性。初步使用维A酸治疗2~3周可观察到粉刺突然变多,可能和药物的化学刺激以及免疫应答有关,一般使用3~4个月可有较明显的病情改善,而且对预防复发也具有明显作用。使用阿达帕林治疗痤疮的患者需要有充分耐心并坚持用药,一般短暂性的加重现象会随着治疗的继续而逐渐缓解。如果炎症明显,需要到医院进一步咨询医师,由专业医师判断是外用阿达帕林的反应,还是痤疮病情没有控制而导致的加重,由医师判断是否需要系统用药或调整外用药物。

262. 痘痘突然破了,该涂什么药物治疗比较好

痤疮在急性炎症期时会红肿明显,有时不经意碰触后会破溃,出现脓性或稀薄样液体渗出、出血、结痂,破溃后患处如果接触不洁物品或手指不正确地挤压,可能会诱发局部细菌感染或加重痤疮、增加留下色素沉着的风险。尤其不要使用酒精或者碘伏擦拭局部,因其刺激性比较大,可能加重“痘痘”。可以先用生理盐水擦去表面的血痂,如果局部红肿不明显,没有明显的脓液流出,破溃处可局部外用抗炎类药物,如百多邦软膏、夫西地酸软膏、红霉素软膏等,待痤疮局部炎症消退,红肿缓解后可继续外用其他治疗痤疮药物,比如维A酸类药物。如果局部红肿明显,有持续脓液渗出,建议到医院就诊。

263. 吃了异维A酸治疗痘痘,还需要外用药治疗吗

异维A酸是治疗中度至重度痤疮的口服药物,也是目前治疗痤疮最有效

的方法。异维 A 酸作用于痤疮发病
的所有致病环节,治疗效果显著,但
需要考虑其不良反应,严格掌握适应
证。是否需要外用药物主要依据患
者面部皮损的类型。如果皮疹主要
为粉刺,行粉刺清除术、果酸换肤术
或者联合外用维 A 酸类药物;如果皮

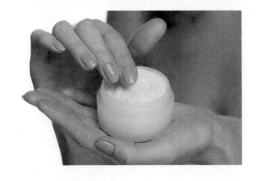

疹以粉刺、丘疹、脓疱为主,可考虑外用过氧苯甲酰或者抗生素类药物;如果皮
疹以囊肿和结节为主,一般不需要外用药物,可以使用物理治疗,比如囊肿结节
的穿刺冲洗、局部糖皮质激素注射;在系统应用异维 A 酸完成后,局部外用维 A
酸是维持治疗的主要方法。因长期口服及外用维 A 酸药物往往加重皮肤屏障
的破坏,导致皮肤敏感,故可以配合使用功效性护肤品,以维持和修复皮肤屏障
功能。

(三)光疗

264. 什么是光电治疗,哪些人不适合做光电治疗

　　光电是指光的作用产生的电,以光电子学为基础,综合利用光学、精密机械、
电子学和计算机技术解决各种工程应用课题的技术学科。光电行业在近几年发
展较快,涉及面越来越广,在生物医学的应用也逐渐增多。光电治疗主要是指通
过光热效应和光化学效应的原理达到治疗目的。常用的光电学疗法包括红光、
蓝光、点阵激光、射频、强脉冲激光、光动力疗法以及离子导入等,在临床上取得
了较好的疗效。光电治疗的相对禁忌证包括活动性感染患者、肿瘤患者、精神性
疾病患者、患有光敏性皮肤病患者、有瘢痕疙瘩病史患者、怀孕期和哺乳期患者、
服用光敏性药物患者,另外对于安装心脏起搏器患者不宜进行射频治疗。以上
禁忌证并非绝对意义上的,医师可权衡利弊后选择合理的治疗方法。

265. 光电治疗安全吗，有哪些不良反应

现代激光与光子治疗已经变得非常安全，但即便是现代高科技技术，治疗也是有局限性的，可能会合并一些不良反应。常见的不良反应包括结痂、红肿、灼伤、皮肤质地改变、皮肤敏感、瘢痕、萎缩、紫癜、色素沉着、色素减退等。

266. 哪些光电治疗能治"痘"，对口服和外用药有影响吗

常用的光电学疗法包括红光、蓝光、点阵激光、射频、强脉冲激光、光动力以及离子导入治疗等，在临床上取得了较好的疗效。在光电治疗痤疮期间，需要警惕使用光敏性药物（包括口服和外用药物），例如常用于治疗痤疮的异维A酸和四环素类药物等。

267. 果酸可以联合光疗吗，如何联合治疗

果酸治疗痤疮的主要作用机制为：降低角质形成细胞的粘连，调整痤疮毛囊及皮脂腺导管的异常角化结构，抑制痤疮丙酸杆菌生长。果酸可以联合光疗，从而达到更好的治疗效果。例如强脉冲光联合果酸治疗具有协同抑制痤疮丙酸杆菌生长的作用及缩小毛囊皮脂腺，促进痤疮炎性皮损吸收，使皮损数量大大减少；两者联合应用可显著提高皮肤色沉治疗有效率，并减少表皮水分对于光的吸收及表皮的热度积聚，降低烫伤的发生率，另外还可以使强脉冲光能量均匀地作用于皮肤上，皮肤升温更加稳定、安全，疼痛感觉明显降低。此外，果酸还可以联合光动力和红蓝光治疗中重度痤疮、联合点阵激光治疗痤疮凹陷性瘢痕等。

268. "光子"能治"痘"吗，可以解决哪些面部问题

强脉冲光子又称光子嫩肤技术，是用连续的强脉冲光子在低能量密度下进行非剥脱方式的嫩肤治疗。其光源为高功率氙灯，经滤光器筛选出连续波长的光用于治疗。其中较短波长的光可激活痤疮丙酸杆菌中产生的内源性卟啉（主

要为原卟啉Ⅲ）为高能量不稳定卟啉，与三态氧结合形成不稳定的单态氧，单态氧与细胞膜上的化合物结合后损伤细胞膜，从而致细菌死亡。另外 IPL 可使红斑、充血、扩张的血管消退，色素不均匀及皮肤质地有所改善。在治疗痤疮红斑的同时，光子的热效应能够刺激并促进成纤维细胞分泌Ⅰ型胶原，并可缩短Ⅰ型胶原蛋白，从而使皮肤收缩、增厚，增加皮肤弹性，皮肤质地改善，治疗痤疮瘢痕。

269. 红蓝光能治"痘"吗，治疗方法和疗程如何

红蓝光所发出的是一种冷光，不产生高热量，不会灼伤皮肤，无明显不良反应，简便易行，可重复治疗，且疗效显著，因此临床上被广泛运用于治疗寻常痤疮。因此，红蓝光是可以治"痘"的。采用蓝光照射，不仅可以激活痤疮丙酸杆菌生成卟啉，经光毒性反应杀死痤疮丙酸杆菌，而且能抑制痤疮丙酸杆菌的生长，但同时也会导致毛细血管扩张，然而配合红光继续照射，能抑制炎性反应和皮脂腺过度分泌。红光还可以对受损肌肤进行持续性修护，实现皮肤胶原重组，促进修复，减少痤疮瘢痕形成。红蓝光每次治疗痤疮的时间约为 30 分钟左右，治疗时红蓝光可以分开照射，也可以集中在一起照射，分开照射每种光需要照 10 分钟左右，再加上照红蓝光之前需要进行卸妆洗脸，照光之后需要再次清洁面部，因此一般单次的红蓝光治疗时间是 30 分钟。红蓝光是医院里一种常见的对付痘痘的手段，具体需要照几次红蓝光是根据个人情况来决定。红蓝光治疗痤疮一般可以每周 1~2 次，4~8 次为一个疗程，一般需要 1~2 个疗程。

270. 射频能治"痘"吗，治疗过程如何，有什么不良反应

射频可以治"痘"。射频是一种高频电磁波，高频电流通过人体组织可产生大量热能，在热能的作用下皮下组织温度上升，痤疮丙酸杆菌的生长受到抑制，局部血液循环增加，加快局部炎症物质的吸收，促进痤疮炎症的消退，皮脂腺的分泌功能也受到抑制，减少并延缓了病情的复发。射频不仅能有效控制皮损，还能促进胶原纤维的再生从而治疗痤疮后萎缩性瘢痕。治疗过程大概如下：在治疗前，医护人员要将相关注意事项向患者进行讲解。治疗开始时，可以将射频治疗仪的参数调整到最小的状态下，然后根据患者的治疗情况以及对射频的适

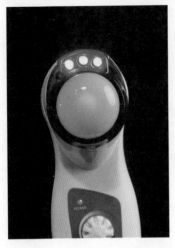

应能力进行观察,使参数逐渐增加,选择在患者能够适应且效果最好的能量范围之内。患者每次进行治疗的时间需要严格控制,一般为20~30分钟,治疗后需要再次对面部皮肤进行清洁。双极射频进行痤疮治疗的患者治疗时间可选择1次/周,所有患者都须进行5次治疗。射频治疗痤疮虽然无须手术切口,但是术后也存在着一定的不良反应:单极射频的不良反应包括水肿、潮红、水疱、表皮剥脱、轻度瘢痕等。一旦出现往往在几天和数周内消退。色素沉着少见,可能要维持3个月左右。双极射频的不良反应更加少见,也可能出现短暂的红斑、水疱等轻微反应。

271. 哪种光疗能治痘坑,如何选择

大部分的痤疮都会遗留瘢痕,分为增生性与凹陷性瘢痕,其中凹陷性瘢痕占大多数,俗称"痘坑"。点阵激光、强脉冲光、染料激光、射频等光电治疗均可来治疗凹陷性瘢痕,但也有所区分和侧重。点阵激光是治疗痤疮瘢痕的金标准。点阵激光在皮肤上形成了微损伤区,这些微损伤区在修复的过程中产生胶原蛋白,进而改善瘢痕症状,点阵激光修复过程快,不良反应小。强脉冲光对色素、血管改变具有综合治疗作用,一般用于改善肤质和抑制炎性痤疮。脉冲染料激光尤其适于早期的、浅表的红色瘢痕,能将瘢痕内部的血管封闭,改善痘印的颜色。目前还有射频微针(如黄金微针,多源相控微针等)利用微针携带射频能量在真皮层加热,促进胶原纤维的再生。不仅可以作用于较深层的皮肤,对于冰锥型的凹陷性瘢痕有效,而且修复期短,色沉风险也较小。

272. "青春痘"合并面部潮红用什么"光"治疗比较适合

痤疮合并面部潮红可选用强脉冲光(IPL)、脉冲染料激光(Vbeam)或长脉冲1 064nm激光等治疗。

痤疮炎症性丘疹与面部潮红在真皮层有较多扩张的毛细血管,血管内有大量氧合血红蛋白(HbO_2)和血红蛋白(Hb)。HbO_2吸收峰值在418nm、542nm和577nm,次吸收峰为800~1 000nm,Hb吸收峰与HbO_2相近。IPL(400~1 200nm)、

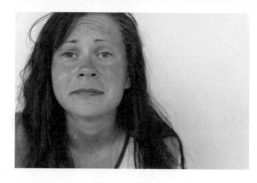

DPL(585/595nm)及长脉冲1 064nm激光主要作用原理是利用HbO_2和Hb对吸收峰附近波长光谱的选择性吸收,转化为热能,造成血液凝固形成血栓、血管内皮损伤和血流停止,最终血管封闭,减轻痤疮炎症及面部潮红。强脉冲光有接触式半导体冷却,脉冲染料激光(595nm)有风冷系统,结合能量密度、脉宽、脉冲个数及脉冲延迟时间等参数的调节达到治疗效果,同时减少表皮损伤,使治疗更加安全。

273. 囊肿型痤疮有"光"可救吗

二氧化碳(CO_2)点阵激光联合ALA(氨基酮戊酸)光动力(ALA-PDT)治疗囊肿型痤疮效果较好。

ALA-PDT疗法是通过局部使用光敏剂ALA,经过毛囊皮脂腺及皮肤表面吸收,转化为强光敏物质原卟啉IX,经特定波长光源(410nm或633nm)照射后活化,产生单态氧和自由基,能选择性的作用于毛囊皮脂腺单位和痤疮丙酸杆菌。CO_2点阵激光可气化表皮到不同深度的真皮组织,处理囊肿部位皮肤后即刻使用ALA,药物经气化通道透皮吸收,吸收率及转化率明显提高,进而显著提升临床疗效。

治疗流程如下:

(1)治疗前清洁皮肤,祛除化妆品、外用药、灰尘及分泌物;

(2)常规皮肤消毒,用CO_2激光超脉冲模式在脓疱处进行人工点阵治疗,排出脓液;

(3)再次消毒,使用CO_2点阵激光在痤疮皮疹处均匀覆盖治疗;

(4)配制10%ALA,均匀涂于皮疹处,暗室内塑料薄膜封包1~2小时;

（5）暴露皮损，使用波长为 633nm 的 LED 光源，距离皮肤 10cm，功率密度 60~100mw/cm²，照射 20 分钟；

疗程为 4 次治疗，间隔 15 天。可联合口服及外用药同步治疗。

274. 脉冲染料激光治疗痤疮疗程如何安排，有哪些不良反应，如何护理

疗程：脉冲染料激光（PDL）治疗痤疮一般单次治疗，2 个月后观察效果，疗效欠佳可重复治疗。

PDL 可采用低能量密度、非紫癜性参数治疗痤疮，术后不良反应较少：

（1）红斑、水肿：治疗部位皮肤可出现暂时性的红斑、水肿，可自然消退，也可适当冷喷或冷敷加快消退速度。

（2）光敏反应：皮肤出现潮红、荨麻疹、水疱、增厚和鳞屑等反应。可冰敷及对症治疗。

（3）皮肤烧伤：治疗能量密度过大时，靶组织吸收能量转变为热量，超过组织承受能力，造成热损伤，表现为红斑、水疱，即烧伤。可按烧伤创面进行处理。

（4）炎症后色素沉着：术中出现皮肤光敏反应、烧伤等炎症反应激活黑素细胞，可出现色素沉着。可外用多磺酸黏多糖乳膏（喜辽妥），严格保湿防晒，延长治疗间隔。

术后反应较重可冷喷或冰敷，嘱患者防晒，如出现紫癜或水疱，应建议 3 天内避免接触水，待痂皮自然脱落，必要时可少量外用抗生素软膏。

275. 微针与单极射频技术结合治疗痤疮的原理是什么，治疗过程如何，效果怎样

微针和射频技术的结合，利用针体绝缘的细小微针，将 RF 能量通过针尖释放，作用于皮脂腺等靶组织，从根本上消除痤疮诱因，疗效确切。具有疼痛轻微，治疗效果较好，操作时间短，不损伤表皮等特点。

治疗流程：

（1）取平卧位，清洁皮肤，常规皮肤消毒，用粉刺针清除粉刺，排除脓疱

内脓。

（2）敷麻药 30 分钟左右。

（3）安装负极片，将微针垂直插入毛孔中至限位器与皮肤接触，使用射频治疗。

（4）将微针取出，移至下一操作位置继续操作，清除多余分泌物。

（5）治疗后 1~3 天，患者复诊。视情况清痘及结合红蓝光等项目进行治疗。

276. 射频治疗痤疮有哪些不良反应，如何护理

射频治疗痤疮后可能发生的不良反应如下：

（1）红斑：治疗能量较大或患者皮肤处于敏感状态，治疗后会出现红斑，可较快恢复。

（2）肿胀：治疗部位会有轻微肿胀，1 周内恢复。

（3）发热：治疗后患者会感觉皮肤发热，敷面膜或冷喷即可缓解。

护理方法如下：

（1）出血护理：为防止皮下出血和瘀斑，治疗后及时用无菌生理盐水湿纱布轻轻压迫止血，治疗应避开月经期。

（2）疼痛护理：术前外用复方利多卡因乳膏，如患者较敏感或疼痛耐受力低，可服用止痛药物。

（3）红肿护理：治疗部位会有轻度红肿，术后即刻采用医用修复面膜冷敷 20 分钟，治疗结束后每天 1 次，不使用刺激性强的护肤品，注意脸部卫生，不要用手经常接触脸部皮肤。

（4）预防局部感染：治疗 1 周内注意保持治疗部位皮肤的清洁，避免沾水，不使用化妆品。

（5）注意事项：忌油腻、甜食、奶制品及辛辣食物，注意皮肤补水、防晒。

277. 可以治疗痘坑的点阵激光有哪些

点阵激光利用一些特殊的技术手段（扫描手具或透镜等），发射出很多直径小于 400μm 以水作为靶点的激光束，皮肤含水结构吸收能量后产生大小一致、

排列均匀的微小热损伤区（MTZ）。MTZ包括气化或非气化、热凝固、热效应三个区域，皮肤自我修复过程中表皮再生、新的胶原纤维合成、胶原重塑，从而治疗痘坑。

各型点阵激光因水的吸收率不同，可以产生气化或非气化的效果。CO_2点阵激光与2 940nm铒点阵激光（气化型点阵激光）水吸收率较高，可气化表皮及真皮。CO_2激光水吸收率低于铒激光，能量被皮肤表层吸收少，穿透更深，热凝固带更宽，热效应也更强，皮肤组织受损较重。效果更好的同时可产生水肿、渗出、瘢痕、持续性红斑、炎症后色沉（尤其针对深肤色患者）等不良反应，表皮再生一般在48小时内完成。1 550nm、1 540nm、1 565nm等点阵激光（非气化型点阵激光）水吸收率较低，无法产生气化效果，皮肤屏障的完整性未受明显破坏，皮肤组织受损较轻，表皮损伤一般在24小时内即可修复，仅有持续3~4天的红斑水肿，治疗作用也相应要温和一些，产生瘢痕及炎症后色沉的概率较低。因此，治疗效果CO_2点阵激光>2 940nm铒点阵激光>非气化型点阵激光，不良反应CO_2点阵激光>2 940nm铒点阵激光>非气化型点阵激光。

278. 点阵激光治疗痘坑效果如何，有哪些不良反应，如何护理

痘坑是各型点阵激光的重要适应证。治疗效果CO_2点阵激光>2 940nm铒点阵激光>非气化型点阵激光。气化型点阵激光（CO_2点阵激光和2 940nm铒点阵激光）多采取4~5次治疗，治疗间隔3个月左右，治疗效果逐渐叠加，术后较长时间痤疮瘢痕仍持续改善。非气化型点阵激光一般进行5~8次治疗，间隔3~4周，可采用多回合治疗，以红斑作为终点反应。观察发现治疗3个月后的疗效较治疗1个月后的疗效更显著。

点阵激光治疗安全性较高，治疗后出现的不良反应均为暂时性、一过性的。包括延迟性红斑、面部水肿、皮肤干燥、结痂、色素沉着、皮肤敏感程度增高等。气化型点阵激光较非气化型更为显著，持续时间也更长。光点能量越高、密度越大，损伤越强，不良反应越显著。

术后即刻使用美宝湿润烧伤膏，修复期外用表皮生长因子，促进皮肤屏障功能的修复，使用温和的保湿化妆品，SPF≥30、PA+++以上的防晒霜。

279. 等离子束治疗痘坑的原理是什么

等离子束是治疗痤疮瘢痕的新技术,其原理是通过单极射频激发氮气转变为微等离子体,形成可控的"微剥脱区",这种非气化式剥脱可产生"生物敷料"效应,形成点状痂皮,新的表皮长出,痂皮才会脱落;同时超强的单极射频能量传导至 500~1 000μm 的真皮深层,转变为热量,启动皮肤创伤修复机制,刺激成纤维细胞再生,促进胶原蛋白增生与重塑,从而改善瘢痕。

等离子束治疗有以下优势:剥脱性损伤区域较小,修复期短;以非气化性剥脱为主,所产生的"生物敷料"效应及射频能量的非色基依赖性,减少了对黑素小体的刺激,降低了色沉概率;结合了微剥脱效应和深层次热效应产生更好的疗效。

280. 等离子束治疗痘坑效果如何,有哪些不良反应,如何护理

等离子束治疗痘坑的原理是超高频的射频生成器在接近皮肤的时候激发氮气分子,使之离解成等离子,形成等离子放电,引起皮肤微剥脱,在皮肤上形成从表皮至真皮的微小孔,能量以点阵的形式发射,形成微剥脱区,促进胶原蛋白产生和排列。可以促进瘢痕修复,降低色素沉着,防止感染的发生,改善皮肤的凹凸不平,对痘坑有明显的改善作用。要达到最佳治疗效果,一般需要连续 3~5 次治疗,间隔时间为 2~4 周。

主要的不良反应是治疗时有较强的疼痛感,一般是可以耐受的,治疗前可以外用复方利多卡因改善。治疗后一般不存在皮肤变薄变敏感的情况,痘坑治疗后的皮肤与正常皮肤稍有差异。

治疗后须马上外用金霉素眼膏,第二天起要使用表皮成纤维生长因子凝胶,每天 3~4 次,可以促进创面修复。1 周内创面不能沾水,等痂皮稳定了,可以外用补水凝胶来维持水分 1 个月以上。另外要注意防晒至少坚持 1 个月以上。

281. 光动力治疗痤疮的原理是什么,有哪些禁忌证,效果如何

治疗痤疮常用的光动力方法是 5-ALA 光动力,采用的光敏药物是 5-氨基酮

戊酸（aminolevulinic acid，ALA），治疗痤疮的靶目标是痤疮丙酸杆菌和毛囊皮脂腺。也就是说 5-ALA 可以选择性作用于痤疮丙酸杆菌和毛囊皮脂腺。5-ALA 被毛囊皮脂腺吸收后生成光敏物质原卟啉IX，在接受外界光线照射后，在有氧情况下产生单态氧，导致细胞膜的破坏，菌体死亡，同时可以破坏皮脂腺，从而减少皮脂分泌，对其他正常的组织基本上没有损伤。

禁忌证主要包括对光过敏患者；卟啉症或已知对卟啉过敏者；已知对局部用盐酸氨酮戊酸溶液中任何成分过敏的患者；孕妇及哺乳期妇女；近一个月内服用维 A 酸类药物或其他光敏性药物者；如红斑狼疮、慢性光敏性皮炎等光敏性疾病患者等。

对于较轻的炎症性痤疮，一般 1~2 次的光动力治疗即可取得满意的效果，对于严重的痤疮比如囊肿性或聚合性痤疮往往需要 3~4 次以上的治疗。

282. 光动力治疗痤疮治疗过程如何，有哪些不良反应，如何护理

首先在痤疮的发病部位涂上光敏剂凝胶，然后用锡纸或其他遮光的东西保护，防止光线照射，休息 1~2 小时后，用特定的红光光源照射，医生会根据患者的个体差异选择治疗参数，一般照射 20 分钟，可以杀灭痤疮丙酸杆菌，抑制皮脂分泌，促进组织修复。一般每 1~2 周治疗一次。

光动力治疗痤疮高效、安全、快捷，无全身毒不良反应。主要的不良反应为照光期间和照光后的一段时间患者会感到轻微的发热和刺痛感，部分患者可能会有明显的疼痛，这种疼痛一般是可以耐受的，不过一般情况下，这种反应越重，治疗效果越好。另外还会出现轻微的红肿、干燥。

光动力治疗后一般会有 3~5 天的红肿热痛，1 周内几乎都会好转。治疗后冷敷很重要，冷敷后可以使用胶原贴，可以减轻红肿热痛。面部皮肤干燥可以选择补水凝胶或面膜，也可以选择平常使用的保湿霜。治疗后应该严格避光 48 小时，1 周内避免强光照射，尽可能不到户外活动，外出时应使用遮阳工具和防晒霜。

283. 如何使用光电设备治疗囊肿型痤疮

囊肿性痤疮传统治疗如口服抗生素或维 A 酸类药物起效慢，疗程长、不良

反应大、易产生耐药性。光电治疗起效快,不良反应小,目前可用于囊肿性痤疮的主要光电治疗包括光动力治疗,超脉冲 CO_2 激光联合光动力治疗和420nm蓝光治疗。

光动力治疗囊肿性痤疮的方法同寻常痤疮的光动力治疗,治疗中主要的不良反应是疼痛,但绝大多数患者都可以耐受,经过3~4次的治疗,一般都会有所改善。可能由于结节囊肿性痤疮浸润较深、囊壁厚,光敏剂ALA很难被吸收,影响了单纯ALA-PDT治疗结节囊肿性痤疮的效果。可以先用超脉冲 CO_2 激光对囊肿结节性皮损进行破壁后,再联合ALA-PDT治疗,能在短期内迅速得到改善,有利于降低炎症后色素沉着,阻止皮损修复过程中纤维化及瘢痕形成。420nm强脉冲蓝光可以杀灭痤疮丙酸杆菌,局部光热作用还可促进炎症的吸收,从而使痤疮治疗更加有效。一般间隔3天重复治疗,总共治疗6次,对囊肿性痤疮有一定的治疗效果。

（四）系统药物治疗

284. 女性痤疮什么情况下可以抗雄激素治疗

雄激素及其诱导的皮脂腺过度分泌在痤疮的发病机制中有着重要作用。对于病史及化验检查提示有高雄激素表现(如青春期前儿童痤疮、性早熟、女性患者出现男性化体征和症状以及有月经稀少、多毛症、雄激素源性脱发、不孕或多囊卵巢)的患者可以考虑根据情况选择抗雄激素治疗。

适应证:①伴有高雄激素表现的痤疮,如皮疹常好发面部中下1/3,尤其是下颌部位;或重度痤疮伴有或不伴有月经不规律和多毛;②女性青春期后痤疮;③经前期明显加重的痤疮;④常规治疗如系统抗生素甚至系统用维A酸治疗反应较差,或停药后迅速复发者。

药物选择及注意事项:①短效避孕药:主要是指雌激素与孕激素的复方制剂,包括达英35、优思明(商品名)等,是抗雄激素治疗中最常用的药物。口服避孕药绝对禁忌证包括:妊娠、静脉血栓或心脏病病史、年龄大于35岁且吸烟者。相对禁忌证包括：高血压、糖尿病、偏头痛、哺乳期和乳腺癌及肝癌患者。②安体舒通：又称螺内酯。不良反应有月经不调、恶心、嗜睡、疲劳、头晕或头痛和高钾血症。孕妇禁用。③糖皮质激素：生理性小剂量糖皮质激素具有抑制肾源性雄激素分泌作用，可用于经期前加重痤疮的治疗。

285. 什么样的痤疮考虑选择口服糖皮质激素，如何确定用药剂量和用药疗程

一提到"糖皮质激素"，大家首先想到的是，它可能会诱发加重痤疮。实际上它也是我们治疗痘痘的常用药物，但必须要严格控制适应证和使用剂量。具体使用时要遵循短疗程、小剂量、与其他方法联合应用的原则，要严密监测和防治不良反应。

生理性小剂量糖皮质激素用于治疗痤疮主要是抑制肾上腺皮质功能亢进引起的雄激素分泌，发挥抗雄激素作用。对于经前期痤疮可在月经前 7~10 天服用泼尼松 5mg 或地塞米松 0.75mg，月经来潮时停止。较大剂量则用于治疗炎症反应明显的痤疮，如暴发性或聚合性痤疮，因为这些类型的痤疮往往与过度的免疫反应和炎症有关，短暂使用可以起到免疫抑制及抗炎作用。推荐剂量：泼尼松 20~30mg/d，暴发性持续 4~6 周，聚合性痤疮持续 2~3 周后逐渐减量，并开始加用或改为异维 A 酸口服。

286. 维 A 酸类药物治疗痤疮的机制是什么

维 A 酸（retinoic acid，RA）又称视黄酸，是维生素 A 的活性代谢产物或衍生物。维 A 酸具有广泛的生物学功能，能调节细胞增生和诱导细胞分化、凋亡、抑制恶性细胞生成等。而维 A 酸类药物用于治疗痤疮的机制主要包括：①调节角质形成细胞分化与增殖；②调节皮脂腺的活性；③改善毛囊皮脂腺导管阻塞、溶解粉刺；④调节免疫和抗炎的特性；⑤控制痤疮炎症后色素沉着和改善痤疮瘢痕等。痤疮发病机制主要有皮脂腺功能亢进、毛囊皮脂腺导管角化异常、毛囊皮脂腺单位中微生物的作用及炎症反应四个方面，口服维 A 酸类药物（只要是口服异维 A 酸）是针对已知痤疮发病的四个环节发挥治疗作用的药物，不仅可

以控制炎症的发展,而且可以减少中重度痤疮瘢痕的形成,使痤疮得到长期的改善。一般用于治疗严重的结节性、囊肿性、聚合性痤疮。目前治疗痤疮的维A酸类药物主要包括口服药物如一代异维A酸,国产的维胺酯,以及外用药物三代维A酸阿达帕林、他扎罗汀等。

287. 如何改善避免口服异维 A 酸治疗的不良反应

异维A酸治疗常见不良反应及应对策略:①皮肤黏膜干燥:如唇干、眼干、鼻黏膜干燥等,被认为是异维A酸有效吸收的可靠指标。治疗前须适当向患者解释可能出现的不良反应,以增加治疗的依从性。必要时可减小剂量以及使用润肤剂来缓解症状,一般停用药后症状可完全恢复。②中枢神经系统的影响:同时服用四环素或米诺霉素或多西环素可导致假脑膜瘤的发生。因此应避免以上3种药物和异维A酸同时服用。③实验室检查:主要是血脂及肝功能异常,欧洲食药品管理局建议该药物治疗前检测一次,治疗后第一个月检测,以后每三个月检测一次即可。其主要的危险因素有糖尿病、肥胖、酗酒、合并病毒性肝炎等。高脂血症、肥胖症、糖尿病、高血压、酗酒、吸烟、口服避孕药和皮质类固醇等者尽可能避免使用异维A酸。若肝酶水平是轻度升高,可继续用药。当肝酶大于正常上限水平3倍以上,应立刻停药。④肌肉影响:肌痛、关节痛等,与体力负荷正相关,高危人群包括运动员、从事重体力劳动者,口服期间应及时检查肌酸磷酸肌酶情况以及避免剧烈运动。⑤骨骼系统:骨肥大、肌腱、韧带钙化,发病率与剂量及应用时间有关,随年龄增长而升高。应定期复查X线片,青少年应6~12个月检查一次。⑥致畸性:致畸性是该药物最为严重的不良反应,应当引起足够重视。育龄期女性患者在治疗前必须做妊娠试验,治疗前1个月,治疗期间及治疗结束后3个月内要严格避孕,如果在治疗过程中意外怀孕,则必须采取流产处理。

288. 重度痤疮如何选择合适的治疗药物和用药方案

痤疮分级是痤疮治疗的重要依据,根据中国痤疮治疗指南2014修订版将痤疮分为轻、中、重度,重度痤疮指的是不仅有粉刺、丘疹、脓疱,还会出现多发的结节、囊肿以及瘢痕,严重影响到患者外在形象和自信心的建立。治疗的主要原则溶解角质、抑制皮脂分泌、杀菌抗炎及调节激素水平。可以采用药物联合,这样能够快速消炎。系统治疗的药物有:①维Ａ酸类药物:异维Ａ酸是治疗中重度痤疮的一线推荐用药,也是目前公认的治疗痤疮有效率最高、疗效最肯定的药物;②抗生素类药物:中重度痤疮患者的首选治疗方法。对于重度痤疮患者,炎症较重时早期阶段可先使用抗生素,再序贯使用异维Ａ酸,或异维Ａ酸疗效不明显时可以改用抗生素治疗。应首选四环素类如多西环素、米诺环素等,不能使用时可考虑选择大环内酯类如红霉素、阿奇霉素、克拉霉素等。

289. 备孕期间,男性和女性痤疮治疗的药物选择上分别需要注意什么

痤疮是毛囊皮脂腺单位慢性炎症性疾病,发病机制仍未完全阐明。遗传、雄激素诱导的皮脂大量分泌、毛囊皮脂腺导管角化、痤疮丙酸杆菌繁殖及炎症和免疫反应等因素可能与之相关。

目前痤疮的治疗方法主要是:外用药物治疗、化学疗法、物理疗法、系统用药治疗等。系统用药中:①异维Ａ酸为维生素Ａ衍生物,因其在人体内广泛的生物学活性而产生类似于维生素Ａ过多症的不良反应。异维Ａ酸具有明确的致畸作用,女性患者应在治疗前1个月,治疗期间及治疗结束后3个月内严格避孕,如果在治疗过程中意外怀孕,则必须采取流产处理。②抗生素类:四环素类药物如四环素、多西环素和米诺环素,不宜用于孕妇、哺乳期妇女和16岁以下的儿童。大环内酯类,如阿奇霉素可以透过胎盘,虽对胎儿无明显损害迹象,但在人的妊娠、哺乳期间的安全性尚未证实,故不推荐使用。③抗雄激素治疗:主要用于女性痤疮患者。口服避孕药禁用于:妊娠、静脉血栓或心脏病病史、年龄大于35岁且吸烟者。安体舒通:又称螺内酯,是醛固酮类化合物,不良反应有月经不调(发生概率与剂量成正相关)、恶心、嗜睡、疲劳、头晕或头痛和高钾血症。孕妇禁用。

因此,在备孕期间的女性暂不适宜系统治疗及外用维Ａ酸类药物治疗,男性避免系统及局部外用维Ａ酸类药物以避免致畸。

290. 哪些药物可能诱发痤疮

痤疮的常见原因主要有雄激素和雌激素水平失衡、肥胖、遗传、精神紧张。同时吸烟、过度应用遮瑕类化妆品、环境污染、化学试剂、紫外线等都容易诱发本病。可在临床工作中我们发现有一些药物也容易诱发痤疮。如激素（睾酮、达那唑、糖皮质激素、促肾上腺皮质激素）、卤素药物（碘化物、溴化物）、生物制剂如表皮生长因子受体抑制剂（EGFRI）、抗结核药物（异烟肼、利福平）、维生素类（维生素 B_{12}）、精神类药物（锂盐）、抗癫痫药物（苯妥英钠、卡马西平）、免疫抑制剂（硫唑嘌呤、环孢素）、甲亢药物（丙硫氧嘧啶）等。临床上此类皮损常为单一性皮损，以炎症性为主，如丘疹、脓疱；非皮脂溢出部位也可出现；发病年龄不限，但这并不是药物过敏反应；常规治疗抵抗，停药后好转。

291. 仅有泛发粉刺的痤疮如何进行药物治疗

对于仅有粉刺的Ⅰ级痤疮首选外用维A酸类药物，必要时可加用过氧化苯甲酰或水杨酸等以提高疗效。一些具有角质剥脱、溶解粉刺、抑制皮脂分泌和抗菌等作用的功效性护肤品也可作为辅助治疗手段。同时可以采用粉刺祛除术等物理疗法及中医药疗法。治疗的同时也须加强健康教育：①饮食：限制可能诱发或加重痤疮的辛辣甜腻等食物，多食蔬菜、水果。②日常生活：避免熬夜、长期接触电脑、暴晒等，注意面部皮肤清洁、保湿和减少皮脂分泌，保持大便通畅。部分痤疮患者皮肤屏障受损，并且长期口服或外用抗痤疮药物如维A酸时也往往加重皮肤屏障的破坏，导致皮肤敏感。因此可以配合使用医用护肤品，以维持和修复皮肤屏障功能。如伴皮肤敏感，应选用舒敏、控油、保湿霜外用，局部皮损处可使用有抗痤疮作用的护肤品；如皮肤表现为油腻、毛孔粗大等症状，主要选用控油保湿凝胶。③注意选择合适的护肤品和化妆品，一些护肤品和化妆品含有致粉刺成分，部分粉底、隔离和防晒产品也能堵塞毛孔导致粉刺形成，应小心选择和使用。

292. 治疗痘痘,什么情况下应该用口服药治疗

众所周知,痘痘是十分常见的疾病。突兀在脸上,严重影响美观,在那些爱美的女性心中,更像是一颗定时炸弹。那么关于如何拆掉这一颗定时炸弹,大家都或多或少有一些心得。那么这里讲一讲在什么情况下,应该使用口服药治疗。首先,先为大家介绍一下口服药的治疗特点。

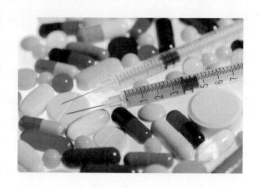

口服药的治疗特点就是,药品经过消化道吸收后进入血液,随着血液流到身体的每一个角落,所以就能够达到痘痘的深部,从根本上快速的解决问题,把痘痘连根拔起。它的治疗速度比在痘痘外面抹药要快得多。但其中的缺点也很明显,就是会带来一定不良反应,俗话说是药三分毒,何况在身体内随着血液走了一圈又一圈,自然会对身体带来一些负面影响。

那么什么情况下适合口服药治疗呢? 第一种,就是痘痘比较严重,一般中重度以上痤疮就要首选口服药物治疗;第二种,就是痘痘虽然没有那么严重,但单纯使用外用药物治疗一段时间后效果不明显的时候;还有就是如果患者心理压力比较大,在权衡利弊之后对一些轻中度痤疮也可以考虑口服药物治疗。痘痘是很狡猾的"敌人",他会渐渐适应单纯的治疗方法,所以我们要内外一起夹攻,才能消灭他们。最后一种,就是使用中药治疗。如果使用了各种办法都没有很好的效果,可以用中医调理。

293. 治疗痘痘的口服药有哪些种类,分别适合哪些种类的痘痘

要想打败痘痘,首先我们需要了解痘痘,痘痘的形成,大概是这样的:

在我们脸上的皮肤有无数的小洞,会排出一些油脂来保护我们的脸不受风吹日晒的伤害。油脂中有一种细菌,安安静静地在油脂里游泳。突然有一天,这个小洞的口被堵住了,里面的油脂越堆越多,随着油脂的增多,里面的细菌开始

大量繁殖,终于有一天这个洞的两侧被挤裂了,大量细菌涌出,就形成了炎症,也就是所谓的"痘痘"。而体内有一种激素——"雄激素",当它超标时,就可以引诱、加速这一进程。

了解了这个过程,我们就开始谈谈治疗吧。治疗痘痘的药物有四种:

第一种,抗生素。抗生素可以杀灭那种细菌,从而减轻炎症,所以适合炎症明显,即"红肿热痛"的痘痘。

第二种,维A酸。维A酸可以把被堵的洞口打开,直接把堵在里面的油脂、细菌放出来,所以适合各种类型的痘痘。

第三种,雄激素对抗剂。不是所有的痘痘都伴有雄激素超标,所以它的使用要根据体内激素情况。只有雄激素超标才可以使用。

第四种,糖皮质激素。糖皮质激素可以强效抗炎,快速铲平痘痘,不过治标不治本,反而会让那种细菌更加猖獗,所以只适合快速控制病情,不适合长期使用。

294. 痘痘需要用抗生素吗,治疗痘痘的抗生素类药物疗程需要多久

就如同上面所说,抗生素可以杀灭那些大量繁殖的细菌,所以可以用来治疗痘痘,尤其适合那种炎症比较明显的。因为细菌和它们的分泌物是导致炎症的"元凶""罪魁祸首",所以杀灭细菌之后,就等于釜底抽薪,直接铲断痘痘的病因,让痘痘消失得无影无踪。如果没有明显的炎症,就不必要使用抗生素了。

那么抗生素的疗程要多久呢?想要治疗痘痘,首先要把抗生素控制在一定的药物剂量下。我们通常使用的米诺环素和多西环素,常规剂量为每天0.1~0.2g,四环素和红霉素的剂量要稍微大些,每天需要1g。其次,要保证足够的治疗时间,也就是抗生素的疗程。这几种抗生素的使用时间在6~12周。如果使用时间太短起不到足量的治疗效果,如果使用时间太长,就会产生一定的不良反应。

295. 抗生素类药物会伤害肝肾等内脏功能吗,如何防范药物的不良反应

说到抗生素治疗,就不得不提及抗生素的不良反应。因为抗生素是一把

双刃剑,不仅可以杀伤细菌,对正常机体组织也会有破坏。其中比较常见的是胃肠道反应,如恶心、呕吐、腹泻;肝肾损害;前庭受累,比如头晕;颅内压增高,比如头痛。对于那些比较容易过敏的人们可能会有更严重的反应。还有孕妇和儿童,也有潜在的危险,甚至会出现那些从未被发现过的、不可知的不良反应。

那么如何防范这些不良反应呢? 首先,我们要把一天的抗生素总剂量分成多次,以小剂量来服用,这样就会减轻抗生素对机体的刺激;其次,出现不良反应时应及时停药,让机体做修整、适应,毕竟亡羊补牢,未为迟也;最后,保证良好的情绪,相信自己能够"战胜"痘痘,很多研究都证实了心理因素对疾病治疗有着密不可分的关系,如果你都不相信自己能"战胜"痘痘,每天愁眉苦脸,担惊受怕,又怎能指望抗生素就把痘痘治好了呢?

296. 维 A 酸类药物的适应证有哪些,一般需要服用多久

就像上文说所,维 A 酸类药物可以给痘痘打开一个"窗口",不仅可以把憋在里面的细菌、油脂全放出来,也可以让正常的机体组织透透气,改善内部的炎症情况。因此,维 A 酸类药物是攻克痘痘的最佳"武器",可以适用于任何类型的痘痘。

但是这把"武器"的不良反应也是很大的,毕竟,如果能给痘痘开"窗户",也可以给正常机体组织开"窗户",从而产生不必要的破坏,所以口服维 A 酸类药物的适应证主要是那些严重的痘痘。

因为不良反应很大,所以服用就要非常小心,甚至精确到每公斤体重需要多少药物。中间的计算过程比较繁琐,所以在此只说一下结果:以最小剂量服用,需要连续服用 240 天,最大剂量服用,则需要连续服用 120 天。所以说使用维 A 酸是一场旷日持久的大战,必须要有耐心才行。

297. 维 A 酸类药物服用期间需要定期做哪些检查

上文介绍了,维 A 酸的不良反应是很大的,那么为了预防不良反应对我们的危害,就需要定期做一些化验和检查,一旦发现异常情况,就需要减量服用,甚

至停药。下面为大家一一说明：

首先，维 A 酸对肝功能有一些负面影响，导致出现夜盲、脱发、血脂升高等。那么需要我们在开始服用维 A 酸前先测量血脂和肝功能，并在开始治疗后，每一个月都复查，用复查结果与治疗前的结果作对比，随时做好监控，以便快速采取对策。

其次，长期服用维 A 酸会导致骨骼异常，比如骨质增生、韧带钙化、骨质疏松等。这就需要我们提高警惕，随时观察关节运动情况，是否自如、舒适，一旦发现不适立刻就医，以免延误病情。不放心的患者也可以进行 X 线的拍摄，由骨科专家参与诊疗。

298. 维 A 酸类药物服用期间有哪些注意事项

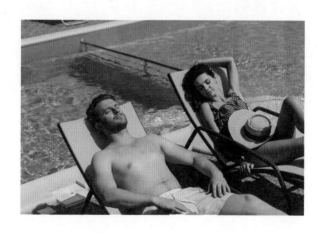

口服维 A 酸还有一些注意事项，也应该引起重视。

首先，维 A 酸会导致夜盲。夜盲就是指在光线不足的情况下，视力严重下降。虽然听起来没什么大不了的，但如果是在夜间工作、行走甚至驾驶车辆时，突然出现视力下降的情况，就会酿成严重的后果。

其次，部分患者会出现抑郁的现象。如果用药期间出现了，切记不要盲目悲观，要振作精神，乐观向上，多锻炼身体、品尝美食或者游玩散心，来转移注意力。必要的时候可以咨询心理医生，千万不要自甘堕落，自怨自艾。

最后也是最重要的，维 A 酸有致胎儿畸形的作用，所以说患者应该严格注意。不论是准爸爸还是准妈妈，备孕、怀孕期间绝对不允许服用维 A 酸类药物，停止治疗后也要等待 3~4 个月,不要让你的爱美之心成为孩子一辈子的痛苦。

299. 青春痘治疗痊愈后就不会复发了吗

青春痘,即痤疮,是青少年面部最常见的皮肤病,是一种毛囊皮脂腺的慢性炎症。这种疾病青春期多见,但也不完全受年龄阶段的限制,从儿童到成人,几乎所有年龄段的人都可以发病。痤疮病因复杂,目前尚未完全明了,涉及雄激素分泌增多、皮脂腺肥大、毛囊导管口角化和细菌感染,以及遗传、饮食、环境、精神等因素,正规的药物治疗和正确的日常护理可以控制痤疮的发生发展,达到临床治愈,但如果以上提到的致病因素一直存在的话,仍然有可能复发。

300. 痤疮需要治疗吗

痤疮,俗称青春痘、粉刺、暗疮,是皮肤科常见病,多发病。痤疮是一种毛囊、皮脂腺的慢性炎症,好发于面部、前胸和后背,多见于青春期男女。对于临床仅表现为粉刺或一般丘疹的患者不需要特别治疗,只须自己注意饮食就行。对那些囊肿、脓肿、结节、窦道等皮损,是很难自愈的,须及时到医院求治,以免导致永久性瘢痕,会严重影响青少年的心理和社交。

301. 痤疮能够预防吗,每个人都长痤疮吗

据学者们统计,在青春期男性有 95%,女性有 85% 患过不同程度的痤疮,所以大家称其为“青春痘”是很贴切的。痤疮(青春痘)是一种发生于毛囊皮脂腺的慢性皮肤病,主要与皮脂分泌过多、毛囊皮脂腺导管堵塞、细菌感染和炎症反应等因素密切相关。进入青春期后人体内雄激素特别是睾酮的水平迅速升高,促进皮脂腺发育并产生大量皮脂;与遗传背景、生活方式、生活习惯及饮食结构这些都有明显的关系;此外,精神因素与痤疮也存在一定的关系。因此,不是每个人都长痤疮,当前也不能有效预防痤疮,但合理诊疗可以控制病情的严重程度。

302. 为什么过了青春期还长痤疮

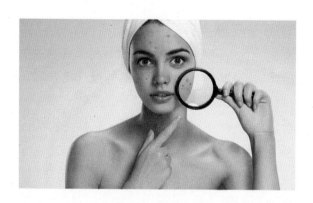

痤疮好发于青春期,是由于进入青春期后人体内雄激素特别是睾酮的水平迅速升高,促进皮脂腺发育并产生大量皮脂,这是痤疮发生的生理基础,所以大家称其为"青春痘"。痤疮到青春期后往往能自然减轻或痊愈,据此普遍认为痤疮是青春期的专利。其实雄激素的增加除受年龄影响外,还受内分泌、遗传、药物、从事职业及工作环境等因素的影响。另外不良的生活方式和饮食结构的改变,如进食辛辣刺激及油腻性食物,有烟、酒及浓茶等不良嗜好,甚至精神因素都与痤疮的发生存在一定的关系,很多患者在生气之后可以突然发生痤疮。精神压力可使肾上腺皮质分泌增加,许多痤疮患者可受精神因素影响而加重。如因其他疾病使用碘剂、溴剂、异烟肼、皮质类固醇激素等药物也可以导致痤疮的发生。还有因职业关系长期接触汽油、柴油、各种润滑油、石蜡、含氯化合物等,易引起职业性痤疮。因此过了青春期仍有许多人长痤疮。通常成人的痤疮是脑垂体异常的信号,这种情况伴有其他激素过量的表现,如不规则的经期、面部毛发的生长、声调低沉等。

303. 痤疮最常见的部位在哪里

痤疮是毛囊皮脂腺单位的一种慢性炎症性皮肤病,它跟皮脂腺的分泌有非常大的关系。毛囊皮脂腺导管的角化异常造成导管堵塞,皮脂排出障碍,形成角质栓即微粉刺。粉刺进一步发展会演变成各种炎症性皮损,表现为炎性丘疹、脓疱、结节和囊肿。因此皮脂腺分泌旺盛的部位也是痤疮好发的部位,如头部、面部、颈部、前胸及后背部等部位。

304. 痤疮需与哪些皮肤疾病鉴别

痤疮(青春痘)是一种发生于毛囊皮脂腺的慢性皮肤病,须与以下疾病相鉴别:

(1)颜面播散性粟粒狼疮。发病年龄:成人,无性别差异;好发部位:眼睑周围;皮损特点:面部对称性孤立的红色半球形丘疹,玻片压诊呈果酱色,愈后留萎缩性瘢痕。

(2)玫瑰痤疮。原称酒渣鼻,多见于成年人,好发于颜面中部,也可眼睑及全面部,患处潮红充血,伴有毛细血管扩张、丘疹、脓疱,无粉刺,严重时形成鼻赘。

(3)脂溢性皮炎。是发生在皮脂腺丰富部位的一种慢性丘疹鳞屑性炎症性皮肤病。多见于成人和新生儿,皮损主要出现在头皮、眉弓、鼻唇沟、面颊、耳后、上胸、肩胛区等部位。初期表现为毛囊周围炎症性丘疹,随后可表现为界限比较清楚、略带黄色的暗红色斑片,其上覆盖油腻的鳞屑或痂皮。自觉轻度瘙痒。

305. 面部痤疮怎么治疗

痤疮的治疗包含痤疮患者的生活指导、局部药物治疗、口服药物治疗以及物理治疗。

(1)生活指导:避免熬夜、长期接触电脑、暴晒等;少食高糖、高脂、辛辣刺激性食品,多食蔬菜、水果;注意面部皮肤清洁,但不能过分清洗,忌挤压、搔抓炎症性丘疹、结节、囊肿;使用功效性护肤品进行辅助治疗。

(2)局部外用药物:维A酸类(维A酸乳膏、阿达帕林凝胶、他扎罗汀凝胶)、过氧化苯甲酰、抗生素类(克林霉素、红霉素、氯霉素等)、壬二酸、硫磺洗剂等。

(3)口服抗生素:首选四环素类(米诺环素、多西环素等),其次为大环内酯类(红霉素),避免选择常用于治疗系统感染的抗生素如左氧氟沙星等。抗生素疗程通常 6~12 周。

（4）口服异维 A 酸：对于严重的痤疮，口服异维 A 酸是标准疗法，也是目前治疗痤疮最有效的方法。

（5）抗雄激素治疗：如口服避孕药复方醋酸环丙孕酮片，适用于女性中、重度痤疮患者，伴有雄激素水平过高表现（如多毛、皮脂溢出等）或多囊卵巢综合征。迟发型痤疮及月经期前痤疮显著加重的女性患者也可考虑应用口服避孕药。

（6）口服糖皮质激素：主要用于暴发性或聚合性痤疮，遵循短期、小剂量、与其他方法联合应用的原则。

（7）其他：如中医中药等，对于不能耐受或不愿接受药物治疗的患者，还可考虑物理治疗，如光动力疗法（PDT）、果酸疗法、激光治疗等。

306. 痤疮自己能好吗

痤疮是毛囊皮脂腺的一种慢性炎症性皮肤病，主要好发于青少年。痤疮的病因很复杂，不仅与体内激素水平、皮脂腺分泌异常、毛囊皮脂腺导管堵塞、细菌感染和炎症反应等相关，还与我们的饮食习惯、睡眠习惯和机械性刺激等相关。而痤疮的发生往往不是单因素导致，临床表现主要以好发于面部的粉刺、丘疹、脓疱、结节等多形性皮损为特点，这是多种病因综合出现的结果。进入青

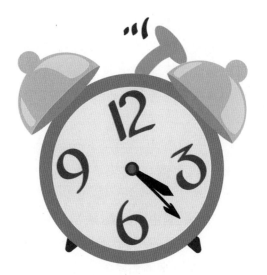

春期后人体内雄激素特别是睾酮的水平迅速升高，促进皮脂腺发育并产生大量皮脂。毛囊中多种微生物尤其是痤疮丙酸杆菌大量繁殖，痤疮丙酸杆菌产生的脂酶分解皮脂生成游离脂肪酸，同时趋化炎性细胞和介质，最终诱导并加重炎症反应。

很多患者在青春期后往往能自然减轻或痊愈,这与体内激素水平的变化有关。但对于伴有明显感染或其他类型较重的痤疮而言,自愈是比较困难的,必须针对病因及时用药治疗,不能盲目期待自愈而耽误治疗时机,导致病情加重,甚至引起颜面部的瘢痕形成等。

307. 能否使用糖皮质激素治疗痤疮

可不可以用"激素"治疗痤疮,始终是患者纠结的问题,但皮肤科医师会根据痤疮的分级及严重程度,选择用药的。根据最新痤疮治疗指南,口服糖皮质激素主要用于暴发性痤疮或聚合性痤疮。但使用时间、剂量必须严格控制,避免长期大剂量使用糖皮质激素,以免发生不良反应,使病情复杂化。那么为什么要口服激素呢? 我们平时俗称的"激素"通常指的就是糖皮质激素,它是一种由我们自身肾上腺分泌的类固醇结构物质,作用于全身多个靶点,发挥广泛的生理作用,其中有两个作用:调节代谢、抗炎和免疫抑制。其中强大的抗炎和免疫抑制作用成为治疗多种皮肤疾病的药理基础,能快速有效控制痤疮的炎症反应,但是这仅限于短期内口服使用。许多患者在市面上购买含有激素的外用药膏和化妆品,早期疗效还好,但长期应用会出现一系列不良反应,如使用部位弥漫潮红、表皮变薄、毛细血管扩张、毛发增多等激素依赖性皮炎的症状。所以提醒痤疮患者用药治疗一定选择正规的医院和皮肤科医生,进行规范的治疗。

308. 抗生素 ≠ 清热去火药

"上火"是中医术语,意为人体阴阳失衡,内火旺盛。所谓的"火"是形容身体内某些热性的症状。痤疮的治疗在中医疗法中对应的药物也一般是清热去火的中药,主要清热解毒,而这些不能代替抗生素的治疗。痤疮的发病原因中其中有一项重要的因素即痤疮丙酸杆菌的感染,抗生素在痤疮特别是中重度痤疮治疗中占有重要地位。目前临床可供选择的抗菌药物常用的有四环素类和大环内酯类。国际上痤疮治疗共识推荐的第二代四环素类药物包括米诺环素、多西环素等作为痤疮抗菌治疗的首选药物。抗生素并不就等于清热去火药,但抗生素与中药去火实际并不矛盾,可联合应用。中医治疗痤疮也是我国治疗痤疮中的一大特色,应该发扬光大,但当感染严重时应当选择适合的抗生素控制感染。

309. "青春痘"发病与内分泌的关系

"青春痘"的发生与多种因素有密切关系,是遗传、激素水平、毛囊口角化异常、皮脂分泌增多、免疫及饮食因素等相互作用相互影响的结果。

老百姓口中的"内分泌"因素,即是医生所说激素水平,如睾酮增高,可导致青春期发生痤疮,但青春期痤疮并不完全是内分泌紊乱引起的,许多人的睾酮检测并无异常。那么什么情况下需要做内分泌方面检查?当女性患者同时患有月经稀少、月经周期延长、皮脂溢出、多毛症及脱发症时,则需要检查性激素的水平,特别是合并有多囊卵巢综合征。特殊患者还须排除是否有脑垂体微瘤或肾上腺肿瘤。所以青春期痤疮的发病不能一概归纳为内分泌紊乱。

310. 调整内分泌适用于所有的痤疮患者吗

很多痤疮患者都经历过中药调整内分泌,但病情仍轻轻重重,反反复复。其实治疗痤疮的发病是一个复杂过程,需要针对不同的个体、发病的原因以及病情的严重程度进行综合分析判断。痤疮的治疗主要以药物治疗为主,包括局部治疗和口服药物治疗。局部治疗主要是维A酸类药物和抗菌药物联合外用治疗。口服药物治疗包括维A酸类、抗菌药物和抗雄激素药物等,调整内分泌主要是针对雄激素增高的患者,使用雌孕激素及抗雄激素药物进行治疗。但痤疮的发病人群并不是全部都伴有内分泌(性激素)异常的问题。

311. 怎样看待维A酸类药物治疗的不良反应

首先科普一下维A酸类药物,维A酸类药物是一类药物的总称,其中用于治疗痤疮的维A酸类药物包括外用维A酸、阿达帕林和他扎罗汀,以及口服异维A酸。我们先看外用维A酸类,最常见的不良反应是刺痛、烧灼和瘙

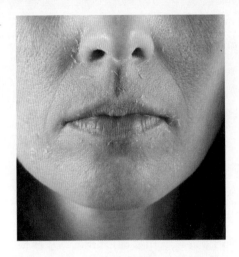

痒感,以及红斑、脱屑、干燥这一系列的皮肤刺激症状。通常,这些症状都出现在开始用药的 1 个月内,且会随着用药时间的增加逐渐耐受。但是很多患者由于事先不知道有这些刺激症状,更不知道以后会逐渐好转,于是便自己把药停了。因此,医生的事先告知非常重要,除了告诉患者用药可能出现的皮肤刺激症状,还应告知患者如何应对,比如加强保湿、避免与其他刺激性产品或药品合用,这样患者用药依从性自然就高了。

再来谈谈口服异维 A 酸。异维 A 酸在皮肤病治疗中有着举足轻重的作用,主要用于治疗中重度痤疮、重度脂溢性皮炎等,效果显著。同时,不良反应也很多。其中最"臭名昭著"的不良反应是致畸性,所以用药期间一定要严格避孕。最常见的不良反应则是皮肤黏膜干燥,而这可以通过加强保湿来缓解。其中的不良反应还包括胃肠道反应、肌痛、骨痛、头痛、夜盲、肝功异常、高脂血症、甲状腺功能减退、光敏性增强、"爆痘"等。许多患者想治痘痘,但一看到说明书上面一大堆的不良反应就被吓得不敢用药了。事实上,关于其不良反应已经研究得较为透彻,这些不良反应中很大一部分停药后是可以恢复的(如胃肠道反应、骨痛、甲状腺功能减退),另一部分不良反应则是可以规避的(如用药期间检测血液指标、不与其他可能增加不良反应风险的药物联用),而严重不良反应的发生率并不高,否则这个药也不会成为治疗重度痤疮的一线药物。近来还有报道称异维 A 酸可能增加抑郁风险,但是这还并没有被学术界认同,因此,对异维 A 酸的不良反应,首先皮肤科医生要有清晰的认识,然后还要将这些信息提前告知患者。要知道,任何药物的安全性都不是完全绝对的。对于患者而言,治疗方法只有适合自己的才是最好的;对于医生而言,关键在于正确评估患者对药物的反应性、耐受性及用量等问题。简言之,只有真正做到"因人而异""辨证施治",才能最大限度地减少药物不良反应,更好地扬长避短。

312. 痤疮口服维 A 酸治疗中的停药问题

如前所述,异维 A 酸治疗中重度痤疮疗效显著,同时不良反应也很多。对于耐受性较差的患者,每日剂量不宜太大,只要达到有效的累积剂量即可,但疗程要足够长。有经验的医生会结合患者的体重、疾病严重程度、合并用药等情况综合决定使用的剂量和疗程,以达到治疗效果,并掌控好药物的不良反应。一般 1 个月左右见效,3 个月左右大多数患者可以控制症状,通常需要服用 5 个月以上。大多数患者在治疗 1 个疗程后可获得长期改善,停药后改善作用仍可能维持数月,若要重新治疗,至少需要间隔 5 个月。

313. 什么类型的痤疮需要外用联合口服药物治疗

痘痘,学名为痤疮,俗称青春痘,人们在青春期最容易被这种问题困扰。满脸的"痘痘"简直是大好青春时光里的一段痛苦回忆。对于痤疮的治疗,还要从它的分级说起。对于Ⅰ、Ⅱ级痤疮,仅仅需要外用药物(维 A 酸类/过氧苯甲酰类)局部治疗,但当出现脓疱,也就是到达Ⅲ级时,就需要外用药物＋口服药物(抗生素)联合治疗了。所以当脸上出现"痘痘"时,不能盲目用药,要学会认识痤疮的严重程度,在医师的指导下规范治疗。

314. 吃了很久的"头孢",但痘痘仍不好,为什么

痘痘(即痤疮)发病主要与以下四个因素有关:毛囊开口过度角化而引起阻塞,皮脂腺分泌增多加重阻塞,痤疮丙酸杆菌在堵塞的毛囊内繁殖,炎症被诱发。抗生素的作用主要是通过抑制痤疮丙酸杆菌来实现。但痤疮并不是一种纯粹的感染性疾病,单纯地杀灭痤疮丙酸杆菌能部分改善症状,却未必能治愈痤疮。同时,对于抗生素的选择,轻中度痤疮的选择主要为外用抗生素,如红霉素、克林霉素、夫西地酸等。而中重度痤疮患者可选择口服抗生素,其中多西环素和米诺环素为首选。大环内酯类、克林霉素、甲氧苄啶、复方新诺明以及喹诺酮类抗生素同样有效,而头孢菌素类对于痤疮的治疗目前未有明确证据证明其

普遍有效。

315. 痤疮的分级与药物选择

痤疮分级是痤疮药物治疗的重要依据。应根据不同的病情选择不同的治疗。

Ⅰ级(轻度):仅有粉刺。一般采用局部治疗,如外用维A酸类制剂,具有角质剥脱、溶解粉刺、抑制皮脂分泌、抗菌等作用的医学护肤品也可用于辅助治疗。

Ⅱ级(中度):粉刺、炎性丘疹。局部治疗效果不佳者可口服抗生素治疗,也可采用联合治疗,如口服抗生素联合外用维A酸类制剂,或联合红蓝光、光动力疗法、果酸/水杨酸疗法等物理治疗。

Ⅲ级(中度):除有粉刺、炎性丘疹外还有脓疱。须采用联合治疗,口服抗生素联合外用维A酸类制剂和(或)过氧苯甲酰乳膏。疗效不佳者,有瘢痕形成风险者可单独口服异维A酸和(或)过氧苯甲酰,但异维A酸和四环素类不可同时应用,也不要同时系统应用糖皮质激素。其他物理方法也可采用,如红蓝光、光动力疗法、激光等。

Ⅳ级(重度):除有粉刺、炎性丘疹、脓疱外还有结节、囊肿或瘢痕。一线治疗是口服异维A酸。对炎性丘疹和脓疱较多者,也可先系统应用抗生素联合过氧苯甲酰联合治疗,待皮损明显改善后再改用异维A酸治疗囊肿和结节等皮损。也可同时联合上述物理方法治疗。

316. 如何采取联合用药方案,避免或减少抗生素耐药性的产生

为减少抗生素耐药性,应避免单独外用或口服抗生素。外用抗生素与过氧化苯甲酰连用,可减少耐药;也可与外用维A酸类联用。口服抗生素应与外用制剂或物理疗法联合,同时还应注意:

(1)治疗开始要足量,一旦有效后不宜减量维持;

(2)治疗后2~3周无反应时要及时停用或换用抗生素,并注意患者的依从性和区别革兰氏阴性杆菌毛囊炎;

(3)要保证足够的疗程,并避免间断使用;

（4）痤疮丙酸杆菌是皮肤的寄生菌,抗生素治疗以有效抑制其繁殖为目的,而不是使其完全的消灭,因此不可无原则地加大剂量或延长疗程,更不可作为维持治疗甚至预防复发的措施;

（5）有条件可监测痤疮丙酸杆菌的耐药性,指导临床合理应用。

317. 抗生素治疗痤疮的禁忌证是什么

目前用于痤疮治疗的抗生素主要为米诺环素和多西环素,两者均为四环素类抗生素,应禁用于儿童、妊娠和哺乳妇女。治疗中要注意药物的不良反应,包括较常见的胃肠道反应、药疹、肝损害、光敏反应、前庭受累（如头晕、眩晕）和颅内压增高症（如头痛等）,罕见的有狼疮样综合征,特别是米诺环素。出现不良反应及时停药,同时注意药物之间相互作用。

318. 口服雌性激素的指征是什么

目前认为雄激素在痤疮发病中起一定作用,女性重度痤疮患者,若同时伴有雄激素水平较高的表现,如皮脂溢出、多毛、雄激素源性脱发,或存在多囊卵巢综合征,可考虑使用雌孕激素治疗。对于迟发型痤疮及在月经期前痤疮显著加重的女性患者也可以考虑联合使用雌激素。

319. 糖皮质激素在痤疮治疗中如何应用

糖皮质激素可抑制肾上腺皮质功能亢进引起的雄激素分泌同时具有抗炎及免疫抑制作用。口服糖皮质激素主要用于暴发性痤疮或聚合性痤疮,因为这两类痤疮往往和过度的免疫、炎症反应有关,短期使用糖皮质激素可起到免疫抑制及抗炎的作用。但应注意,糖皮质激素本身可诱发痤疮,故仅允许在严重病例中短期使用。推荐剂量:①暴发性痤疮,泼尼松20~30mg/d,持续4~6周,之后2周内逐渐减量,之后开始口服维A酸。②聚合性痤疮或暴发性痤疮在口服维A酸治疗时出现病情加重,口服泼尼松20~30mg/d,持续2~3周,之后6周内逐渐减量;同时停用维A酸或减量至0.25mg/(kg·d),具体应根据病情增减剂量。

③月经前加重的痤疮患者,泼尼松 5mg/d 或地塞米松 0.375~0.75mg/d,每晚服用,月经前 10 天开始服用,至月经来潮。

320. 如何治疗重度痤疮

重度痤疮的治疗需要联合、系统性用药。局部治疗:清水洗脸,忌挤压、搔抓粉刺,忌用油脂类、粉类护肤美容化妆品及含有糖皮质激素成分的软膏及霜剂。外用过氧苯甲酰联合夫西地酸。系统用药:炎症较重的早期阶段可先使用抗生素再使用异维 A 酸,或异维 A 酸疗效不明显时可改用抗生素治疗。抗生素首选第二代四环素类如米诺环素、多西环素和赖甲四环素。异维 A 酸是重度痤疮的标准、有效的治疗药物,其最严重的不良反应是致畸胎作用,患者治疗前一个月直至治疗结束后 3 个月应严格避孕,如治疗中怀孕必须终止妊娠。小量、短期使用糖皮质激素也可用于重度痤疮,对于在月经前加重的痤疮患者,可在月经前口服泼尼松至月经来潮为止。女性重度痤疮患者,若同时伴有雄激素水平过高、雄激素活动旺盛的表现或存在多囊卵巢综合征,应及早用雌孕激素治疗,目前常选择的药物:炔雌醇环丙孕酮片。同时可联合物理疗法如红蓝光、光动力疗法、激光(IPL)治疗等。还应对患者进行健康教育,嘱清淡饮食、避免熬夜,必要时进行心理辅导。

321. 痤疮好转后需要维持治疗吗

答案是肯定的,需要。当急性皮损改善率 >90%,应尽可能地采用维持治疗。维持治疗的原因在于痤疮是个毛囊皮脂腺的慢性炎症疾病,在青年阶段有易复发的特点。因此无论哪一级痤疮,症状改善后的维持治疗都是很重要的。维持治疗可减轻和预防复发,在改善生活质量及美观程度上,是一种更为积极主动的治疗选择,也是痤疮完整治疗的一部分。一般来讲,外用维 A 酸是痤疮维持治疗的一线首选药物。外用维 A 酸可以阻止微粉刺的形成,从而防止粉刺和炎性皮损的发生。对有轻度炎性皮损需要抗菌药物治疗的,可考虑联合外用过氧化苯甲酰,一方面其抗氧化作用可抑制痤疮丙酸杆菌的繁殖,另一方面,可减少抗生素耐药的发生;在这里需要指出,抗生素外用治疗不可作为痤疮维持治疗的选择。另外,壬二酸和水杨酸为维持治疗的二线用药,此外一些经过临床功效验证的抗粉刺类医学护肤品(如含有低浓度果酸或低浓度水杨酸)也可用于辅助维持治疗。疗程:目前指南推荐维持治疗的疗程多为 6~12 个月,在预防复发和减轻症状方面取得了明显疗效。对于系统治疗来说,用药在病情改善后也需要维持巩固治疗一段时间,完成疗程治疗,有利于避免反复发作。异维 A 酸在痤疮基本消退并无新发疹出现后可将药物剂量逐渐减少至停药。疗程视皮损消退的情况及药物服用剂量而定,通常应≥16 周。系统口服抗生素治疗痤疮一般来说疗程在 6~8 周。

322. 异维 A 酸治疗中的利与弊

(1)优点包括:减少皮脂腺分泌,改善毛囊皮脂腺导管阻塞,能破坏厌氧环境,影响痤疮丙酸杆菌的生存条件,从而间接发挥抗炎杀菌作用,且停药后药物作用可持续长达 6 个月。由于痤疮发病机制主要有皮脂腺功能亢进、毛囊皮脂腺导管角化异常、毛囊皮脂腺单位中微生物的作用及炎症反应四个方面,因而异维 A 酸是针对已知痤疮发病的四个环节发挥治疗作用的药物,不仅可以控制炎症的发展,而且可以减少中重度痤疮瘢痕的形成,使痤疮得到长期的改善。故是目前最有效的抗痤疮药物,有明确适应证的痤疮患者宜尽早服用。

(2)弊端:部分患者会出现不良反应,包括:①皮肤黏膜干燥不适;②同时与四环素或米诺环素或多西环素联用时可导致假脑膜瘤的发生;③可能影响血脂及肝酶;④部分患者出现肌痛、关节痛等不适;⑤影响骨骼系统,可能出现骨肥大,肌腱、韧带钙化;⑥最为严重的不良反应为致畸性。因此应用该药物时须谨遵医嘱,定期去医院随诊复查。

323. 痤疮的外用药物有哪些

①外用维 A 酸类药物:维生素 A 衍生物,如维 A 酸、阿达帕林和他扎罗汀,是痤疮局部治疗的核心,可溶解粉刺、消除微粉刺及抗炎症反应。②抗氧化剂:过氧化苯甲酰,通过释放氧自由基以杀死痤疮丙酸杆菌的抗菌剂,并有轻度粉刺溶解作用,尚无耐药性报道,同时可减少系统应用抗生素的耐药性。③外用抗生

素：克林霉素、红霉素、夫西地酸，另外有研究磺胺醋酰、氨苯砜可选择，外用米诺环素泡沫制剂在临床验证阶段。现阶段1%克林霉素是目前治疗痤疮的首选外用抗生素。④壬二酸，常具有抗菌、粉刺溶解和轻度抗炎症特性，同时可以抑制酪氨酸酶并能改善痤疮诱导的炎症后色素沉着。⑤水杨酸，对外用维A酸类药物不耐受则可选用。⑥二硫化硒洗剂具有抑制真菌、寄生虫及细菌的作用，可降低皮肤游离脂肪酸含量。⑦烟酰胺制剂，疗效与1%克林霉素相当，可发挥抗菌、抑制黑色素小体传输、增加神经酰胺合成、抑制毛细血管通透性增加、抗炎的作用。

324. 外用维A酸类药物如何使用可以降低局部不良反应

维A酸制剂具有调节表皮角质形成细胞分化、改善毛囊皮脂腺导管阻塞、溶解粉刺及抗炎的作用，还具有控制痤疮炎症后色素沉着和改善痤疮瘢痕等功效，和抗炎抗菌药物联合使用可增加相关药物的皮肤渗透性。但其因下列不良反应而使用受限，包括干燥、脱屑、红斑和刺激，出现紧绷和烧灼感。通常情况下这些不良反应可通过减少使用频率而缓解，同时这类药物的不良反应可随着使用时间延长逐渐消失。此外，还有一些小窍门：①维A酸制剂不耐光，应在傍晚使用；②与过氧化苯甲酰合用时，维A酸也可能被氧化和灭活，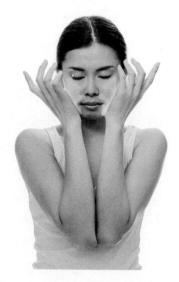

因此建议两种药物在不同时段应用，通常过氧苯甲酰白天使用，维A酸药物晚上使用；③因其致畸性，维A酸和阿达帕林为孕C类药物，他扎罗汀为孕X类药物，也就是说孕期避免使用维A酸类药物；④阿达帕林在耐受性和安全性上优于全反式维A酸和异维A酸，对非炎症性皮损疗效优于全反式维A酸，是外用维A酸类药物治疗痤疮的一线选择；⑤洗脸干燥后涂抹维A酸制剂刺激感会减少；⑥若出现刺激感较强，可先在全面部涂抹痤疮专用的控油保湿霜，后将药物薄涂在一个个的皮损处。

325. 抗雄激素治疗有哪些不良反应

　　抗雄激素治疗痤疮的原理是在卵巢水平降低雄激素,提高性激素结合球蛋白水平以结合更多的游离睾酮,从而使睾酮不能结合及激活雄激素受体,从而减少皮脂腺的生长及分泌。一般用于有痤疮、多毛、雄激素源性脱发或存在多囊卵巢综合征(PCOS)的女性患者。对于迟发型痤疮及在月经期前痤疮显著加重的女性患者也可考虑联合使用抗雄激素治疗。抗雄激素药物在临床上我们常应用螺内酯、达因-35、优思明、YAZ等。其不良反应包括:螺内酯会出现月经不调(发生概率与剂量成正相关)、恶心、嗜睡、疲劳、头晕或头痛和高钙血症。孕妇禁用。男性患者使用后可能出现乳房发育、乳房胀痛等症状,故不推荐使用。COCS(达因-35、优思明、YAZ)不良反应有少量子宫出血、乳房胀痛、上腹部不适及面部皮肤发红、体重增加、深静脉血栓、出现黄褐斑等,此外此类药物会增加宫颈癌、部分女性罹患乳腺癌风险,同时青少年服用此类药物可能导致骨量降低。WHO推荐妊娠期、有血栓栓塞病史、肾病和年龄>35岁的吸烟患者禁用COCS,相对禁忌证包括母乳喂养、高血压、偏头痛和恶性肿瘤。此外,一些疾病因使用避孕药而恶化,如抗胰岛素的糖尿病患者、凝血障碍患者、乳腺癌风险增加患者禁用。

326. 痤疮药物应该怎样联合治疗

　　联合治疗目前是轻中度痤疮的标准疗法,联合治疗的优势:①抗生素和外用维A酸临床疗效显著优于抗生素单独使用;②对炎症性损害和粉刺起效更快;③过氧苯甲酰或局部用维A酸与口服抗生素联合使用,可降低抗生素耐药性的发生率;④当需要长时间使用抗生素时应联合外用过氧苯甲酰;⑤外用维A酸与过氧苯甲酰联合应用可以每日单用一种药物或两种药物早、晚交替用。对于痤疮的严重程度和皮损的性质不同,痤疮分为4级。联合治疗推荐:Ⅰ级:采用局部治疗,外用维A酸类制剂和一些具有角质剥脱、溶解粉刺、抑制皮脂分泌、抗菌等作用的医学护肤品联合治疗。Ⅱ级:对炎症性丘疹和脓疱较多者,可采用口服抗生素联合外用维A酸类制剂治疗,或联合应用蓝光、光动力疗法、果酸疗法等物理疗法。Ⅲ级：因皮损炎症较重，须系统使用抗生素是首选，且要保证足疗程，因此联合疗法推荐口服抗生素联合外用维A酸类制剂，也可同时外用过氧苯甲酰。对要求避孕或有其他妇科指征的女性患者联合激素疗法也有很好的效果。此外其他联合疗法如红蓝光、光动力等也可采用，但要注意四环素类和异维A酸药物因其不良反应，不能联合应用。Ⅳ级：口服异维A酸是这类患者一线治疗方式。对炎症性丘疹和脓疱较多者，也可先系统应用抗生素联合过氧苯甲酰治疗，待皮损明显改善后再改用口服异维A酸治疗囊肿和结节等皮损。

327. 痤疮什么情况下可以进行局部注射治疗

严重的痤疮患者，局部可形成结节、囊肿、甚至瘢痕，严重影响美观且治疗起来极其困难。其形成主要是由于长期炎症刺激，局部形成肉芽组织，主要是纤维结缔组织和新生血管。泼尼松龙等糖皮质激素可与成纤维细胞胞浆内的特异性糖皮质激素受体结合，改变成纤维细胞合成一些功能性蛋白的水平，从而抑制成纤维细胞的增生，抑制胶原合成，同时发挥抗炎作用，即减少组织液渗出及炎细胞浸润，抑制炎细胞趋化作用，从而使肉芽组织萎缩。因此在系统、口服药物治疗的同时，配合曲安奈德或得宝松等囊肿、瘢痕内注射可加快病情缓解，但应注意多次注射存在皮肤萎缩和继发感染的风险；林可霉素等抗生素具有显著抑制痤疮丙酸杆菌的作用，采用局部直接注射治疗寻常性痤疮，疗效显著。两者联合应用，能够提高疗效，缩短病程，值得临床上推广应用，是治疗较大的结节、囊肿非常有效的方法。

328. 什么样的痤疮患者需要口服异维A酸(泰尔丝)

口服异维A酸具有显著抑制皮脂腺脂质分泌、调节毛囊皮脂腺导管角化、改善毛囊厌氧环境并减少痤疮丙酸杆菌的繁殖、抗炎和预防瘢痕形成等作用。

适用于：

（1）结节囊肿型痤疮；

（2）其他治疗方法效果不好的中重度痤疮；

（3）有瘢痕或有形成倾向的痤疮；

（4）频繁复发的痤疮；

（5）痤疮伴严重皮脂溢出过多；

（6）痤疮变异型如暴发性痤疮和聚合性痤疮，可在使用抗生素和糖皮质激素控制炎症反应后使用。

329. 异维A酸（泰尔丝）的正确用法及注意事项

正确用法：

口服剂量：小剂量 0.25~0.5mg/（kg·d），与食物同服。

疗程：视皮损消退的情况及药物服用剂量而定，通常应≥16 周，累积剂量达到 60mg/kg 可减少复发。

注意事项：

（1）异维A酸为维生素A衍生物，在人体内具有广泛的生物学活性，能产生类似于维生素A过量的不良反应，但停药后绝大多数可以恢复，严重不良反应少见。

（2）最常见的不良反应是皮肤黏膜，特别是口唇干燥。

（3）较少见引起肌肉骨骼疼痛、血脂升高、肝酶异常及眼睛受累等，通常发生在治疗最初的 2 个月，肥胖、血脂异常和肝病患者应慎用。

（4）长期大剂量应用有可能引起骨骺过早闭合、骨质增生、骨质疏松等，故 <12 岁儿童尽量不用。

（5）异维A酸具有明确的致畸作用，女性患者应在用药前 1 个月，服药期间及停药后 3 个月内严格避孕，如果在须避孕期间意外怀孕，则必须采取流产处理。

（6）此外，异维A酸的使用与抑郁或自杀的关联性尚不明确，因痤疮本身也会导致患者产生自卑、抑郁，建议已经存在抑郁症状或有抑郁症的患者不宜使用。

330. 吃异维A酸（泰尔丝）期间，可以做光电治疗吗

（1）异维A酸说明书提及服药期间应避免太阳光及 UV（紫外线）过度照

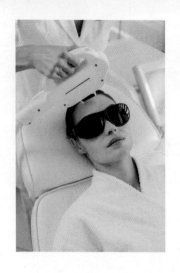

射，主要考虑异维A酸（泰尔丝）的光敏性。异维A酸具有一定的光敏性，但主要与长波紫外线（320~420nm）相关。目前医美的光电治疗项目基本不包括这个波段，服药期间可以进行光电治疗。

（2）国内外大部分医生建议停药6个月以后再进行光电治疗，认为可能引起色素沉着或瘢痕。

但是最新的研究显示，包括美国皮肤外科协会在内的许多专家发布共识，认为服药期间或者停药6个月后进行光电治疗都是安全的，并不会增加色素沉着或瘢痕的风险。

331. 如何选择有效抗生素、避免耐药

药物选择：

选择口服抗生素治疗痤疮基于以下4个条件：

（1）对痤疮丙酸杆菌敏感；

（2）兼有非特异性抗炎作用；

（3）药物分布在毛囊皮脂腺中浓度较高；

（4）不良反应小。

按照上述条件应首选四环素类如多西环素、米诺环素等抗生素，不能使用时可考虑选择大环内酯类如红霉素、阿奇霉素、克拉霉素等抗生素。其他如磺胺甲噁唑、甲氧苄啶（复方新诺明）也可酌情使用，但β内酰胺类和喹诺酮类抗生素不宜选择。四环素口服吸收差、耐药率高，而新一代四环素类药物如米诺环素、多西环素和赖甲四环素各方面明显改善，应优先选择。

避免耐药：

（1）避免单独使用，特别是长期局部外用；

（2）治疗开始要足量，一旦有效不宜减量维持；

（3）治疗后2~3周无疗效时要及时停用或换用其他抗生素，并注意患者的依从性；

（4）要保证足够的疗程，并避免间断使用；

（5）痤疮丙酸杆菌是皮肤的正常寄生菌，治疗以有效抑制其繁殖为目的，而不是使其完全消灭，因此不可无原则地加大剂量或延长疗程，更不可以作为维持治疗甚至预防复发的措施；

（6）有条件可监测痤疮丙酸杆菌的耐药性，指导临床合理应用；

（7）联合外用过氧化苯甲酰可减少痤疮丙酸杆菌耐药性产生；

（8）有条件可联合光疗或其他疗法，减少抗生素的使用；

（9）痤疮复发时，应选择既往治疗有效的抗生素，避免随意更换；

（10）克拉霉素、罗红霉素、左氧氟沙星等是目前治疗全身感染常用的抗生素，应避免选择用于痤疮的治疗，以减少耐药菌产生的机会。

332. 抗生素的正确用法及注意事项

剂量：米诺环素和多西环素为 100~200mg/d（通常 100mg/d），可以 1 次或 2 次口服；四环素 1.0g/d，分 2 次空腹口服；红霉素 1.0g/d，分 2 次口服。

疗程：6~8 周。

注意事项：治疗中要注意药物的不良反应。

（1）较常见的有胃肠道反应、药疹、肝损害、光敏反应、前庭受累（如头晕、眩晕）和良性颅内压增高症（如头痛等）。

（2）罕见的不良反应有狼疮样综合征，特别是应用米诺环素时。

（3）对长期饮酒、乙型肝炎、光敏性皮炎等患者宜慎用或禁用。

（4）四环素类药物不宜用于孕妇、哺乳期妇女和 <16 岁的儿童，此时可考虑使用大环内酯类抗生素。

（5）将米诺环素每日剂量分次口服，或使用缓释剂型每晚 1 次，可减轻部分不良反应。

（6）出现严重不良反应或患者不能耐受等情况时应及时停药，并对症治疗。

（7）大环内酯类和四环素类药物联合其他系统药物治疗时要注意药物的相互作用。

333. 吃避孕药可以治疗青春痘吗

避孕药:雄激素在痤疮的发生发展中起着重要作用,而避孕药是抗雄激素治疗中最常用的药物。口服避孕药治疗痤疮的作用机制:雌、孕激素可以对抗雄激素的作用,还可以直接作用在毛囊皮脂腺,减少皮脂的分泌和抑制粉刺的形成。

适应证为:(仅针对女性患者)①伴有高雄激素表现的痤疮,如皮疹常好发于面部中下 1/3,尤其是下颌部位;重度痤疮伴有或不伴有月经不规律和多毛;②女性青春期后痤疮;③经前期明显加重的痤疮;④常规治疗如系统用抗生素甚至系统用维 A 酸治疗反应较差,或停药后迅速复发者。

药物选择、剂量、疗程:

目前常用的避孕药包括炔雌醇环丙孕酮和雌二醇屈螺酮等。炔雌醇环丙孕酮每片含醋酸环丙孕酮 2mg+ 炔雌醇 35µg,在月经周期的第 1 天开始每天服用 1 片,连用 21 天,停药 7 天,再次月经后重复用药 21 天。口服避孕药的起效时间需要 2~3 个月,通常疗程 >6 个月,一般要求皮损完全控制后再巩固 1~2 个月再停药,停药过早会增加复发的概率。

334. 糖皮质激素与青春痘的关系

(1)糖皮质激素诱发痤疮:糖皮质激素能使毛囊上皮退化变性,导致出口堵塞,出现痤疮样皮疹或使原有痤疮加重。

(2)糖皮质激素治疗痤疮:生理性小剂量糖皮质激素具有抑制肾源性雄激素分泌作用,可用于抗肾上腺源性雄激素治疗;较大剂量糖皮质激素具有抗炎及免疫抑制作用,因此疗程短、较高剂量的糖皮质激素可控制重度痤疮患者的炎症。

(3)使用方法:①暴发性痤疮:泼尼松 20~30mg/d,可分 2~3 次口服,持续 4~6 周后逐渐减量,并开始联合或更换为异维 A 酸;②聚合性痤疮:泼尼松 20~30mg/d,持续 2~3 周,于 6 周内逐渐减量至停药;③生理剂量泼尼松 5mg 或地塞米松 0.75mg,每晚服用,可抑制肾上腺皮质和卵巢产生雄激素前体。对于经前期痤疮患者,每次月经前 7~10 天开始服用泼尼松至月经来潮为止。

335. 口服异维 A 酸（泰尔丝）及四环素治疗痤疮时能晒太阳吗，灯光有影响吗

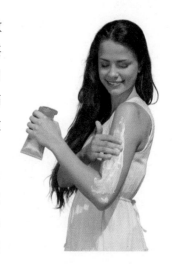

异维 A 酸（泰尔丝）与四环素均具有一定的光敏性。日晒后患者可出现红斑、水肿、丘疹、荨麻疹，甚至起疱。药物光敏反应也是一种过敏反应，是指用药后由光照引起的主要发生在皮肤和黏膜部位的药物过敏反应，又称光敏性药疹。大多数药物的光敏反应均与紫外线照射有关。

因此服药期间避免太阳光及紫外线过度照射，以免出现光毒性反应。使用具有光敏性药物期间以及停药 5 天内，应采取适当的防护措施，避免日光暴晒，如使用防晒霜、穿戴可以遮光的衣物或采取夜间服药等策略。

但光敏反应指的是紫外线诱发的药物不良反应，由于家用照明灯不含紫外线，故不会诱发药物的光敏反应。

（五）中医中药治疗

336. 粉刺和痤疮是一个病吗

痤疮，是发生在毛囊皮脂腺单位的一种慢性炎症性皮肤病，主要好发于青少年，因此它还有一个名字——"青春痘"。痤疮和青春痘是同病异名，那么我们常常听说的粉刺呢，粉刺和痤疮也是同病异名么？

准确地说，粉刺是痤疮比较轻症的表现。痤疮早期无明显炎症时，其皮损称之为粉刺，粉刺包括闭合性和开放性粉刺两种。闭合性粉刺，典型皮损是约 1 毫米大小的肤色丘疹，丘疹在表皮没有直接的开口，而是在内部把皮肤给顶起来

了,所以皮肤显得发白,这个就叫白头粉刺。开放性粉刺表现为圆顶状丘疹伴显著扩张的毛囊开口。毛囊口异常角化,堵在毛囊口的皮脂被空气氧化后变黑,所以又叫黑头粉刺。当粉刺进一步加重,可出现炎性丘疹、脓疱、结节和囊肿等痤疮皮损。皮损反复发作,甚至遗留色素沉着、红色痘印、凹陷性或肥厚性瘢痕。

337. 青春痘应该忌什么食物

中医认为痤疮是肺胃湿热所致,饮食不节、过食肥甘厚味会加重体内湿热症状,导致痤疮暴发。因此痤疮患者,尤其是中重度痤疮一定要忌口。忌口主要包括以下几方面:

（1）忌高糖类食物。食入高糖食品后,皮脂腺分泌会增多,加重痤疮症状。所以患者应忌食高糖食物,如果酱、炼乳、巧克力、白糖、冰糖、红糖等。

（2）忌高脂类食物。高脂类食物能产生大量热能,加重体内湿热症状,甚至导致痤疮暴发。应当忌食肥肉、猪油、奶油、猪肝、猪肾、鸡蛋黄等。

（3）忌食腥发之物。腥发之物常可引起过敏,可使皮脂腺的慢性炎症扩大。所以痤疮患者要忌食腥发之物,如海产品中的海鳗、海虾、海蟹、带鱼,以及羊肉等性热之品。

（4）忌食辛辣之物。这类食品性热,食后容易生火,痤疮者本属内热,服食这类食品无疑是火上浇油。如辣椒、辣酱、辣油、桂皮、姜、京葱、韭菜、洋葱、芥末、鲜辣粉等。

（5）忌服补品。有些家长生怕发育期的孩子营养不够,于是拼命进补,实际上这是一种错误的想法。因为补药大多为热性之品,补后使人内热加重,更易诱发痤疮。

（6）忌食牛奶。牛奶中含有游离胰岛素样生长因子-1（IGF-1）、雄烯二酮、双氢睾酮等,均可增加皮脂腺分泌进而加重痤疮。而酸奶发酵过程中破坏了大部分 IGF-1 和激素,可放心食用。

338. 是药三分毒,是不是用中药治疗痤疮就没有不良反应

中药治疗痤疮讲究从病机辨证,进而辨证论治,即寻找病因、判断症状,继而

指导临床用药。所以中药治疗痤疮是根据患者疾病及整体的病情病况来处方用药,其安全性高,不良反应相对较小,并且能帮助患者调理体质,促进症状好转。

但中药治疗痤疮也不是一点不良反应没有,如丹参和紫草这两味治疗痤疮是备受青睐的中药。丹参能活血调经、排脓、凉血消痈。其提取物丹参酮就是临床治疗痤疮应用非常广泛的中成药,它通过直接抑制皮脂腺细胞的增生、脂质合成而具有抗皮脂腺活性的作用。紫草主要功能为凉血、活血和解毒透疹,能加速痘印和瘢痕的新陈代谢。但丹参对胃肠道有刺激,长期使用会导致纳呆、泛酸等症,且不能与阿司匹林等药物同用。而紫草性味苦、寒,对于胃肠虚弱、大便滑泄者会加重胃肠不适和大便滑泄症状。

为了更好利用中药治疗痤疮,患者必须在有经验的医师指导下用药,对于中药治疗中可能产生的不良反应,医生会在方剂配伍的时候予以考虑,在确保疗效的前提下尽量减少不良反应。中药治疗痤疮见效慢,是一个长期的过程,患者必须树立信心,不能病急乱投医,更不能自行买药用药。

339. 哪些天然植物涂了可以去痘

天然植物含有很多植物精华,很多天然植物具有抗菌消炎、清热解毒的功效,如我们熟悉的芦荟、洋甘菊、沙棘果、茶树、马齿苋等。它们的提取物很多已经生产并在临床得到应用,如我们常见的果酸换肤,其果酸主要来源于各种水果提炼的有机酸。下边简单介绍几种可以直接外用祛痘的天然植物:

(1)芦荟:芦荟中含有芦荟酊,芦荟酊有很强的抗菌性,外用芦荟可起到抗菌、消炎的功效。做法:鲜芦荟去皮和刺,切片外敷,每次 15 分钟左右,每日 1次。也可以将鲜芦荟中的嫩肉捣烂取汁,用一颗压缩的纸面膜充分吸收该汁液,然后敷脸 20 分钟。

(2)蛋清珍珠粉:蛋清含有蛋白质、多种矿物质及营养物质,外用不但美容还能清热解毒,与珍珠粉搭配使用效果更好。做法:取一只鸡蛋的蛋清,与 10g珍珠粉混匀后一起当面膜使用。使用前应注意提前清洁皮肤,涂抹时应均匀厚涂,20 分钟后洗去,一般 2 次 / 周即可。

(3)马齿苋:马齿苋具有清热消肿的作用,特别是对发炎、感染等痤疮有很好的效果。做法:马齿苋捣烂榨成汁直接涂在患部,或加适量蜂蜜水制成面膜外用,每次 20 分钟。

340. 青春痘仅用中药外治有效吗

中药外治包括中药熏蒸、中药散
剂外敷和中药面膜等多种方法,达到
清除皮肤表面的油脂、皮屑和细菌等
混合物的作用。随着中医药对痤疮
研究的不断深入,临床治疗经验的丰
富,治疗手段多元化,中医外治法治疗
痤疮取得了较好的疗效。但痤疮是多
种因素综合作用所致的毛囊皮脂腺疾
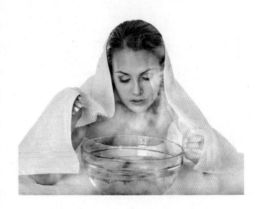
病,其中包括性激素分泌对皮脂腺调控异常、皮脂分泌过多、毛囊口过度角化、痤
疮丙酸杆菌引起的增殖过度的免疫反应,还与遗传及心理因素等有关。

因此,仅仅用中药外用治疗痤疮是不够的。中医外治法治疗痤疮方法多样、
简便易行,但外治法很少独立运用,主要用于症状比较轻的痤疮。为了更好地治
疗痤疮,多存在多个外治法联合运用或联合中药内服的治疗手段,如刺络拔罐配
合中药面膜、刺络拔罐配合针刺、穴位埋线配合中药面膜、穴位埋线配合放血等。

341. 中药治疗痤疮主要是清热吗

传统中医多认为痤疮是由肺胃积热,熏蒸于面所致。患者素体阳热偏盛,肺
经风热熏蒸,邪壅肌肤而发;或平素饮食辛辣刺激及膏粱厚味之品,酿生湿浊,湿
郁化热而成;或正值青春之年,营血偏热,血热上壅,郁滞肌肤而成;或病情日久,
气血运行不畅,瘀血阻滞,或脾运不健,酿生湿浊,湿聚成痰,痰瘀互结,皮损日渐
扩大加深。故阴虚火旺为发病之本,肺胃积热为发病之标。

简而言之,痤疮的发生和"热"有很大的关系,各种中药清热的方剂是治疗
痤疮的重要手段。清热除湿的处方有:枇杷清肺饮随症加减(枇杷叶、桑白皮、
黄芩、栀子、野菊花、黄连、赤芍、白茅根、生槐花、苦参),龙胆泻肝汤(龙胆草、山
栀子、紫草、黄芩、柴胡、生地、车前子)等。

342. 我吃了 3 个月的中药，还是不断爆痘，看来中药没什么效果

中药治疗痤疮讲究辨证论治，痤疮是皮肤皮损的局部表现，而实则和整个内分泌系统有着重要的联系。辨证治疗的要点是以局部辨证为主辨别标证，以整体全身辨证为辅控制复发。痤疮的局部辨证分为七个类型：丘疹粉刺型、脓疱型、结节型、囊肿型、聚合性痤疮、萎缩型和恶病质性痤疮。痤疮的治疗可以综合多种方法，其治疗时间较长，且受患者饮食、睡眠、情绪等多种因素的干扰，容易出现反复。

所以痤疮治疗期间病情反复不能说明中药无效，患者的病情和很多因素有关。为了达到更好的疗效，一方面患者应谨遵医嘱，按时服药并定期随诊；另一方面，须严格自身饮食习惯，少食油腻辛辣刺激性食物，同时养成规律的作息习惯。

343. 我脸上的痤疮比较重，以结节、囊肿为主，还经常乏力、便溏，吃中药治疗会不会加重腹泻

首先明确结节型痤疮是指皮损以花生至指头大的红色或暗红色结节为主，伴有疼痛或小脓疱，证属热瘀互结，治宜清热活血软坚。而囊肿型痤疮是指皮损以大小不一的囊肿为主，伴有结节，表面暗红色，常继发化脓感染，破溃流脓，形成窦道及瘢痕。或穿刺时可抽出脓血。证属热痰瘀互结，治宜清热活血，化瘀散结。

乏力一般指疲乏无力的状态，根据中医理论，气虚病机最容易产生乏力症状；便溏是指大便不成形，似溏泥，本症多见于脾虚，可通过中医调理，注意饮食来治疗。中药是中医最有力的武器，这个武器的厉害之处在于可以通过中药方剂的加减调整，针对不同病机不同症状的疾病进行很好的治疗。所以在伴有乏力、便溏的痤疮患者治疗中，医生会根据症状调整方剂及用量，此时的清热活血等方剂不会加重腹泻，合理的方剂用药能在治疗痤疮的同时改善乏力、便溏等主诉。

344. 如何通过饮食调节改善痤疮患者的症状

痤疮的病因很多,其发生往往是多种原因导致的结果,但饮食不当,过食肥甘厚味及辛辣等刺激性食物,致使皮脂腺分泌异常,也是本病发生的主要诱因。因此,健康的饮食习惯对于痤疮的治疗来说非常重要。应注意以下两点:

(1)纠正不良饮食习惯:首先要纠正不良的饮食习惯,少吃高脂肪、高糖、辛辣刺激性食物和腥发之物食物,如猪油、奶油、果酱、巧克力、辣椒、辣油、桂皮、芥末、海蟹、带鱼和羊肉等,同时也不盲目服用补品,因为补药大多为热性之品,补后使人内热加重,更易诱发痤疮。

(2)养成健康的饮食习惯:多喝水,足量的水分不仅能够满足人体各个器官或组织的需求,同时还可以滋养皮肤,并能促进皮肤的废物从体表的汗腺或皮脂腺排出。适当地吃一些含有清凉作用的食材,青春痘患者大多数都是体内湿热的体质,清凉作用的食材可以清凉祛热、生津润燥,如瘦猪肉、兔肉、蘑菇、木耳、油菜、菠菜、苋菜、莴笋、苦瓜、黄瓜、冬瓜、西红柿、莲藕、西瓜、梨、苹果等。

345. 中医治疗痤疮分几种类型

中医认为痤疮多因肺胃蕴热或过食辛辣油腻,以致体内生湿生热生痰,湿热痰凝滞肌肤而致;或情志不畅,肝失疏泄,冲任不调而致;或先天不足,阴阳失调所致。根据不同的证候,分为肺经风热、湿热蕴结、痰湿凝结、冲任不调四种类型,治疗时可以根据不同的类型采用中医辨证的方法来对症下药。

346. 中医治疗痤疮为啥要清肺热

皮毛指一身之表,包括皮肤、汗孔、毛发等组织,是指通过它的宣发作用,把水谷精微输布于皮毛,以滋养周身皮肤、毛发、肌肉。肺与皮毛紧密联系,肺为娇脏,易受外邪侵害,外邪如风、湿、毒等从皮毛而入,首先犯肺,肺气失宣,风温邪盛,传变入里导致肺热,出现多种皮肤症状,如痤疮等。青壮年素体阳盛,若饮食不节过食油腻,湿热内蕴上蒸而成,所以中医治疗本病,常须清肺热。

347. 治疗痤疮有时为何要用大黄泻下

　　肺与大肠相表里,肺气不能肃降,肃降失常,大肠传导失司,糟粕停滞而积滞不通,因此,痤疮患者常见有便秘或者大便不爽现象。大黄是泻下剂的代表药,性味苦寒,具有泻热通便,凉血解毒,逐瘀通经作用,治疗痤疮伴有便秘或大便不爽可以采用大黄泻下。

348. 痤疮患者为何要少吃辛辣油腻甜食

　　中医认为:辛辣油腻甜食助湿生热,易导致肺、胃、大肠湿热,循经上蒸而致痤疮。此外,生活节奏加快,工作压力增加,作息时间发生颠覆性改变,熬夜、加班等普遍存在,肾精暗耗,加重肾阴不足。阴不制阳,表现出相火妄动之象,很多患者表现出虚性亢奋的状态,如心肾不交之难入眠、易醒、醒后难再入睡、面部色潮红、手足心汗多、冬天手足冰冷、夏天烦热(女性多见)等。现代人崇尚快餐文化,喜辛辣香燥之品,一易损伤肺胃之阴,二更助湿化热,导致燥热内结。

349. 常用治疗痤疮的中成药有哪些

　　中成药口服比较方便,治疗痤疮时可以根据不同的类型对症下药,也可以收到很好的治疗效果,常用的中成药有连翘败毒丸、栀子金花丸、梅花点舌丹、片仔癀片、湿毒清胶囊、西黄丸、大黄䗪虫丸等。

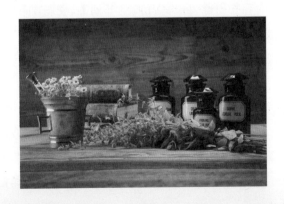

350. 常用治疗痤疮的方剂有哪些

中医讲究辨证论治,在治疗痤疮时可以根据中医的类型采用不同的方剂水煎服。

肺经风热证:丘疹色红,或有痒痛,伴面部多油、口干渴、大便干、舌红苔薄黄、脉数。治宜清肺散热,采用枇杷清肺饮加减。

湿热蕴结证:皮疹红肿疼痛,或有脓疱,伴口臭、便秘、尿黄,舌红苔黄腻,脉滑数。治宜清热化湿通,采用茵陈蒿汤加减。

痰湿凝结证:皮疹结成囊肿,大便稀,食欲不振,舌体胖大,淡苔白,脉滑。治宜化痰散结,活血化瘀,采用海藻玉壶汤加减。

冲任不调证:中年女性多见,皮疹颜色红,以丘疹、结节为主,烦躁易怒,月经量少,不规律,舌质红苔白,脉沉细。治宜调和冲任,理气活血,采用二至丸合并六味地黄丸加减。

351. 火针治疗痤疮的机制

痤疮是发于毛囊皮脂腺分布较为旺盛的颜面及前胸后背处的慢性炎性疾病,皮损可见白头粉刺、丘疹、脓疱、结节、瘢痕伴局部红肿疼痛,多见于青少年人群,因其多发于颜面等暴露部位,影响美观,甚至产生心理负担。痤疮相当于中医的"肺风粉刺""酒刺""面疮"等。目前火针治疗痤疮在临床上得到广大患者认可。火针疗法可使痤疮毛囊口、囊壁张开,排出囊内容物,从而达到开门祛邪、引热外出的作用,内容物得除,局部瘀肿、结节消散,腐祛则新生;同时火针的温热作用可以加快局部的血液循环、新陈代谢;火针的热力作用可以抑制痤疮丙酸杆菌的生长,从而减少痤疮的复发。

352. 中药面膜治疗痤疮的机制

痤疮,俗称"青春痘""粉刺""暗疮",中医学称"面疮""酒刺",中医学认为,本病与肺、脾、胃、大肠等脏腑功能存在密切的联系,治宜清热解毒、活血凉血、祛风散结。中药面膜是以中医药基础理论为指导,辨证施治,用一些中药材磨成粉末或中药提取物,添加水、蜂蜜等做成膜物质,均匀敷于面部的一种涂剂。中药面膜的作用机制是通过对皮肤水分的吸收作用来增加皮肤角质层内外浓度差,从而增强角质层的吸

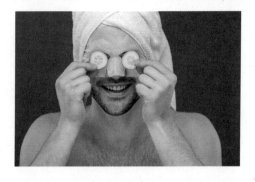

收能力,同时对皮肤的封包作用可阻止汗液蒸发,使角质层的水合作用增强加速药物吸收。又因中药面膜在使用时紧紧黏附在皮肤表面,软化毛囊角化层,在揭去面膜的同时,皮肤污物可被一起粘除,从而有利于皮肤毛囊通畅和皮脂顺利排出,减少甚至避免丘疹、脓疱、囊肿的形成,从而使皮肤更加清洁,最后达到治疗座疮的目的。

353. 用中医的方法治疗痤疮效果如何

中医治疗疾病需要辨证论治。主要的方法有:中药内治、中药外用、穴位注射、火针治疗、拔罐、放血治疗、耳穴压豆治疗等。这些丰富的治疗方法都是老祖宗留给我们的宝贵遗产,在科技和文明发达的今天,又得到了很好的传承和发扬光大。效果是肯定的、安全的。另外健康的生活方式,皮肤的正确清洗与保养,良好的饮食习惯,一些基础疾病的诊治和心理的健康,合理使用外用药等,对痤疮的治疗效果都是有影响的。

354. 中医治疗痤疮主要有哪些方法

中医治疗痤疮讲究辨证论治。常见方法包括:

(1)中药内服:①肺胃湿热型:皮疹较红,丘疹、结节、囊肿较明显时,以清热、滋阴为主,可应用知柏地黄丸(汤)等;②阴虚火旺型:往往舌苔较红,体型较瘦,脸上有皮疹或丘疹,甚至脱屑,中医治疗可应用消痤汤,以养阴疏肝为主;③痰热郁结型:可见到结节、囊肿、脓肿,皮疹较鲜红,舌苔较黄腻,可应用桃红四物汤和消痤汤,以化瘀散结为主;④冲任不调型:可应用柴胡疏肝汤合并消痤汤

或者逍遥丸。

（2）中药外用：包括四黄洗剂、三黄洗剂、四黄膏等中药。

（3）其他中医治疗：如放血治疗、穴位注射治疗、火针治疗、耳穴压豆治疗、针灸、拔罐等。具体用药请结合临床表现，找医生面诊对症下药。

355. 中药治疗痤疮的优势有哪些

中医治疗痤疮的优势在于强调把人当成一个整体来辨证论治。而不是局限在头痛医头，脚痛医脚。例如同是痤疮患者，由于年龄、性别、所处环境、病症及体质的不同，治疗的方法和用药都是"私人订制"的。举个例子，对于皮疹较红，丘疹、结节、囊肿较明显时，以清热、滋阴为主，可应用知柏地黄丸（汤）等；对于舌苔较红，体型较瘦，脸上有皮疹或丘疹，甚至脱屑，以养阴疏肝为主，可应用消痤汤；已有结节、囊肿、脓肿，皮疹较鲜红，舌苔较黄腻者，以化瘀散结为主，可应用桃红四物汤和消痤汤等。

356. 火针治疗痤疮会留疤吗

首先让我们了解一下什么是火针疗法？火针是用烧红的银针针尖快速刺入对应的穴位或皮损从而把湿寒和毒气散开的方法。用火针治疗痤疮的好处在于，既能调理身体的各种经络，还能起到排毒的作用。火针的针尖非常细小，这么细小的针尖以零点几秒的速度快速刺入皮损并退出，几天后针眼就会愈合，一般不用担心会有瘢痕，但有特殊瘢痕体质的人最好避免使用火针治疗，改用其他无创治疗方法来减少瘢痕的形成。

357. 用火针治疗痤疮有哪些注意事项

火针治疗痤疮后，皮疹上可出现透明组织液或血液渗出，用干棉签轻压拭去即可。较小的创面可保持清洁干燥即可，较大的创面可外涂抗感染、抗痤疮药物。常用莫匹罗星软膏、过氧化苯甲酰凝胶，维A酸类药物，如异维A酸乳膏、阿达帕林凝胶等。同时注意24小时之内不可沾水，保持创面的清洁干燥，禁止用手触摸以及搔抓皮疹。饮食避免辛辣、刺激、油腻,以及少食烧烤和甜食。还要注意休息、防晒。

358. 孕妇能用中药治疗痤疮吗

由于考虑到胎宝宝的发育和用药安全问题,孕妇的用药是非常谨慎的。一般情况下医生不会建议内服药,也包括中药。但也会在某些情况下使用一些相对安全的中药,如蒲公英、金银花等,具体能不能用,怎么用、用多大剂量,都得得到医师的指导再用。切不可听信网络微信不实传言,道听传说,以免造成不可挽回的后果。

359. 为什么要用中西药配合治疗痤疮

首先西医认为痤疮是皮肤的毛囊、皮脂腺的慢性炎症性疾病,发病机制目前并不十分清楚,遗传、雄激素诱导的皮脂大量分泌、毛囊皮脂腺导管角化导致堵塞、痤疮丙酸杆菌繁殖导致的感染及免疫炎性反应等多因素致病。此外生活方式、情绪、饮食、内分泌、免疫状况等诸多因素都可影响发病。发病年龄主要是从青春期到 30 岁。临床表现有白头(黑头)粉刺、炎性丘疹、脓疱、结节、囊肿及瘢痕。基于以上特点,可见痤疮病因多样、复杂,临床表现多样化、病程慢性易反复。因此治疗周期长,而抗生素的长期使用可导致耐药菌株的产生和二重感染的发生,单独或联合中药治疗可缩短抗生素的使用时间,减少或避免了使用抗生素所引起的毒副作用。异维 A 酸类药物服用后常常有口干、皮肤干燥,对胎儿有致畸作用,而中药可减轻或缓解口干不适,准备计划在近期备孕的女性患者可用中药替代治疗。另外中药的治病有效成分用现代科学技术的方法加以提炼、萃取,制成中成药,如克痤隐酮凝胶就是这种产品。

360. 克痤隐酮凝胶治疗痤疮的正确方法

克痤隐酮凝胶的有效成分主要是隐丹参酮,是从中药丹参提炼出来的。隐丹参酮可以杀灭毛囊中的痤疮丙酸杆菌、白色葡萄球菌,对于痤疮的治疗起到比较好的作用。除了抗菌作用以外，它还有类似于雌激素的作用，因此具有抗雄激素的作用，所以对于痤疮的治疗疗效还是比较确切的。并且丹参酮还可以促进毛囊的正常角化，抑制粉刺的发生。在临床上，经常把丹参酮和其他抗生素或者是异维A酸的药物联合运用，协同治疗痤疮，比如米诺环素联合丹参酮，异维A酸联合丹参酮，对于痤疮的治疗都是可以达到事半功倍的效果。通常外涂于患处，一天2次，主要用于白头粉刺、黑头粉刺及脓疱性丘疹。

（六）特殊人群青春痘的治疗

361. 孕妇青春痘如何治疗，什么药物安全

痤疮，俗称青春痘，是皮肤科的常见病，多发病。据统计，在青春期男性有95%，女性有85%患过不同程度的痤疮。可是，有些孕妇在怀孕期间，也长起青春痘来，应该如何治疗才不会影响胎儿呢？

治疗痤疮的药物，大多禁用于妊娠期，对于轻度妊娠痤疮，患者可选择暂不干预。如果确有必要在妊娠期进行治疗，应仔细考虑痤疮的分级、患者风险承受力，合理选择药物。口服阿奇霉素、口服或外用红霉素、外用克林霉素和局部外用壬二酸属于妊娠药物分类中的B类药物（研究中没有风险证据），用于妊娠痤疮相对安全。过氧苯甲酰在妊娠药物分类中为C类（不能排除风险），应慎用。而口服异维A酸和外用他扎罗汀被归入妊娠药物分类中的X类药物，不得用于妊娠妇女或尝试怀孕的女性。

除了药物，其他一些非药物手段可以联合应用。例如对于粉刺型痤疮的患者，局部果酸治疗也具有一定疗效。了解了这些知识，孕妇就能在治疗痤疮的同时生出健康的宝宝了。

362. 肥胖儿童青春痘治疗与其他人群有什么区别

青春痘是一种多因素疾病，其发病主要与性激素水平、皮脂大量分泌、痤疮

丙酸杆菌增殖、毛囊皮脂腺导管的角化异常及炎症等因素相关。治疗通常以维A酸类、抗生素、过氧苯甲酰和物理治疗为主。

　　肥胖儿童是在同年龄同性别儿童中,体重指数大于或等于第95百分位数儿童,是体内脂肪,尤其是甘油三酯积聚过多而导致的一种状态。肥胖儿童青春痘可能与糖耐量受损、油脂分泌过多有关,体重控制是根本治疗方法,可辅以外用药治疗,同时需要进行内分泌诊断性检查,重视患者的内分泌功能对评估青春痘至关重要。需要进行雄激素的实验室检查,当出现雄激素增多症,应考虑多囊卵巢综合征可能,此时应考虑口服抗雄激素治疗。另外,肥胖儿童常出现非酒精性脂肪性肝病,导致ALT、AST值升高,血脂异常,此类患者为口服维A酸类药物的禁忌。

363. 多囊卵巢综合征患者的痤疮如何治疗

　　多囊卵巢综合征是生育年龄妇女常见的一种复杂内分泌及代谢异常所致的疾病,以慢性无排卵和高雄激素血症为特征,雄激素可通过促进皮肤内皮脂腺分泌皮脂促发痤疮。皮脂分泌量增加促进皮脂和角质在毛囊皮脂腺内堆积,造成毛囊部分阻塞,导致粉刺形成,粉刺为痤疮的初级皮损形式。因此,此类患者痤疮的治疗主要是通过多种机制来减轻雄激素的作用。

　　含雌激素和孕激素的口服避孕药中的雌激素成分被认为可抑制卵巢分泌雄激素,能增加性激素结合球蛋白产生,导致血清游离雄激素水平降低,大部分口服避孕药中的孕激素具有雄激素特性,但这种作用会被雌激素成分的抗雄激素作用抵消。而少数孕激素如屈螺酮、醋酸环丙孕酮、醋酸氯地孕酮和地诺孕素,则具有抗雄激素特性。螺内酯作为雄激素受体阻滞剂,可竞争性地抑制雄激素与雄激素受体结合。因此,口服避孕药和螺内酯作为治疗多囊卵巢综合征患者痤疮的主要药物。

364. 应用激素的患者出现痤疮,如何区别是药物性还是青春期本身痤疮

　　应用激素出现的痤疮称为药物性痤疮:痤疮皮损表现为突发、形态单一的炎

症性丘疹和脓疱。静脉注射和大剂量口服糖皮质激素常可导致特征性的痤疮样皮疹,皮损集中在胸背部皮肤。类固醇引起的痤疮也可由面部不适当的外用皮质激素引起,红斑基础上的炎症性丘疹和脓疱分布在外用皮质激素的部位。虽然停用皮质激素可导致皮肤严重加重,但停用后皮损最终将消退。

青春期痤疮好发于青春期男性和女性。皮损好发于面颊、额部、颊部和鼻颊沟,其次是胸部、背部、肩部。痤疮的非炎症性皮损表现为开放性和闭合性粉刺。粉刺进一步发展会演变成各种炎症性皮损,表现为炎性丘疹、脓疱、结节和囊肿。炎症性皮损消退后常常遗留色素沉着、持久性红斑、凹陷性或肥厚性瘢痕。

青春期痤疮的皮疹形态多样,而药物性痤疮形态较单一。

365. 青春期前的痤疮如何诊断和治疗

青春期前痤疮是发生于 7~12 岁儿童的痤疮,女孩多见。痤疮可能是青春期最初的征象。在受累儿童中,通常粉刺占主导,并伴有相对较少的炎性皮损。青春期前痤疮患儿若无雄激素增多症的其他临床征象,通常不必进行内分泌系统检查。然而,当女孩出现异常重度痤疮、雄激素增多症的其他征象或者治疗反应较差时,应考虑 PCOS 的可能性。治疗:第一,患者教育:①清洗面部,但不应超过一日 2 次。使用温水,不要使用刺激性肥皂,可用柔和的无皂面部皮肤清洁剂。②不要用力擦洗面部。③不要挤挑粉刺。④避免使用油基的化妆品和护肤品。第二,药物治疗:①轻度者可不处理,需要者外用维 A 酸类、角质剥离剂、外用抗生素类或化学抗菌剂。维 A 酸类——有助于保持毛孔通畅,包括维 A 酸乳膏、阿达帕林凝胶、他扎罗汀凝胶;水杨酸和羟基乙酸——有助于去除死皮,并通过使毛孔通畅而减少痤疮;抗生素或化学抗菌剂——通过杀死粉刺内部的细菌而减少痤疮,有助于缓解炎症,包括克林霉素、红霉素、氨苯砜、过氧苯甲酰等。②严重者可口服抗生素(米诺环素或多西环素)或维 A 酸类药物等。

366. 痤疮伴有面部敏感时如何治疗

敏感皮肤为一种高度不耐受的皮肤状态,易受到冷、热、风、压力、护肤品等各种因素的激惹而产生瘙痒、刺痛、烧灼、干燥、紧绷、脱屑、发红等不适症状。痤疮患者由于面部皮肤屏障功能受到破坏，而更加敏感，对引起皮肤不良反应如潮红、干燥、脱屑等的口服药，以及刺激性较大的外用药物更加不能耐受，依从性下降。这类患者的治疗包括①健康教育：清淡饮食、良好睡眠、心情舒畅、避免暴晒、温水洗脸。②皮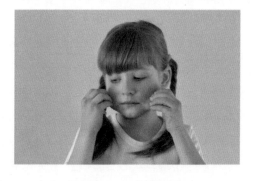
肤护理：可使用敏感皮肤系列医学护肤品重建皮肤屏障。皮肤油腻患者可选择控油保湿类医学护肤品，皮肤干燥、脱屑患者则选用舒敏保湿类医学护肤品，局部皮损处可使用有抗痤疮作用的护肤品。③分级精准治疗：根据痤疮的分级采取相应的治疗方法。

367. 瘢痕体质的人患痤疮在防治上有什么特殊方法

由于瘢痕体质的人患痤疮后更易遗留瘢痕，故瘢痕体质患者首先应：注意预防，避免炎症及异物刺激。日常生活中，注意防止创伤、打耳孔、文眉线、外科操作或注射等，以免损伤真皮或出现出血，引起增生性瘢痕疙瘩。不可强行挤压痤疮，或应用刺激性强的药物，以免留下瘢痕。其次，饮食应清淡，忌吃辣椒、葱姜蒜等刺激性食物，防止引起刺痒感。多吃新鲜的水果、蔬菜、蛋、奶、瘦肉等富含维生素 C、维生素 E 和人体必需氨基酸的食物，促进血液循环，改善表皮代谢功能。最后，寻求专业医生治疗，不可随意用药。瘢痕体质的痤疮患者应避免做刺激性的治疗，如激光、冷冻、激素封闭、磨削、手术切除等，可使用芭克等硅制剂减少局部痒痛，使局部瘢痕变平、变柔软，并可使用针对痤疮瘢痕的百洛油（Bio-Oil）护肤。

368. 磨削术治疗痤疮瘢痕的优缺点

皮肤磨削术是使用高速磨刷、金刚石磨头、齿轮钻头或碳化硅砂纸等工具祛除表皮或表皮和部分真皮的一种操作。其优点为操作简单、重复性好、疗效确切。皮肤磨削术能有效软化瘢痕的锐利边缘而无热损伤，减少术中出血量，缩短手术时间。磨削对组织损伤较小，能保留部分毛囊、皮脂腺、汗腺和上皮突，并迅速形成新的表皮。其缺点在于可能引起严重的术后瘢痕增生、疼痛、感染、色素沉着及粟丘疹形成。瘢痕增生主要与磨削的深度有关，若磨削过深，损伤真皮深层，则可能导致创面延迟愈合，最终瘢痕增生；若磨削深度偏浅，则往往需要两次以上的手术。此外，磨削术并不能用于所有痤疮瘢痕患者，对于瘢痕体质、血友病或凝血功能异常、乙型肝炎表面抗原阳性、患有自体接种性皮肤病（例如扁平疣、白癜风、银屑病等）、有精神性疾病、情绪不稳定或要求过高者，均不推荐皮肤磨削术。

369. 什么是痤疮后瘢痕，有什么特点

由于青春期的痤疮在恢复后所留下的瘢痕称为痤疮后瘢痕。痤疮瘢痕有三种类型，分别为萎缩性痤疮瘢痕、增生性痤疮瘢痕和瘢痕疙瘩。根据严重程度痤疮瘢痕整体可以分为四级，1 级：斑状瘢痕，以颜色改变为主；2 级：轻度萎缩性或增生性瘢痕，在正常社交距离处（50cm 或以上）观察不到，可以用化妆品或被毛发遮盖；3 级：中度萎缩性或增生性瘢痕，在正常社交距离处能观察到，无法用化妆品或被毛发遮盖，通过手工牵拉可以变平；4 级：严重的萎缩性或增生性瘢痕，在正常社交距离处能观察到，无法用化妆品或被毛发遮盖，通过手工牵拉也无法变平。痤疮瘢痕主要发生在青少年时期，男性多于女性，且好发于头面部等皮脂腺分泌旺盛的部位。本病重在预防，早期干预。

370. 痤疮后瘢痕与痘印有什么区别

痤疮后瘢痕是由于青春期的青春痘痤疮在恢复后所留下的瘢痕疾病。主要有三类，分别为萎缩性痤疮瘢痕、增生性痤疮瘢痕和瘢痕疙瘩。而大多数青春痘都会留下痘印，新鲜的痘印都是红色的，陈旧后颜色会慢慢变深呈深褐色，之后就会慢慢变浅，这是痘印的自然演变过程。青春痘发生时引起血管扩张，而痘痘消下去后血管并不会马上缩下去，就形成了一些平坦的红斑，这就形成了我们所说的红色痘印；皮肤的炎症反应造成了皮肤组织的破坏，炎症后的色素沉着会使长过青春痘的地方留下黑黑脏脏的颜色，这样就形成了黑色痘印；而当痘痘持续

存在炎症反应,各种炎性细胞释放出多种细胞因子,导致皮肤胶原和基质排列异常,再加上微循环和自由基因素的影响,淋巴回流减少,局部水肿,这就形成了痘疤、痘痕。痘印大致分四种,包括黑色痘印、红色痘印、凹洞性痘印、增生性痘印。简单来说痘印包含了痤疮瘢痕,主要指痤疮后红色的血管扩张(红色痘印)、黑色的色素沉着(黑色痘印)和各种痤疮瘢痕。

371. 痤疮瘢痕可以用光电治疗吗

痤疮瘢痕由于青春期的青春痘痤疮在恢复后所留下的瘢痕。好发于面部、颈部、前胸及后背,在青少年中的痤疮瘢痕发生率高达20%,对患者的生活及心理产生重大影响。痤疮瘢痕常用的治疗方法有微针治疗、注射填充、化学剥脱、皮肤磨削术、微晶磨皮、光电治疗及手术治疗等。但均存在着疗效欠佳或术中出血、术后感染、瘢痕形成、色素沉着及色素减退等不良反应。随着激光技术的发展,目前激光治疗瘢痕已经在临床上开始使用并推广。目前对痤疮瘢痕皮损处进行气化型皮表重建仍然是疗效最好的一种方法,其中激光、强脉冲光、射频等光电治疗在临床的应用逐渐被大家认可。各种光电治疗均有其优缺点及局限性,针对不同的痤疮瘢痕以及不同的皮肤类型,需要选择不同的治疗方式,甚至需要通过联合多种治疗方法以寻求最佳治疗效果。

372. plasma(等离子技术)可以治疗痤疮后瘢痕吗

plasma等离子技术是治疗痤疮后瘢痕的新技术,组合了微等离子技术和离子单极技术,其治疗原理是利用单极射频,将空气中的氮分子转化为高能量的等离子体即plasma,引起表皮至真皮浅层的矩阵样非气化型剥脱,形成可控的"微剥脱区",几乎不留下炭化和焦化区,产生生物敷料效应,治疗点间可留有未治疗过的皮肤促进再上皮化,加速治疗区愈合,减少治疗后瘢痕形成。plasma不同于激光和其他普通光能,它是通过等离子能量对皮肤产生热作用,其主要特点是不需要和皮肤色基相作用,也不气化组织,能完整保留分离的表皮,利用它作为天然的敷料,可以促进治疗区域的修复。与传统的激光和物理磨削会造成皮肤组织缺损、色沉和感染相比,plasma在降低色沉和感染发生率上具有显著的优越性。在治疗痤疮后瘢痕时具有损伤小,恢复期短,不易产生色素沉着、疗效确切等优势。

373. 二氧化碳激光治疗痤疮后瘢痕可行吗

痤疮后瘢痕是临床常见的皮肤问题之一,常影响患者的生活、工作及社会交往,给患者带来较大的心理压力。激光磨削术是治疗痤疮瘢痕的有效手段。一般使用二氧化碳激光进行磨削,产生热损伤,热损伤扩散产生两个凝固区域,紧邻气化区是不可逆组织损伤区,稍外侧是具有修复潜力的可逆损伤区。二氧化碳激光对面部进行磨削治疗可使皮下胶原纤维增加,且排列规整。然而连续性二氧化碳激光因其不良反应较多,现已经较少应用于痤疮瘢痕的治疗。目前临床上常用点阵二氧化碳激光技术治疗痤疮瘢痕,它将二氧化碳激光变成点阵输出模式,形成阵列样排布的微小光束,当皮肤组织中的水分子吸收激光能量后形成多个柱状热变性区域,启动皮肤修复程序,使皮肤发生重塑,以"皮桥"愈合的新方式达到治疗效果。它拥有二氧化碳激光穿透深度和高效能的优点,并可加快皮损愈合速度和减少色素沉着等不良反应。

374. 痤疮后瘢痕可以通过手术治疗吗,什么样的情况可以手术治疗

临床上,大约95%的痤疮患者会出现痤疮瘢痕。不同部位所形成的瘢痕也是不同的。面部以冰凿样和萎缩性瘢痕为主,躯干部以萎缩性瘢痕为主,而四肢、颈部则以增生性瘢痕为主。痤疮瘢痕的治疗较为复杂,包括手术治疗及非手术治疗,根据痤疮瘢痕类型以及严重程度可选择不同的治疗方法。通常情况下,冰锥型瘢痕可选用环钻切除术、化学剥脱术、皮肤磨削;碾压型瘢痕可选用皮下切割术、皮肤磨削术、组织填充术、化学剥脱术;箱车型瘢痕可选用环钻切除术、环钻抬高术、皮肤磨削术、组织填充术、化学剥脱术;增生性瘢痕及瘢痕疙瘩首选皮损内注射糖皮质激素,必要时还可进行手术切除。单一方式治疗效果欠佳,为了取得最佳疗效,往往选择多种疗法联合治疗。

375. 痤疮后瘢痕手术治疗的时机

　　痤疮瘢痕形成是因为痤疮炎性丘疹损伤深至真皮,导致真皮组织遭到破坏以及大面积的表皮缺损,从而形成瘢痕。瘢痕的治疗较为复杂,包括手术治疗及非手术治疗,而对于痤疮后瘢痕的治疗,通常会先考虑非手术治疗。对于非手术治疗效果不佳的患者再考虑手术治疗。在选择手术时机时,有以下几个方面时应当避免:①正在系统性应用维A酸类、阿司匹林等药物者;②患有严重的心、肝、肺、肾、血液、免疫缺陷性疾病者;③妊娠期、哺乳期妇女;④患有光敏性皮肤病、瘢痕体质者;⑤面部皮炎湿疹类疾病、单纯疱疹等;⑥皮损周围感染未得到控制的患者;⑦3个月内进行过面部激光、磨削等方法治疗痤疮瘢痕者;⑧患有精神疾病者。同时患者应该对本疾病有基本认识,患者手术意愿强烈,了解相关手术风险及并发症。

376. 自体皮肤细胞移植技术治疗痤疮后瘢痕的机制

　　皮肤磨削术是治疗痤疮后瘢痕较为常见的一种治疗手段。皮肤磨削术通过机械磨头将皮肤表皮和真皮浅层磨除,使瘢痕凹陷处变得光滑、平坦,进而依靠真皮深层皮肤附件中上皮移行生长实现创面愈合。单纯应用磨削治疗痤疮瘢痕,可产生红斑及短期内难以恢复的色素沉着,且愈合时间较

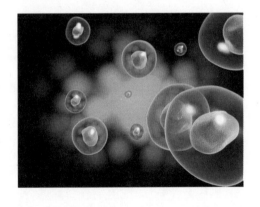

长,瘢痕增生、色素沉着的风险越大。而自体皮肤细胞移植技术可以加快创面的再上皮化,使磨削区表皮均匀、快速再生,促进上皮化过程,提高创面修复质量,避免修复瘢痕的形成,明显改善术后色素不均匀或色素脱失。自体皮肤细胞移植技术是通过胰酶降解等方法,用自体刃厚皮片制备自体皮肤细胞单细胞悬液,将其喷洒于创面,这种细胞悬液里,包含了表皮组织里的所有细胞成分,包括角质细胞、色素细胞、成纤维细胞以及朗格汉斯细胞,从而能够促进磨削后皮肤的

再生修复,极大地弥补了单纯皮肤磨削术的不足。

377. 自体皮肤细胞移植技术治疗痤疮后瘢痕的优缺点

单纯应用磨削治疗痤疮瘢痕,磨削后产生的红斑及色素沉着短期内难以恢复,愈合时间较长,增加了瘢痕增生、色素沉着的风险,而自体皮肤细胞移植技术可以加快创面的再上皮化,改善上述并发症的情况。自体皮肤细胞移植技术的应用,使磨削区表皮均匀、快速再生,促进上皮化过程,提高创面修复质量,避免形成修复瘢痕,明显改善术后色素不均匀及色素脱失。磨削术与自体皮肤细胞移植技术相互结合,一方面保证了治疗的深度,另一方面增强了皮肤组织的再生修复能力,通过损失与修复的互补作用,强化治疗效果。应用磨削术联合自体细胞移植技术治疗痤疮瘢痕,能够有效地降低感染、色素沉着、色素脱失等并发症的发生率,具有疗效好、不良反应小、恢复快、疼痛轻、术后护理方便、患者满意度高等优点。当然不好的一面是自体皮肤细胞移植技术增加了患者的手术费用,同时手术操作也更为复杂,耗时更长。

（七）其他治疗方法

378. 超分子水杨酸及果酸治疗痤疮有什么不同

超分子水杨酸换肤及果酸换肤都属于化学换肤术,使角质层细胞粘连性减弱,剥脱老化角质,防治毛囊口堵塞,使皮脂顺利排出;超分子水杨酸为亲脂性,可深入毛孔,溶解粉刺;可以激活表皮更新,加快新陈代谢,使皮肤状态更加年轻;可淡化色素沉着,修复浅表瘢痕;还可刺激真皮胶原的生成,减少细纹。

超分子水杨酸及果酸治疗痤疮均有良好的疗效,但超分子水杨酸较果酸不良反应要少。传统的水杨酸不溶于水,会使用酒精或其他有机溶剂,对皮肤有刺激性,而超分子水杨酸则可溶于水,对皮肤无刺激性,且有缓释性,可持续 12 小时发挥作用,导致皮肤发红的现象比较少。超分子水杨酸还具有出色的抗炎和抗菌能力,且没有添加酒精等有机溶剂,故部分敏感及伴有炎症的皮肤也可使用。

379. 什么类型痤疮适合超分子水杨酸或果酸治疗

轻中度痤疮,仅有粉刺、丘疹,没有结节、囊肿的患者适合超分子水杨酸或果酸治疗。超分子水杨酸或果酸联合米诺环素治疗中重度痤疮,疗效要优于单纯使用口服药物。果酸有一定的刺激性,皮肤较敏感的患者或炎症性皮损较多的中重度痤疮患者应先改善敏感、控制炎症,再行果酸治疗。

380. 哪些个体不适合做超分子水杨酸或果酸治疗

超分子水杨酸和果酸治疗痤疮虽然非常安全,但以下情况的个体是不适合做治疗的:

(1)对超分子水杨酸或果酸过敏的患者;

(2)治疗部位过敏性皮炎的患者;

(3)近期做过皮肤磨削、激光治疗、冷冻治疗的患者;

(4)瘢痕体质患者;

(5)面部有细菌或病毒感染性疾病的患者;

(6)6个月内口服过维A酸类药物的患者;

(7)正在口服抗凝药物的患者;

(8)孕妇;

(9)有免疫缺陷病的患者。

381. 超分子水杨酸或果酸换肤治疗后需要注意什么

换肤治疗中及治疗后会有皮肤发红、刺痛现象,需要悉心护理才能达到治疗效果并最大限度降低不良反应。换肤治疗后应充分冷敷,可减轻一过性的发红、刺痛、烧灼感,2~3天后会出现脱皮现象,一般会持续5~7天,不可用手强行撕去死皮,此时须加强保湿护理,无须使用化妆品及功效性护肤品,建议您选用正规的医学类护肤品。因为超分子水杨酸及果酸可促进其他成分的吸收,不恰当的护肤品可能会被皮肤吸收更多,从而引起不良反应。尽量不要进行汗蒸、喝酒、剧烈运动等。在换肤治疗间隔期间,请遵医嘱使用2%的超分子水杨酸护肤品,可以加强治疗效果。

在超分子水杨酸或果酸换肤后,部分患者可能会出现痤疮一过性加重,甚至出现丘疹、脓疱,此时不要惊慌,这只是暂时现象,是水杨酸或果酸加快了粉刺成熟及排出。

在治疗后,少部分患者可能会出现暂时性的色素沉着,请遵从医嘱,合理使用修复产品可使其色素沉着逐渐消退。

382. 等离子体治疗痤疮的原理是什么

等离子体治疗痤疮的原理是通过单极射频将空气中的氮分子转化为高能量的微等离子体作用于表皮至真皮浅层,产生矩阵样非气化型剥脱,形成可控的"微剥脱区",产生生物敷料效应,启动瘢痕组织的再上皮化修复,同时具有明显的磨削功能。单极射频在真皮层产生热效应,刺激成纤维细胞合成新的胶原纤维及基质,并将原有排列紊乱的胶原纤维进行重排,达到填充缺损的组织空隙、组织重塑的效果,而且这种效果可持续3~6个月甚至更长久。由于氮气是惰性气体,能有效地隔绝皮肤表面的氧气,产生抗氧化效应,同时等离子体能量传递不产生与剥脱性激光相关的爆破和气化作用,能够减少治疗中形成的继发性热损伤风险的发生。微等离子体治疗后微剥脱的表皮未直接脱落,并且无碳化形成,而是直接附着在表皮剥脱表面直到新生表皮形成,使表皮仍旧保持完整。这也是微等离子体治疗瘢痕后红斑持续时间短、恢复时间短、色沉风险小、不良反应少的原因之一。

383. 等离子体治疗痤疮的疗程、治疗间隔是多久

等离子体治疗痤疮一般4~6次为一个疗程,每次治疗间隔6~8周,治疗输出频率为40.68mHz。

384. 微针射频适合治疗什么类型的痤疮

微针是利用滚轮式或者图章式把柄上的若干根细小金属针头,在需要治疗的皮肤部位上来回滚动后,利用这些细小的针头在短时间内大量刺破皮肤最表面的角质层,使药物(美白修复抗炎等成分)大量渗透到皮肤的内部,达到美白、祛皱、去痘印、去痘坑等目的,同时微针对真皮层胶原的机械刺激,有利于皮肤的新陈代谢和再建修复。微针射频是利用微针携带射频能量在真皮层加热,进一步促进胶原纤维的再生,适合治疗:寻常型痤疮、脓疱型痤疮、囊肿型痤疮、痤疮引起的色素沉着及冰锥型的凹陷性瘢痕等。微针射频治疗属有创治疗,因此属于医疗项目,由于非医疗人员在非医疗机构,使用非法器械和药物,导致的皮肤感染,原发病加重,甚至疾病传播,常常见于报道,而且微针射频需要联合其他药物治疗痤疮,一定要到专业医疗机构进行。

385. 微针射频治疗与中医火针治疗有什么区别

中医火针是中医的外治法,火针疗法古称"焠刺""烧针"等,是针灸疗法中一支独特的医疗体系,火针疗法借"火"之力而取效,集毫针激发经气、艾灸温阳散寒的功效于一身,具有祛瘀除腐排脓、生肌敛疮,促使新肉化生、生长,愈合疮口的作用。中医火针治疗痤疮是通过局部的针灸用针在酒精灯上烤热后,迅速刺入皮肤达到局部的温烫温热,排出脓毒、邪气的作用,可以用于痤疮的粉刺、红斑、丘疹、囊肿、结节、瘢痕等多种皮疹。微针疗法是近年兴起的一种疗法,作用机制是短时间内大量刺破皮肤最表面的角质层,形成皮肤多条通道,然后将药物通过这些通道渗入皮肤内,促进吸收。微针射频是利用微针携带射频能量在真皮层加热,进一步促进胶原纤维的再生。每根微针比火针的直径较细些,刺破皮肤较浅些,微针射频操作也比火针简单。

386. 粉刺去除术包括哪些方法

粉刺是由皮脂、角质团块等淤积在毛囊口而形成的,表现为与毛囊一致的圆锥形丘疹,包括白头粉刺(闭合性粉刺)和黑头粉刺(开放性粉刺)。治疗粉刺包括外用药物、果酸或水杨酸及直接清除粉刺,粉刺去除术有以下两种方法:

(1)粉刺挤压器:局部皮肤消毒后首先用粉刺挤压器的针头挑破表皮,然后把粉刺开口放在另一端圆圈中间用力按压。

(2)火针:火针疗法是将毫火针在火上烧红后快速刺入皮损处然后快速出针,借助火针穿刺之力,开门祛邪,引热外达,不仅起到穿刺引流的作用,还能化腐生新、祛瘀消肿、软坚散结,从而达到治疗目的。

387. 透皮负压药物导入(无针水光)治疗痤疮的原理

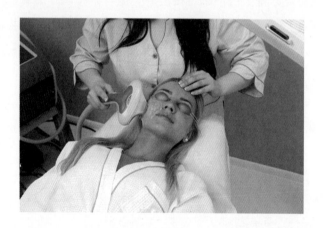

痤疮治疗方法很多,有外用药物、口服药物、物理治疗、局部注射、中医药治疗、饮食作息调节等,其中外用药物因其作用区域确定、不良反应小、疗效确切,是治疗的重中之重。

痤疮发病根源在毛囊皮脂腺,然而角质层多会阻碍药品到达,同时,由于细胞膜是由双层磷脂质构成,水溶性的药品吸收利用率低。因此,我们在痤疮的治疗中,引入了无针水光技术。

无针水光应用短波电磁脉冲技术,将药物瞬间爆破成纳米级的微滴,不伤害表皮细胞,将药物导入深达真皮层,增加有效成分的生物利用度。同时,这项技术不改变药物的药理作用和生物学特性,通过药物的合理搭配,达到局部抗炎、杀菌、保湿、调节皮肤水油平衡的作用,相较于传统的经皮给药、口服用药有生物利用率高,不良反应小的优势。

388. 透皮负压药物导入(无针水光)治疗痤疮的药物选择与配方

透皮负压药物导入并不会改变药物的作用,可以通过药物的灵活搭配,制订个体化治疗方案,达到满意的疗效。

常用的导入药物有:

甲硝唑注射液或复方甲硝唑溶液:有效抑制痤疮丙酸杆菌、毛囊虫、糠秕孢子菌的生长。

复方甘草酸苷注射液:抑制白细胞的趋化反应和花生四烯酸转化为炎症介质的过程,同时调节 T 细胞活化、抑制自身抗体的产生,达到有效抗炎作用。

维生素 B_6 注射液:减少皮脂腺分泌。

透明质酸:维持皮肤水分,调节水油平衡,改善皮肤免疫。

生理盐水:清洁皮肤,改善毛囊口堵塞。

杜鹃花酸:达到抗菌消炎的效果,减少不正常的角化,预防痤疮形成。有些人会在使用后有暂时性的刺激和红肿,但多于 1 小时内即可恢复正常。

同时,一些中药的导入有效性也得到了验证。大黄、黄柏、黄芩制剂导入可以起到改善微循环、抗炎的作用。

389. 透皮负压药物导入(无针水光)治疗痤疮的疗程、治疗间隔与频率

目前多项研究使用每周治疗 1 次,一般治疗 6~8 周后,通过数码相机拍摄照片及 VISIA 对比,观察治疗前后,痤疮有明显改善,然而,最佳的治疗疗程、治疗间隔有待更多高质量理论及临床研究结果。

390. 中药石膏倒模治疗痤疮的原理

中药倒模治疗是集药物、按摩、理疗于一体的中医外治方法,通过药物作用于面部,并通过摩、揉、推、搓、按、叩、梳等 7 种手法的按摩以达到疏通经络、消积散淤、宜畅气血、调和血脉的目的。中药面膜可分为中药消炎面膜和中药美白

面膜两种。中药消炎面膜主要选用金银花、大黄、黄连等具有清热解毒功效的中药,故有显著的消炎杀菌作用;中药美白面膜主要选用白芷、白术等美白作用的中药,具有美白、消除痘印等功效。而石膏是一种不可逆的无弹性膜材料,可自行凝固成坚硬的模体,使模体热量持续渗透,并且可加速血液循环,促进中药有效成分的吸收。

痤疮的形成与皮脂腺分泌过多、毛囊皮脂腺口堵塞及继发的细菌感染等机制相关。中药倒模治疗可加快浅表炎症的消退,软化皮肤的角质层,清除皮脂腺的淤积,缓解皮脂腺的增生肥大,清洁皮肤毛孔内的填塞物,并且可以调节皮脂腺的分泌,防止角质细胞相互粘连,从而从多个环节干扰痤疮的形成。

391. 适合药物倒模治疗的痤疮类型

中药倒模治疗是痤疮治疗的常用方法之一,它融药物、按摩、理疗为一体,借助特定功效的中药,通过人体穴位、经络按摩,辅以医用石膏,利用石膏吸水产生温热的原理,改善面部血液循环,促进药物吸收,达到消炎、祛脂、加速炎症后色素沉着吸收的治疗作用。该疗法作为一种局部疗法,能增强局部皮肤的新陈代谢,有很好的面部保健功能,可改善面部毛孔粗大、皮肤油腻等症状,且治疗过程舒适、无痛苦。

中药石膏倒模治疗,主要分为冷膜和热膜治疗。冷膜对毛孔粗大的皮肤有明显的收敛效果,并可改善油性皮肤皮脂腺分泌过盛的状况,故适合炎症型痤疮的初期及油性皮肤的治疗。热膜主要通过热渗透的原理,促进面部皮肤血液循环加快,充分吸收膜粉中的营养物质,以达到增白和减少痘印的作用。

中药面膜可分为中药消炎面膜和中药美白面膜两种,中药消炎面膜主要选用金银花、大黄、黄连等清热解毒中药,故有明显的消炎杀菌作用,其用于炎症初期,可有效消除面部炎症,控制痤疮症状;中药美白面膜主要选用白芷、白术等美白作用的中药,具有美白和消除痘印的作用。药物倒模常用于轻中度痤疮的治疗,而严重痤疮,则须系统使用药物,并辅以红、蓝光照射等物理治疗方法,促进痤疮皮损的消退。

392. 顽固性痤疮患者如何开展心理辅助治疗

痤疮是发生于毛囊皮脂腺的一种慢性炎症性皮肤病,目前有逐年增多的趋势。痤疮是一种多因素疾病,其发病机制尚未完全清楚,皮脂分泌过多、毛囊皮脂腺口阻塞、痤疮丙酸杆菌的感染等因素是痤疮发病的主要原因,此外,遗传、饮食、胃肠功能、环境因素及精神因素等亦与痤疮发病有关。

痤疮不仅仅是皮肤病,更是一种与心理因素有着密切关系的疾病,痤疮好发于面部,有损容貌,故对患者的精神、心理常带来较大的影响,尤其是顽固性痤疮患者,常伴有如焦虑、抑郁、睡眠障碍甚至自卑等不良状况和情绪,而这些负面因素,可反过来加重痤疮症状。因此,针对痤疮患者的心理因素予以干涉,可促进疾病的恢复、提高治疗效果。

痤疮的心理辅助治疗,即心理干预,要根据患者不同的心理状态进行个体化的干预措施。对治疗没有信心的患者,要为其讲解痤疮形成的原因,帮助患者树立战胜疾病的信心;对心理负担较重的患者,告之不良情绪会对治疗有直接影响,正规的治疗和合理的护理,可有效控制痤疮的发生、发展,将其危害降至最低,从而使患者更有信心配合治疗;对心理压力大的患者,应鼓励患者保持愉悦的心情,并指导家长给予患者更多的支持和鼓励。

393. 臭氧水能治疗痤疮吗

臭氧水治疗痤疮是一种有效痤疮治疗的辅助方法。

臭氧又称超氧,是氧气的同素异形体,在大气层中,氧分子因高能量的辐射而分解为氧原子(O),而氧原子与另一氧分子结合,即生成臭氧。每个臭氧分子由三个氧原子组成,在常温常压下臭氧分子结构不稳定,很快自行分解为氧气单个氧原子,后者具有很强的活性,对细菌有极强的氧化作用,属于广谱杀菌剂,不但对各种细菌(包括大肠杆菌、绿脓杆菌及杂菌等)有极强的杀菌能力,对杀死病毒也很有效。

痤疮的发生多与皮脂分泌过多、毛囊皮脂腺口阻塞、痤疮丙酸杆菌的感染等因素相关,对于炎症性痤疮,临床上常采用抗生素治疗,但最大的问题是耐药问题,长期应用抗生素还可引起菌群失调等问题。所以,药物治疗配合臭氧液外敷,不仅可提高痤疮的治愈率、减少药物的治疗时间,还可以减少药物治疗所引起的不良反应。

394. 自血疗法能治疗痤疮吗

自血疗法是从患者静脉血管内抽取其自身血液,注入臀部肌肉或相应穴位,集放血、穴位注射、针刺3种方法为一体的一种创新疗法。自血疗法具备三个治疗作用:一,放血,放血使腠理开,使外邪能散,通畅血脉,病邪得除。二,针刺作用,注血后穴位对血液缓慢吸收而产生针刺效应,不仅能疏通经络,调和气血阴阳,还能刺激人体免疫系统,促进抗体产生,抑制变态免疫反应,改善微循环和皮肤敏感状态,从而达到消炎、消肿、促进皮损消退的作用。三,中医讲"血肉为有情之品",血液里面本来就存在多种微量元素、抗体等物,从局部可以滋养局部肌肤,整体来看也可以扶正气,强体质,正气足而邪自去。

其原理在西医认为是,痤疮的发生与免疫功能低下有关,自血疗法能刺激机体的非特异性免疫反应,促进白细胞吞噬作用,调理人体内环境,降低机体的敏感性。在临床上用穴位自血疗法治疗痤疮是一种安全有效的疗法。

395. 痤疮后瘢痕残留有哪些治疗方法

痤疮这个疾病最麻烦、最困扰患者的大概就是痤疮后残留的瘢痕和色素沉着了,我们先说说残留瘢痕有什么治疗方法来解决。痤疮患者的痕瘢可凹陷、可增生隆起,也可混合存在,在此只简单介绍相应治疗方法及适用类型,针对具体瘢痕类型适用不同的治疗方案最好由皮肤科医师面诊确认个人体质并制订诊疗方案:①激光治疗,包括传统激光和点阵激光,适用于冰锥型以外的所有凹陷性瘢痕类型;②强脉冲光疗法,原理是利用光热反应,具有治疗痤疮和痤疮瘢痕的作用;③射频疗法,微创消融技术,常与微针技术联合运用,刺激胶原蛋白再生,治疗瘢痕;④填充疗法,从凹陷型瘢痕下方提供支撑皮肤,根据填充材料不同有不等刺激胶原蛋白新生的功能,目前临床填充材料有胶原蛋白、左旋聚乳酸、透明质酸、自体脂肪、自体培养成纤维细胞、富含血小板血浆;⑤化学药物剥脱疗法,外用酸类,诱导表皮新生和炎症后胶原重排达到淡化瘢痕的作用;⑥皮肤磨削术,机械性磨除受损皮肤,促进组织愈合;⑦干细胞疗法,原理是干细胞具有自我更新与分化成特定细胞的类型;⑧外科治疗,常用技术为钻切除术、环钻抬高术及皮下切割术,分别对冰锥型、箱车型及碾压型痤疮瘢痕有一定疗效。

396. 痤疮后残留色素沉着有哪些治疗方法

部分患者在痤疮恢复后发现原本痤疮的部位遗留有色素沉着(颜色变深),民间俗称"痘印"。研究发现,减少患者的精神压力、及时就医都有助于预防痤疮后发生色素沉着。对于已经发生色素沉着的患者,目前有几种治疗方案:①化学剥脱术,顾名思义即用化学的方法使浅表老化的角质层剥脱,具有调节角质化过程,加速皮肤新陈代的作用,不过具有一定的刺激性,需要调节到合适的药物浓度;②光子嫩肤,其相对较短的波长可使色素选择性地分解,从而使痤疮遗留的色素沉着好转,不良反应较轻;③果酸联合强脉冲光,果酸具有一定的刺激性,强脉冲光则通过光热作用及生物刺激可治疗色素性疾病,较为温和。联合使用可以增加疗效,缩短疗程。但无论哪种治疗方法都要和医生交流后根据每个人的具体情况选择合适的方案。

397. 穴位埋线治疗痤疮的适用类型及注意事项

穴位埋线是在针灸理论指导下,将可吸收性外科缝线置入腧穴内,利用线对腧穴产生的持续刺激作用以防治疾病的一种中医外治法,实际上是针灸的一种延伸。穴位埋线一次作用可以持续 1 个月,并且和针灸的疗效差别不大,具有速效、长效、特效的优势,治疗次数少,患者痛苦小。现在都市上班族工作繁忙,时间宝贵,而针灸治疗需要患者每天到门诊进行治疗,因此很容易耽误时间,影响工作,而穴位埋线却很好地解决了这个问题,同时穴位埋线无不良反应,并且能有效地避免因服药不当对人的影响。用于治疗痤疮时一般须根据患者的具体中医分型进行穴位的选择,分型多有以下 4 种:①肺经风热型;②肠胃湿热型;③血瘀痰结型;④冲任失调型。

穴位埋线治疗要注意以下几个方面:①五岁以下的儿童、孕妇、有出血倾向者及蛋白过敏者禁穴位埋线;②皮肤破损处、关节腔内也禁止穴位埋线;③严格无菌操作,防止感染;④在胸背部穴位时应注意针刺的角度、深度,不要伤及内脏、脊髓,在面部和肢体穴位埋线时应注意不要伤及大血管和神经;⑤在同一个穴位反复多次治疗时,应偏离前次治疗的进针点;⑥埋线后敷料隔一天取下,针眼处当日应避免着水;⑦埋线后要留观 30 分钟,如有不良反应须及时处理;⑧精神紧张、过劳或进食前后 30 分钟内,一般不做埋线,以免发生晕针。

Part 7

第七部分　痤疮患者的健康教育

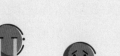

398. 痤疮患者什么不能吃

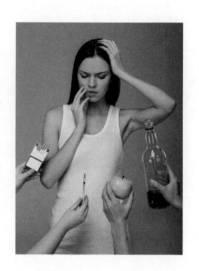

痤疮的发生主要与内分泌失调、毛囊口异常角化、毛囊内微生物、皮脂分泌增多及炎症等因素有关。目前为止，只有两种类型饮食明确可能与痤疮发生有关：一种是高糖饮食，另一种是高乳制品饮食，特别是低脂牛奶。所以痤疮患者应少吃甜食和油腻食物，少喝牛奶，但是食用奶酪和酸奶对痤疮发生没有影响。目前辛辣食物与痤疮的关系仍缺乏相关证据，如果食用辣椒后没有加重痤疮则不需要忌辛辣食物；但是如果食用辛辣食物后痤疮明显加重则需要忌辛辣。

399. 吃什么有助于痤疮治疗

临床观察中发现，那些偏食甜食、油炸食品、荤腥类食物、烟、酒以及强烈调味品的人易发生痤疮。一旦发生痤疮，就需要调整日常的饮食结构，以清淡为宜，多吃新鲜的蔬菜、水果、豆浆、鱼类等食品，摄取足够量的蛋白质、维生素、无机物以及粗纤维，还可以食用一些清凉祛热、生津润燥的食品，如鸭肉、蘑菇、木耳、油菜、苦瓜、丝瓜、冬瓜、豆腐、莲藕、梨、山楂、苹果等。

首先，多吃绿叶菜和其他蔬菜水果，这些食物含有多种抗氧化物质能够降低炎症的反应，并且含有较多的粗纤维，能够促进排便，帮助身体内毒素的排出；同时少吃牛羊肉，豆制品和杂豆类同样也可以补充蛋白质，大豆制品还含有膳食纤维，它们有利于平衡较高的雄激素水平，补充雌激素。

其次，可适量补充维生素 A、维生素 B_1、维生素 B_6、含有锌的食物。维生素 A 可以有效地防止毛囊角化，促进上皮细胞增生，含维生素 A 丰富的食物有：绿菜花、金针菇、胡萝卜、动物肝脏等；而维生素 B 主要参与机体类多种物质的氧化和代谢，富含锌的食物也具有控制皮脂腺分泌和减轻细胞脱落与角化的作用，芝麻、莲子、瘦肉等含有丰富的锌。

400. 运动出汗对痤疮有好处吗

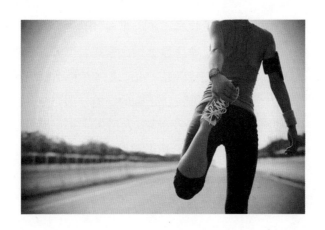

出汗理论上和痤疮无关,因为汗液是汗腺排出,痘痘是因为皮脂腺分泌油脂过旺导致痤疮丙酸杆菌繁殖最后形成痘痘,但是运动后如果不及时洗澡清洁容易滋生细菌和真菌,反而会加重痤疮。

401. 便秘也与痤疮有关吗

痤疮和便秘虽没有特别直接明显的关系,但是可以确定的是便秘对痤疮的治疗和预后确实存在着一定的影响。比如长期便秘的人可能会非常容易出现肌肤问题,脸色心情肯定都不会好,这种负面心情会影响到内分泌,自然会加重痘痘或者对痘痘的治疗产生不利影响。

402. 痤疮患者洗脸该注意什么

痤疮患者洗脸的注意事项:①要注意的是选择正确的清洁用品。一般的青春痘是由于青春期皮脂腺分泌过盛造成的,所以洁肤用品一定要选择清爽、低刺激性的,也可以用洁面香皂。②洗脸不要用太热的水。热水会引起面部毛细血管充血,不利于痘痘炎症消退。③洗脸一定要冲洗干净,残留的洗面奶可能会刺

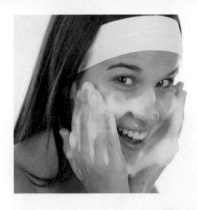

激皮肤,加重痤疮,如果不得已要化彩妆的话,一定要彻底卸妆。④痤疮患者洗脸不能太勤,早晚各1次就可以了。⑤要选择柔软性好的毛巾,同时避免过度搓擦,以防破坏角质层,洗脸时不小心出血、出脓的痘痘处应尽快冲洗干净后涂上抗生素药膏。⑥洗完脸,可以用凉水轻轻拍一拍,这样有利于收缩毛孔,令皮肤更细致。正确的洗脸一般是先用温水湿化皮肤、然后将洁面乳在手心打泡,再温和涂于面部,大约15~30秒后用温水清洁干净,最后可以使用冷水降低面部皮肤温度,再做爽肤和保湿步骤。

403. 痤疮患者可以使用护肤品吗

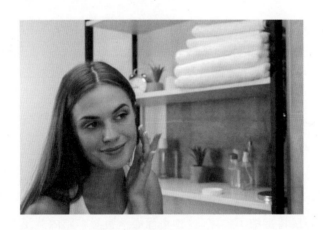

很多人在长痘痘(痤疮)的时候就不敢使用护肤品了,其实这样的做法是不对的,不使用护肤品可能会让痤疮加重。因为痤疮患者口服维A酸类药物以及外用制剂均有一定的刺激性,往往加重皮肤屏障的破坏,造成皮肤敏感性增加,同时痤疮本身也存在皮肤屏障受损,所以除药物治疗、物理治疗、化学剥脱治疗外,有时也需要配合使用护肤品,以维持和修复皮肤屏障功能及保持皮肤合适的水、油平衡。有些人就是因为无法忍受治疗过程中的干燥而终止治疗,这种情况下,如果能够配合使用护肤品,会大大减轻药物带来的不适感,让治疗得以继续进行。对于少数皮肤比较敏感的痤疮患者来说,如果涂了维A酸类药物出现刺激症状,可以尝试先涂保湿产品,然后再涂抹药物,可能就会觉得没那么刺激了。

404. 痤疮患者选用护肤品须注意什么

痤疮患者选用护肤品的注意事项:①油性皮肤表现为油腻、毛孔粗大等,应主要选用控油保湿凝胶。②干性皮肤可用油脂含量较少的保湿护肤品,就是避开导致粉刺的凡士林、液状石蜡、矿物油等油脂性成分,使用水质和乳液质地的保湿产品。③如果伴皮肤敏感,应外用舒敏、控油保湿霜,局部皮损处可使用有抗痤疮作用的护肤品。④痤疮患者最好不要使用手撕面膜,因为面膜与皮肤表面紧密贴紧,面膜可以撕破和破坏痤疮伤口,导致炎症加重。⑤护肤品本身也非常容易被微生物所污染,要看护肤品的保质期限,开封后尽快使用。开封时间太长或保存不当,也会给微生物滋生提供温床,使用后反而加重痤疮。⑥各种护肤化妆工具,如粉刷、粉扑等,也需要定期清洁,因为这些美容工具上面容易滋生大量病原微生物,这些微生物被带到皮肤上,也容易导致感染,加重炎症。

405. 痤疮患者能化妆吗

淡妆、彩妆、通勤妆、聚会妆……在这个光鲜时尚的时代,琳琅满目的化妆品提高了人们的审美品位,大多数人都曾用过化妆品,对于部分女性来说,每天化妆已成为一种生活习惯。在二十世纪四五十年代,皮肤科医生发现一些化妆品成分会造成或者加重毛囊皮脂腺导管堵塞,从而导致粉刺形成或加重,从此,医学上出现了"化妆品痤疮"这一名词。鉴于化妆品的使用对于痤疮患者而言是弊大于利,无论痤疮的严重程度如何,都建议痤疮病友尽量不要化妆。如果由于工作或者其他原因一定要化妆,建议使用不堵塞毛孔、不刺激油脂分泌的化妆品。尽量减少带妆时间,化妆后彻底卸妆。千万不要偷懒不卸妆,因为底妆产品都含有油脂成分,有时只用洗面乳没法将它们彻底清洗掉,需要使用专业卸妆产品清洁。尽量使用包装上有"不导致粉刺"字样的正规产品化妆。

406. 痤疮患者需要防晒吗

　　脸上长了痘痘,出门要不要涂防晒霜呢?防晒霜涂在脸上感觉很油腻,会不会让痘痘加重呢?事实上,对痤疮患者来说,防晒是很重要的,痤疮为光线加重性皮肤病,因为紫外线会导致表皮增厚,加重毛囊皮脂腺导管的角化,导致痤疮加重;痤疮治疗中使用的一些药物,如美满霉素、异维A酸、阿达帕林凝胶、过氧化苯甲酰凝胶等,具有光敏性,要求患者在治疗过程中防晒;除上述药物治疗外,物理治疗、化学剥脱治疗也要求患者在治疗后防晒,过度日晒可能会导致明显的色素沉着和瘢痕。但是含粉末或油脂的防晒霜均可能堵塞毛孔而引起痤疮加重,因此,痤疮患者要选用配方合理清爽型防晒霜,防止痤疮加重。

407. 吸烟对痤疮有影响吗

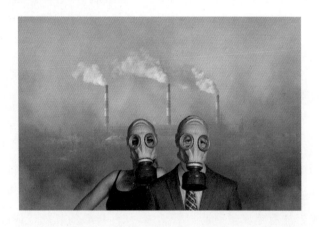

　　痤疮为常见的多因素共同作用而诱发的毛囊皮脂腺单位慢性炎症性疾病。香烟中的尼古丁摄入会体外诱导皮脂分泌增加而诱发痤疮,且与吸烟的年龄、烟龄、烟量等影响因素有关。有研究发现,每日吸烟大于15支的患者均发生了重度痤疮。尼古丁可促进角质形成细胞黏附、分化及凋亡和表皮的过度角化,吸烟导致的氧化压力引起过氧化角鲨烯的产生是粉刺形成的主要原因。经常吸烟的人,面部皮肤较普通人会面临衰老加速、皱纹增多、色泽暗淡、皮肤松弛等诸多问题。因此,吸烟可增加痤疮发生的风险,所以为了他人和自己的生命健康,我们都应该做到不吸烟,远离吸烟的场所。

408. 痤疮患者睡眠有什么需要注意的

长期入睡时间偏晚,不规律会导致体内内分泌系统调节紊乱,提升雄激素水平,而雄激素是痤疮的诱发因素之一。研究发现,睡眠时间 <6 小时、睡眠时间在凌晨后的患者痤疮更严重。这是因为夜间睡眠质量低下会影响日间活动,患者对刺激阈值降低,部分神经递质和内分泌激素水平变化,出现焦躁、烦闷情绪,睡眠不足也会影响机体自身修复功能,促使血浆中炎性细胞因子释放增加,进一步诱发痤疮炎症,加重病情。此外睡眠质量也是痤疮发生的影响因素,睡眠质量越好,患病风险越小。从中医学角度来看,晚睡、熬夜耗伤肾阴,导致相火过旺,上蒸头面,进而加重痤疮,所以对于已经患有痤疮的患者来说,养成一个好的睡眠习惯必不可少! 每天在 11 点前睡觉,以及保证 6 个小时以上的睡眠,这样才能养出健康的皮肤。

409. 长期看电脑和手机对痤疮有影响吗

随着手机的普及,功能的不断增加和完善,以及“互联网 +”时代到来,手机已成为人们生活中不可或缺的电子产品之一,而手机辐射对人类健康的影响不容忽视。研究表明,手机使用过程中的微波辐射可以使血浆中睾酮水平增加;另外,电脑、手机本身有磁性,会吸附聚积一些灰尘和微生物,手机与皮肤长时间密切接触,可能导致手机表面的微生物侵入人体,而微生物在痤疮的发生与发展过程中也起着非常重要的作用。长时间使用手机,除手机辐射对机体的影响外,还容易导致睡眠障碍,从而影响人体内分泌代谢,进而引起痤疮的发生。手机经常处于联网状态的痤疮患病率明显较手机处于非联网状态高。因此,长时间使用手机与痤疮的发病有关,痤疮患者应尽量减少看手机或电脑的时间。

410. 过度手淫会导致或引起痤疮吗

很多痤疮患者在对医生的问诊时对手淫感到难以启齿,首先我们要认识到

"手淫"的科学用语应为"自慰",自慰不是一种罪恶的行为,是人到了青春期后,由于体内的生理变化,并由此产生性冲动,而宣泄性欲的行为。我们说的过度手淫应为频繁自慰。手淫过程中极度的性兴奋,因而诱发下丘脑-垂体-性腺轴分泌过多性激素,多项研究发现,雄性激素水平过高与痤疮的发病密切相关,手淫也会使身体免疫能力下降,并且长期手淫会影响学习工作,造成思想不集中,久之又会导致精神抑郁或者神经官能症,进而对心理和睡眠情况带来负面的影响,而这些都是痤疮的好发因素。

411. 情绪状态对痤疮病情有影响吗

现代医学逐渐向"生物-心理-社会"模式转变,人们逐渐意识到,除生物学因素外,心理因素和社会因素对疾病的治疗也同样重要。有研究表明,当人们受到来自各方的精神压力时,抑郁、焦虑等情绪变化都将通过"大脑皮层-边缘系统"的情感环路,发放神经冲动到下丘脑-脑垂体-性腺轴或肾上腺轴,使雄激素增加,加重痤疮皮损。另外,皮脂腺本身对雄激素敏感性也增加。慢性、长期的精神、情绪因素导致痤疮的发生,而痤疮的发生及严重程度反过来又会影响患者的精神状态,增加压力,情绪方面波动还会引起体内雄性激素变化,形成恶性循环。不良情绪又影响睡眠质量,加重痤疮。临床研究发现,痤疮患者接受心理干预后,抑郁、焦虑等不良情绪得到改善,痤疮症状也有明显改善,生活质量提高。所以,当发现自己情绪状态的异常时,早期可以通过转移注意力、运动、向好友倾诉来自我排解,严重的时候应当及时就诊于心理医生。这样不仅对心理状况好,对痤疮也有好处。

412. 长痤疮了何时去看皮肤专家

说起青春痘,很多青少年都感觉苦不堪言,不光是脸上,很多人的前胸和后背这些皮脂腺比较多的部位都会发现它的痕迹,让人不胜烦恼。

青春痘在西医中叫痤疮,中医在秦汉时称之为面疮,明清时期则称为肺风粉刺。这是由于痤疮的丘疹疙瘩状如刺,挤压后会排出白色粉汁而得名。

很多人觉得青春痘难治,其实多因没医治对,而且对于这个疾病,存在着太多的误区,影响了治疗。

　　对于青春痘,首先要记住,它不是一个时期性的毛病,不要以为青春痘是人人都会长的,过了青春期就会好,而不管不顾,其实青春痘并不一定在青春期就消失,30多岁的大龄青年长,四五十岁的人也长,尤其是在当前大众的饮食和生活习惯之下,长"青春痘"的人是越来越多,年纪越来越大。

　　很多人为了祛除青春痘,想了许多的办法,比如说用溶解油脂的方法,通过药物或者是物理手段,把毛囊中的油脂溶解,其实这种方法短期内有效,但是毛囊中除了油脂还有很多网状的角质,就算油脂被溶解了,也很难顺利地排出,时间久了,反而会加重病情。

　　还有些人不知道从哪听说吃避孕药可以治疗青春痘,因为青春痘的产生与人体内激素分泌的失衡有关,而避孕药可以调节人体的激素平衡,其实这样是一种扰乱人体生理规律的方法,尽管避孕药能够在短时间内起到抑制青春痘的作用,但一停服,体内激素就会出现明显的失衡现象,青春痘反而会暴发,而且青少年如果长时间服用,生理周期会被打乱,尤其是对青春期的女性来说,还可能会导致不孕的严重后果。

　　很多人认为青春痘的病因是上火,"上火"会使人的内分泌系统发生紊乱,导致雄激素分泌过于旺盛,而雄激素分泌过多,是刺激油脂分泌的主要原因。比如说很多正处在青春期的人,吃东西不知道节制,爱吃烧烤、煎炸、辛辣或者甜腻的食品,很容易上火长青春痘,皮肤油腻,同时口渴、大便干燥,小便颜色黄,很多人过了青春期,也以为青春痘是上火引起的,所以想尽办法来灭火,不断地喝凉茶,或者吃清热解毒的中药,结果呢?不仅没有把青春痘消掉,反而出现了食欲减退、胃痛等症状,其实长青春痘绝大部分并不是"上火"所致,痤疮也有少部分患者呈四肢冰凉、腹泻等虚寒症状,因此,气血遇寒导致经络郁塞,同样也会引发痤疮。

　　在中医学看来,青春痘的位置和人的体质也有关系,在治疗上要看很多的方面,不是光治痘,而是调全身。治痘尤其讲究"因地制宜",长在不同的位置说明了不同的问题,要区别对待,所以还是去找专业的医生检查一下,了解自己的情况后再进行治疗。

413. 痤疮对人体有哪些损害

　　青春痘的危害首先是有损容颜,女性对此尤为敏感,尤其需要抛头露面的行业。对求职者来说,经常有人因此而不能通过面试关。青春痘患者本人也常自惭形秽,甚至被革职,这些人的婚恋也常受到影响。所有这些,对患者的精神、心理、情绪都是巨大的打击和无情的折磨。因严重痤疮和毁容性痤疮久治无效而轻生者有之。其次是有碍健康,健康当然包括心理健康,除此之外,化脓感染性损害对身体确有一定威胁。急性化脓病变可有发热、畏寒、不适、淋巴结肿大、白细胞增多等全身症状,慢性化脓性病变则可形成感染灶,对身体的影响虽较隐匿,但也更深更广。

青春痘患者的病发初期一般表现为丘疹性损害,这些丘疹的出现往往和毛囊发炎有关。丘疹出现后在丘疹的周围会伴有白色或黑色的粉刺性损害,其中白色粉刺是闭合性损伤,很难挤出;而黑色粉刺一般是开放性的,在毛囊的顶部,用手可以轻轻一挤,会挤压出一些乳白色的物质。青春痘的发展期表现为丘疹及粉刺出现后,还会由于皮肤的感染而进一步并发脓疱、囊肿以及结节性损害,那么这时青春痘的症状是什么呢?脓疱主要表现为脓包和炎性丘疹;而囊肿一般是内部伴有带血的黏稠脓液,破溃之后会遗留严重的瘢痕,此类损害男性比较多见;而结节性损害一般是表现为皮下或高于皮肤表面的损害,比较坚硬。青春痘的后期症状如果没有对青春痘进行积极、有效的治疗,青春痘愈合之后会伴有严重的色素性沉着,表现为粉红色或红色。有些严重的损害还会遗留痘印或痘坑等损害。

414. 痤疮反复发作是不是痤疮丙酸杆菌耐药了

痤疮的发病因素有多种,细菌感染对疾病的发生和发展有一定的促进作用,其中以痤疮丙酸杆菌最为常见。临床上也使用抗生素进行治疗,以减轻炎症痤疮的症状。由于抗生素治疗痤疮主要是抑制痤疮丙酸杆菌繁殖,而不是非特异性抗炎作用,故应注意防止痤疮丙酸杆菌产生耐药。这就要求在使用抗生素治疗痤疮时,应规范用药剂量和疗程,控制症状后适时停药,以免细菌对抗生素产生耐药性。

415. 痤疮患者应该避免使用哪些药物

能引起或加重青春痘的药物主要有六类:

（1）皮质类固醇激素：即通常所说的激素，包括睾酮等雄激素，泼尼松、地塞米松等皮质类固醇激素。其中，以皮质类固醇激素引发的青春痘样皮疹最常见，一般在服药 1~2 个月后发生，并有两个特点：①丘疹大小比较均匀，呈红色或皮肤色，严重者在丘疹顶端可发生脓头，皮疹的周围有明显红斑，除面部外也可发生于躯干部，以前胸和后背上部最常见。②停药后皮疹可自然消退。

（2）卤素化合物：包括碘、溴、氯等，这类化合物常常引起职业性青春痘样皮疹，多发生在长期与这些化合物接触的人员。

（3）抗结核类药物：如异烟肼和对氨基水杨酸钠。

（4）抗癫痫类药物：如苯妥英钠、三甲双酮、苯巴比妥等。

（5）维生素类：如维生素 B_{12} 内服或与维生素 B_6 合用。

（6）避孕类药物：如含炔诺酮的避孕 0 号、1 号。这类药物引起的皮疹特点是：停药后一段时间内往往比服药期间严重。

由药物引发青春痘的处理办法：

● 找皮肤病专科医生咨询，以便确定病因。

● 如病情允许，应停药或换药。如果病情不允许停药或换药，可考虑减量使用。如果怀疑由避孕药引起，应改用其他避孕措施。

● 尽管停药后多数青春痘可以逐渐消退，但及时找专科医生就医，得到有效的内服、外用药物治疗，可使皮疹消退更快或减少瘢痕形成。

416. 女性月经期间可以服用治疗痤疮的药物吗

经期痤疮与普通痤疮不一样，一般长在口部周围、鼻子两翼、下颌角等地方，并且容易反复发作。对付这种痤疮就不能使用清热解毒这类太寒凉的药，否则容易形成瘀血，带来月经量减少或痛经、停经等问题。应该及时就医，在治疗痤疮的同时调整内分泌和月经，才能治标又治本。

女性患者在治疗时，还应根据月经周期的变化，必须顺着生理周期走，选择不同的药物，调整皮肤护理的重点。例如，这一时期因孕激素水平增高，基础体温会有所上升。中医认为，此时患者体内阳气正旺、偏热，故在治疗或选择食物时，可以寒性药物或食品为主，用来清热降火，以减少体内孕激素对皮脂腺的刺激，控制痤疮的复发；相反，月经结束后的两周内，因体内雌激素水平较高，就应及时补充水分、滋阴生津,增强皮肤中的含水量,以促进皮肤中水油比例的平衡。

417. 成年人怎么还会长青春痘

人们往往会认为青春痘是青少年时期的标记,但我们经常可以看到很多成年人也长痘痘,这是什么原因呢? 青春痘也被称为痤疮,通常情况下,主要是因为皮脂腺分泌过旺引发,而皮脂腺的分泌主要是由雄性激素来促进的。在青春期这个特殊阶段,人体内的雄性激素和生长激素分泌很不稳定,所以会出现青春期总是反复长痘的现象。在步入成年后,有些人雄激素分泌的水平升高持续的时间比较长,会引起毛囊皮脂腺的过度增生,出现了痤疮。这部分人群中往往存在肾上腺来源的雄激素水平增高,也就是说由于精神紧张引起成年人的雄激素水平升高,这在成年人痤疮的发病中起了很大的作用。同时成年人长青春痘还可能与环境的污染、不科学的皮肤护理、不良的生活饮食习惯及生活工作的压力等因素有关。

418. 婴儿怎么也会长痘痘

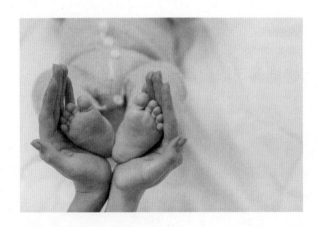

很多爸爸妈妈会发现,自己刚出生不久的宝宝脸上长出了不少"青春痘"?难道新生儿也会长出"青春痘"吗? 其实,这种新生儿长出的痘痘在医学上叫做"新生儿痤疮"。新生儿痤疮通常在婴儿出生后1周就会出现,3个月之内的宝宝占大多数。发生的部位和青年人相似,也在面部的前额、下巴、两颊等处,皮肤损害也是红色丘疹、白头和黑头粉刺、小结节和脓疱等多种形态,少数孩子还可出现象青年痤疮的那种结节、囊肿。它主要是由于婴儿还未出生时,受母体雄性激素的影响而发生。妊娠期间如果母体雄性激素产生过多,通过胎盘的血液循环影响到胎儿时,就会促使胎儿出现一时性的皮脂腺内分泌功能亢进现象,过多的皮脂也会堵塞毛囊口,引起毛囊上皮角化,栓塞毛囊导管,再加上脂肪酸和毛囊内细菌的作用,于是就出现了新生儿痤疮。

发现宝宝面部长有痤疮,平时要注意面部的清洁和护理,千万不能用手去挤捏,也不要擅自给宝宝涂抹任何药膏。婴儿痤疮都会在数月内自然消退。如果宝宝的痤疮症状严重,应该及时在医生的诊断和指导下用药。这也提示孕妇在妊娠期避免滥用激素类药物。

419. 哪些职业容易长痤疮

痤疮的发生与人们的工作压力和环境有着非常密切的关系。有些办公室职员以文案、设计类为主,往往长期面对电脑屏幕,工作环境又以室内居多,运动比较少。还有些职业任务繁重,经常会遇到有时限性的工作要求,周末和节假日需要加班,熬夜更是家常便饭。这些高压力和精神紧张的工作往往容易造成身体内分泌失调,而以痘痘的形式表现在外。

长期从事户外工作的人也是比较容易长痘痘的,我们说适当的晒晒太阳对人体有好处,但是如果全天的工作场景都是烈日下,皮肤灼伤损伤皮下组织,会形成易感染性敏感皮肤,痘痘是容易找上门的。

此外,工作环境中有着大量的粉尘和有毒有害气体的职业,这些粉尘和气体进入人体以后会损伤呼吸系统、神经系统,甚至对肾脏和造血功能都有影响,会使人体内分泌系统紊乱。

还有一些长期从事接触汽油、柴油、各种润滑油、石蜡、含氯化合物、杀虫剂、除锈剂、防腐剂和灭火剂等工作人员,这些化学品可通过皮肤接触或因吸入、食入而进入人体形成痤疮。患者脸上会出现一粒粒小疙瘩,与青春痘长得很相似,鱼目混珠,让人难以分辨。这些假"青春痘"是职业性痤疮。皮疹型的分布部位是眼旁附近、颧骨处,也可出在会阴、手背、四肢及躯干等经常接触上述化学品的部位。这些痤疮样疹,损害较密集,可伴毛囊角化。最后,颜面扩散性粟粒狼疮,损害为棕黄色或暗红色半球状或略扁平的丘疹,对称分布于眼睑、鼻唇沟及额部,在下眼睑往往融合成堤状。

420. 为什么痤疮会长在背后与胸前

背后和胸前的痘痘多数情况就是痤疮。痤疮是发生在毛囊皮脂腺的慢性皮肤病,发生的因素多种多样,但最直接的因素就是毛孔堵塞。毛孔堵塞以后,毛囊里面的油脂排不出来,越积越多就形成一个个小痘痘。胸前与背后的皮脂腺分布数量仅次于面部,所以是痘痘的另一个"高发区"。此外,如果我们遇到衣物透气性不好、运动时出汗过多、床上用品细菌螨虫较多的情形都会加剧胸前与背后青春痘的形成。在淋浴时,头发上的灰尘、脏东西容易留在背后和胸前,如果清洗不彻底往往会附着在皮肤上,也可以导致长痘痘。

421. 容易反复长痤疮是身体有其他疾病吗

反复长痤疮往往是身体有其他疾病的外在表现。如果内分泌有失调的情况,那么身体中的雄激素还有黄体素提升就会让雌激素减少,这样激素的分泌就会失调,从而皮肤油脂分泌就会比较旺盛一些,这样痘痘就会加剧发生,而且如果内分泌问题没有解决掉,痘痘就会反复无常的产生。还有就是长期便秘、慢性腹泻、胃酸过多等情况,身体中就会有大量的毒素无法正常地排出身体外,这样消化系统的问题就会反映为痤疮等皮肤问题。此外,过多的糖和淀粉类食物的饮食习惯可使皮脂显著增加。长期内用激素、苯妥英钠、异烟肼、避孕药或乱搽激素类软膏等会给人体造成刺激,从而引发内分泌失衡的情况产生,从而使痤疮产生或加剧。所以如果总是反复长痘痘,一定要注意自己身体是否存在上述的其他疾病情况和是否有服用特定药物的习惯,需要及时地进行治疗和调整行为习惯。

422. 痤疮里面到底藏了什么

痤疮俗称"青春痘",通常好发于面颊、额部、胸背部及肩部。它是一种慢性炎症性毛囊皮脂腺疾病,好发于青春期的男性和女性。临床上以白头粉刺、黑头粉刺、炎性丘疹、囊肿、结节等为主要临床表现。发生的因素有很多,主要与皮脂腺分泌过多、毛囊皮脂腺导管堵塞、细菌感染以及继发的炎症反应相关。那么,痤疮里面到底藏了什么呢?

毛囊堵塞以后,里面的油脂排不出来,越积越多形成一个个小痘痘。不太严重时,其通常表现为与毛囊一致的圆锥形丘疹,顶端呈黄白色,由毛囊内皮脂及脱落的角化上皮细胞构成,顶端黑素沉积形成黑头粉刺,用手可挤出头部黑色而下边呈黑色半透明的脂栓。稍重时可形成炎性丘疹,顶端可有米粒至绿豆大的脓疱,炎症继续发展可形成结节、囊肿,挤压时有波动感,破溃后易形成痘印及瘢痕。

423. 痤疮是内分泌紊乱了吗

痤疮的发生与多种因素相关,包括性激素水平、皮脂大量分泌、毛囊皮脂腺导管阻塞,痤疮丙酸杆菌感染以及继发的炎症等。进入青春期后,人体雄激素特别是睾酮的水平迅速升高,促使皮脂腺的发育并产生大量的皮脂,同时毛囊皮脂腺导管的角化异常导致导管阻塞,皮脂排出障碍,皮脂的堆积为痤疮丙酸杆菌大量繁殖提供了环境,后者产生的脂酶分解皮脂形成游离脂肪酸,这些酸性的产物引起毛囊及毛囊周围发生炎症,继而诱发痤疮。因此,内分泌紊乱导致雄激素相对或绝对升高可诱发痤疮的发生,但这只是痤疮发病的原因之一。发生痤疮并不意味着人体内分泌一定紊乱了。

424. 痤疮会传染吗

痤疮不会传染。痤疮是青少年面部最常见的皮肤病,是一种毛囊皮脂腺的感染性炎症,正常情况下,人体的皮肤上存在一些寄生菌,一般情况下它们不引起发病,青春期皮脂溢出较多,毛囊口堵塞导致过量的皮脂堆积,诸如痤疮丙酸杆菌大量繁殖,溶解皮脂形成脂肪酸,引起毛囊及毛囊周围的炎症反应。也就是说,从发病机制来讲,痤疮的实质是炎症性疾病,痤疮多发生于青少年,是因为进入青春期后,人体雄激素特别是睾酮的水平相对升高所致,不是人与人之间相互传染的。

425. 痤疮是否会遗传

痤疮是具有遗传背景的,尤其是父母一方或双方有痤疮病史者,其青春期患痤疮的可能性增大。父母双方均有痤疮病史的痤疮患者,常表现为严重的痤疮,且对大多数治疗痤疮的药物有抗药性。对双胞胎和家系的研究显示,遗传因素确实影响着痤疮的发生和发展。可能因为个体的皮脂溢出程度具有家族性倾向,而痤疮的发病与皮脂溢出程度密切相关。日光照射、吸烟、精神情绪等环境因素也可引起痤疮的加重,所以痤疮是一种遗传与环境因素相互作用的多基因病。

426. 痤疮患者防晒需要注意什么

很多人认为涂防晒霜容易堵塞毛孔,不知道到底该不该涂防晒霜。其实,长了痘痘的肌肤,更要注意防晒。因为紫外线是痘痘恶化的因素之一,日光中的紫外线可使皮肤及毛囊口角化过度,从而加重痤疮。另外,痤疮治疗药物中的四环素类及维 A 酸类都可增加皮肤光敏感。因此,痤疮患者的防晒尤为重要。痤疮患者宜选水性防晒用品,如以化学防晒剂为主的露型或啫喱型防晒品,尽量寻找那些"不导致粉刺""无油配方"的防晒产品。这样,既可防晒又不增加皮肤油腻感。白天使用了防晒霜以后,要进行彻底的清洁卸妆工作,避免配方中某些油脂成分仍留在皮肤表面而导致种种不适。但如果你的痘痘比较严重、发炎或者皮肤破损,就要暂停使用防晒霜,出门时候只能采用遮挡的物理方法防晒。

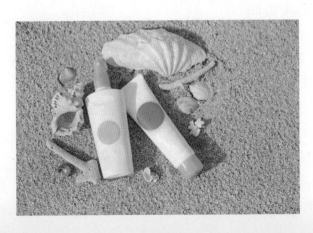

427. 药物也会引起爆痘吗

引起痤疮的原因很多,除了常见的内分泌因素、皮脂腺角化异常和微生物感染等,服用一些药物,如糖皮质激素、抗癫痫药和某些抗结核药等也能引起痤疮,称为药物性痤疮,属于药物引起的不良反应。多见于面部及胸背部,突发形态单一的炎症性丘疹和脓疱,发展缓慢,一般无全身症状,停止药物治疗后,痤疮会逐渐消退。

428. 痤疮患者可以定期做清痘护理吗

针对痤疮患者肌肤的处理稍有不当,痘痘就可能越来越严重,所以专业的护理是非常重要的。痘痘产生的主要原因多为油脂分泌旺盛导致毛孔堵塞,角质层过厚。因此,基础清洁是非常重要的。每天早晚清洁到位,从源头抑制痘痘的滋生。用柔软的干毛巾或面巾纸将水按干,比用擦干的方法对皮肤的拉扯和伤害要轻得多。尤其是在脸上长了痘痘的时候,必须用面巾纸代替毛巾,并以轻轻按压的方式吸掉水分,这样才不会造成细菌感染。同时,可以定期去角质,深层清洁。清洁不够或清洁过度均会破坏皮肤表面的平衡,加重痤疮。痤疮患者局部受损的角质层及屏障功能使他们对于皮肤清洁剂更为敏感。理想的清洁剂pH 应为中性或偏酸性,对皮肤屏障功能损伤及局部菌群破坏小。洁面用品使用频率一般每天两次即可,超油性皮肤可以适当增加一次。

痘痘发生炎症后会形成红肿甚至脓包,这就需要服用一些抗生素药物,或者涂抹药膏来减少感染。关于润肤品的选择,则应以保湿、控油及祛痘为主的乳液、凝露或啫喱,可以调节皮脂腺分泌,溶解角质栓,并能降低皮肤对痤疮治疗药物的刺激反应。

429. 女性孕期和哺乳期的痤疮问题,如何治疗和护理

对于妊娠期和哺乳期痤疮,建议局部外用药物作为一线治疗方案。常用的外用抗生素包括:红霉素、克林霉素以及甲硝唑,在妊娠期和哺乳期这些外用药物是可以安全使用的,但需要意识到长期使用抗生素药物可能存在耐药的风险,

建议在哺乳期可以和过氧苯甲酰联合使用，以减少耐药性。过氧苯甲酰凝胶除有抗菌性外，也具有溶解粉刺的作用。在妊娠期是不建议使用的，但是在哺乳期是相对比较安全的。除了上述这些外用药物以外，也可以配合进行光疗，比如说红蓝光照射治疗，目前认为蓝光和红光是通过痤疮丙酸杆菌产生的卟啉吸收光来治疗痤疮的。当然如果痤疮确实比较重，单用外用药物控制不佳，可以考虑口服大环内酯类抗生素，但需要在专业医生的指导下用药。

430. 什么是痤疮，痤疮和"毛囊炎""青春痘"是一回事吗

痤疮也被称为青春痘，是一种毛囊皮脂腺的感染性炎症。之所以叫青春痘是因为痤疮主要好发于青少年。进入青春期后人体内雄激素水平迅速升高，促进皮脂腺发育并产生大量皮脂。同时毛囊皮脂腺导管的角化异常造成导管堵塞，形成皮脂排出障碍。毛囊中痤疮丙酸杆菌等微生物大量繁殖，最终诱导并加重炎症反应。痤疮发病原因比较复杂，主要与雄激素、皮脂分泌增多、毛囊皮脂腺导管异常角化、痤疮丙酸杆菌增殖及遗传等因素有关。

毛囊炎和痤疮都是皮肤病的一个种类，但它们的病因、临床表现和治疗方法却有很大区别。毛囊炎主要由金黄色葡萄球菌所引起，偶有表皮葡萄球菌、链球菌、假单胞菌属和类大肠杆菌。诱因多为毛发的牵拉、摩擦、搔抓引起的损伤，皮肤的浸渍，局部密封、包扎及应用皮质激素等。因此，毛囊炎好发于面部、颈部、臀部及四肢等易与衣物发生摩擦的部位。而痤疮好发于面颊、额部，其次是胸部、背部及肩膀部等皮脂分泌旺盛的部位。

痤疮发病后长到一定程度就可以自然痊愈，但是毛囊炎不能够自己痊愈，而是呈现慢性发展的趋势。痤疮开始时差不多都有黑头粉刺及油性皮脂溢出，还常有丘疹、结节、脓疱、脓肿、窦道或瘢痕。病程长，多无自觉症状。而毛囊炎皮损初起为红色毛囊性丘疹，数天内中央出现脓疱，周围有红晕，脓疱干涸或破溃后形成黄痂，痂皮脱落后一般不留瘢痕可分批出现，互不融合，有硬包。

431. 痤疮和月经有关系吗

中医认为，月经前痤疮发生的病机是由于肾阴不足、肝经郁热、冲任失调。

肾阴不足,相火过旺,上熏头面而表现为痤疮。《内经》云:"女子以肝为先天,百病皆生于气。"经前阴血下注冲任、胞宫,体内阴虚火旺;若肝失疏泄,气机失畅,肝火随冲气上逆便会导致痤疮的加重。另外,肝为冲脉之本,肾为任脉之本,冲脉起于胞宫上行至面部,肝肾同源,肾阴亏虚而肝血不足,肝肾阴血不足使冲任失养而不调,从而导致月经不调或痤疮随月经周期而发。另一方面,阴阳消长是维持女性正常月经周期变化的基础,经前期是阳长期,容易引起肝阳有余而肝肾阴血不足,正是这种阴阳不平衡导致了女性痤疮患者在月经前病情的加重。

在痤疮患者中,不少妇女还有一个显著特点,每当月经来临前 1~2 周,即排卵期后至经期前的这一时期,她们皮肤上的小痘痘会明显增多,症状会突然加重。这是因为体内孕激素水平增高,皮脂腺受到刺激、油脂大量分泌的缘故。

432. 喝牛奶对痤疮有影响吗

喝牛奶可能性会导致长痘;一项关于女性健康的长期研究的确显示,在 47 000 人中,喝牛奶多的人比喝牛奶少的人长痘的概率要高 22%。虽然牛奶本身并不会导致长痘,但是牛奶当中的激素有可能会刺激皮肤分泌油脂,导致爆痘。提供牛奶的乳牛一生中的大部分时间都在怀孕,这会导致牛奶中的某些激素水平偏高。但是,牛奶会为我们的身体提供丰富的钙、维生素 D 和蛋白质,不喝牛奶是否缺乏这些营养呢? 如果不喝牛奶的确会让皮肤的情况变好,那么可以用豆奶、杏仁奶来代替。也可以尝试喝羊奶或者吃以羊奶为原料的乳制品。

433. 芦荟对痤疮是否有效

脸上痤疮红肿用芦荟有很好的清热、解毒作用。脸上红、肿、疼,或者是有脓疱的患者,可以采一些芦荟,捣成泥,直接敷在患处。当然也可以用芦荟胶做面膜,晚上使用一次就可以,不要用得太多了,20 分钟左右后要及时清洁。芦荟具有清热、解毒、杀菌的功效,特别是适用于这种面部红肿、有脓疱的痘痘。芦荟凝胶不容易阻塞皮肤,容易清洁。

434. 痤疮是内分泌紊乱引起的吗

大多数痤疮患者体内的各种性激素水平与正常人比较,并没有什么不同,谈不上内分泌失调。因此,认为痤疮是内分泌紊乱引起的,是不正确的!

目前研究发现,我们能看到儿童进入青春期,容易发生痤疮。是因为进入青春期后,性激素水平由于身体正常生长的需要而生理性升高,同样的一些女性患者在月经前痤疮也会加重,也是与体内性激素水平的波动有关。

但这并不意味着内分泌失调,只能说明我们的皮肤不能很好地"适应"这种正常生理性激素的波动而已。只有少部分治疗非常抵抗的病例存在真正意义上的内分泌疾病问题,主要表现在性激素的异常(例如多囊卵巢综合征),但这只是少数人而已。

435. 痤疮患者是否应该做内分泌方面的检查

痤疮的发病主要与雄激素及皮脂增加、毛囊皮脂腺开口堵塞、痤疮丙酸杆菌感染和炎症反应四大原因相关,其次还与遗传、免疫、内分泌障碍、情绪、饮食等因素有关。

进入青春期后,体内雄激素增高或雄雌激素水平失衡,雄激素水平的增高导致皮脂腺分泌油脂增多,为痤疮丙酸杆菌、糠秕孢子菌、表皮葡萄球菌的生长提供了营养物质,这些细菌的生长可水解油脂,导致皮脂腺开口处角化过度,油脂分泌通道受阻,加油脂水解产物脂肪酸刺激毛囊引起炎症反应。这就是痤疮发病最重要的四大因素。

雄激素作用下的皮脂腺快速发育和脂质大量分泌,固然是导致痤疮发生的重要生理基础,但临床上并无对痤疮患者常规检查激素水平的必要。

内分泌系统是由内分泌腺和分解存在于某些组织器官中的内分泌细胞组成的一个体内信息传递系统,它与神经系统密切联系,相互配合,共同调节机体的各种功能活动,维持内环境相对稳定。只有少部分治疗抵抗的病例或者我们怀疑有内分泌疾病(例如多囊卵巢综合征)的时候,才需要做性激素等相关的检查。

436. 痤疮可以吃鱼虾、海鲜、牛羊肉吗

海鲜中含有人体必需的不饱和脂肪酸,尤其是中国人饮食结构中缺乏的α-亚麻酸。在有痤疮时可以吃一些海鲜,尤其是汞含量低的海产品如凤尾鱼、鲈鱼、三文鱼、带鱼、黄花鱼、罐头吞拿鱼、虾、蟹等,可以调节我们饮食中不饱和脂肪酸的比例,更好地促进皮肤的恢复。但要避免进食方头鱼、鲨鱼、剑鱼和大西洋马鲛鱼(鲭鱼)等含汞量高的海产品。

由于饱和脂肪酸最常见于猪、牛、羊肉等动物的肥肉中,痤疮患者需要控制这些食物的摄入量。当然并不是完全不能吃,只是要适当减少。

痤疮患者饮食须注意避免辛辣食物、控制脂肪和糖类食物,多吃新鲜蔬菜、水果和富含维生素的食物。

437. 痤疮可以挑破或挤破吗

不能。有下面四种原因:

一是,面部"三角区"的痘痘不能随便挤。所谓"危险三角区"指的是鼻子和嘴角组成的一个三角形区域,颜面部的浅静脉包括面前静脉及颞浅静脉,面前静脉的瓣膜发育不良,在肌肉收缩下,可使血液转而逆行。当面部发生炎症时,易在面前静脉内形成血栓,影响正常静脉血回流,并逆流至眼上静脉,经眶上通向颅内蝶鞍两侧的海绵窦,将面部炎症传播到颅内,产生颅脑感染,危及生命。

二是,挤痘痘时会使局部皮肤有损伤,使皮肤的屏障保护功能降低,细菌乘虚而入,继发皮脂腺炎症,炎症加剧,导致形成化脓性皮脂腺炎症,易致瘢痕疙瘩形成。

三是,人的手指皮肤表面有很多细菌,挤压的过程中,周边结缔组织通常会受到压迫,痘痘内的杂物会顺利排出,毛囊内细菌感染导致皮下炎症感染,同时还会交叉感染。

四是,痘痘是患处炎症加剧的表现,受到炎症的影响,肌肤的代谢速度降低,减缓角质细胞和黑色素的代谢。同一患处的痘痘反复发作,肌肤的代谢速度降

低导致角质细胞、黑色素堆积,加之皮损处受紫外线应激皮脂氧化,产生大量黑色素,形成炎症后色素沉着。

438. 痤疮长在面部不同部位是什么原因

依据痤疮的发病部位,将面部划分为四个部分,分别为额头部、鼻部、面颊部、颏下部。整体观是中医学的特色之一,面部的不同区域分别与各个脏腑相对应,脏腑的生理病理变化均可以在该区域有所表现。根据五脏辨证,额头部属心,左颊部属肝,右颊部属肺,鼻部属脾,颏下部属肾。

痤疮长在额头部位,与平时生活压力大、脾气差有关,多为心火旺盛,平时应按时作息,早睡早起,多喝水;鼻头部位痤疮与胃火过盛、消化系统异常有关,注意少吃冰冷食物;鼻翼部位痤疮与卵巢功能或生殖系统异常有关;右边脸颊部位皮损与呼吸系统异常相关,尽量避免芒果、芋头、海鲜等易过敏的食物;左边脸颊皮损与肝功能异常相关,注意保持心情愉快,冷热适中;唇周边皮损与便秘等导致体内毒素累积有关,平时注意多食新鲜蔬菜、水果;下巴部位皮损与内分泌失调有关,应少食寒冷刺激的食物。

439. "青春痘"也是皮肤病吗

痤疮俗称青春痘,是发生于面部最常见的皮肤疾病。长痤疮的原因有很多,如遗传因素、皮脂分泌增多(雄激素、紧张压力、高能量饮食)、毛囊皮脂腺导管角化、痤疮丙酸杆菌繁殖、炎症和免疫反应等。

痤疮的预防:要注意避免辛辣、甜腻、油炸、动物脂肪等高热量食物,避免熬夜,注意缓解压力,保持心情舒畅,慎用护肤品。

440. 为什么有的人长痘有的人不长

痤疮的发生主要是四个因素引起,分为内在因素和外在因素。不同因素对人的影响不同,所以导致有些人长痘,有些人不长痘痘。

引起痤疮的内在因素,包括皮脂腺分泌失调、女性月经生理周期、青春期发育、缺乏维生素、遗传、个人肤质,以及疲劳过度、睡眠不足、精神抑郁、精神紧张、压力过重等。

引起痤疮的外在因素,包括皮肤清洁保养不当,进食辛辣、油腻、甜品和海鲜类食物,药物的不良反应,以及过度紫外线照射、环境中的粉尘等环境因素等。

441. 痤疮与心理因素有关吗

痤疮的发生是与心理因素有关的。近年来,痤疮由青年逐步向中年和少年扩展,这与睡眠障碍、情绪不稳定、长期精神紧张等有关。研究表明,心理社会因素可能是女性青春期后痤疮的重要诱因之一。抑郁、焦虑等情绪变化都将通过大脑皮层-边缘系统的情感环路,发放神经冲动到下丘脑-脑垂体-性腺轴或肾上腺轴,使雄激素增加。

痤疮发病与心理因素存在互为因果的关系。焦虑、抑郁、长期精神紧张等容易导致痤疮的发生,发生痤疮后又给患者的心理健康造成影响,进一步加重患者焦虑、抑郁、情绪异常等心理问题。除了临床药物之外,还应采用相应的心理疏导治疗,提高疗效。

442. 预防痤疮应注意哪些细节

(1)要养成良好的生活习惯,注意面部和手部的卫生,常用温水洗脸,避免用碱性大的肥皂,不用多油脂和刺激性的化妆品,使用控制油脂分泌、保湿的护肤品。

(2)要注意饮食合理调配,多吃含维生素 A、维生素 B_2、维生素 B_6、维生素 E 等营养元素和微量元素锌的食物,多吃粗纤维食物,少吃肥厚、甜食和辛辣腥臊食品。

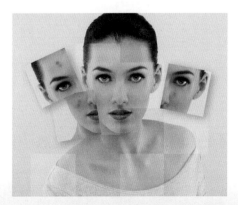

(3)要注意有的药物会使痤疮病情加重,包括有些雄激素和皮质类固醇激素。

（4）保持乐观情绪,保证充足睡眠,避免情绪焦虑和紧张,保持乐观愉快情绪,劳逸结合,保持大便通畅。

443. 避孕药真是少女"战痘"良药吗

一般来说,避孕药可以分为三大类:长效避孕药、短效避孕药以及紧急避孕药。临床上长效避孕药和紧急避孕药,多数时候仅有避孕的作用,只有口服短效避孕药,还兼有许多别的功效,其中有一个作用就是治疗痤疮。

很多小姑娘脸上长痘痘,究其原因,不少是体内雄性激素太多引起的,尤其是多囊性卵巢综合征的患者,还会长着黑黑长长的汗毛。不少短效避孕药都有降低雄激素的作用,减少多毛,达到治疗痤疮的效果。甚至有些避孕药的说明书上,明确地写着适应证有:痤疮。

不过话要说回来了,也不是所有的痤疮都可以用避孕药治疗,只有因激素分泌失常导致的痤疮,避孕药治疗才对症,因此切不可自行服药,要在医生的指导下进行治疗。

444. 性生活能"治"青春痘吗

很多人认为性生活可以治疗青春痘,因为大多数人有男女朋友之后脸上的青春痘就消失不见,其实这是一种错误的观点。性生活并不能治疗青春痘！多数人到了 25 岁以后基本都不会再长青春痘,这是因为生长发育基本成熟,性腺的分泌也逐步稳定了,如果没有其他因素影响内分泌系统,痤疮就会自然减轻或消失了,而这个年龄也恰恰是青年男女谈婚论嫁的时候,所以有些人就错误地认为,结婚后有了性生活就可以消除青春痘。实际上,即使是已婚的成年人,如果不注意饮食习惯、精神情绪、遗传因素的影响,仍然会因为内分泌的失调发生痤疮。

445. 如何护理问题性皮肤——痤疮

（1）认真清洁皮肤,必要时使用含有磨砂颗粒的洗面奶,以减少毛囊孔的堵塞。洗脸次数不易超过 3 次。

（2）清洁后必须使用控油保湿的乳膏，否则皮肤在负反馈的作用下，会分泌更多的油脂。如炎症性的痘痘较多，皮肤敏感，应定期使用具有舒缓功效的面膜，如 FGF 面膜。

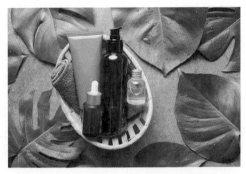

（3）痤疮皮肤在紫外线的作用下容易形成暗疮和瘢痕，所以一定要使用防晒霜。冬天可选择带防晒系数的日霜，其余季节必须外涂防晒霜，建议使用医学护肤品。

446. 玫瑰痤疮和痤疮的临床表现一样吗

玫瑰痤疮和痤疮，是皮肤的两种不同疾病的名称，虽然都有"痤疮"两字，但却有本质的不同。

玫瑰痤疮，又称酒渣鼻，是一种主要发生于面部中央的红斑和毛细血管扩张的慢性炎症性皮肤病。本病好发于颜面中部，以鼻尖、鼻翼为主，其次为颊部、颏部、前额，常对称分布，多发于中年人，妇女较多。患者多并发皮脂溢出，颜面经常是油光可鉴。皮损表现为红斑、毛细血管扩张和有炎症的毛囊丘疹及脓疱等。痤疮，又称青春痘，是毛囊皮脂腺单位的一种慢性炎症性皮肤病，主要好发于青少年，对青少年的心理和社交影响很大，但青春期后往往能自然减轻或痊愈。临床主要表现为粉刺、丘疹、脓疱、结节等皮肤损伤。由于痤疮和玫瑰痤疮经常可以伴发，所以没有专业医生的指导，很难自我鉴别。

447. 痤疮的常见原因是什么

痤疮的发生主要与皮脂分泌过多、毛囊皮脂腺导管堵塞、细菌感染和炎症反应等因素密切相关。进入青春期后人体内雄激素特别是睾酮的水平迅速升高，促进皮脂腺发育并产生大量皮脂。同时毛囊皮脂腺导管的角化异常造成导管堵塞，皮脂排出障碍，形成角质栓即微粉刺。毛囊中多种微生物尤其是痤疮丙酸杆菌大量繁殖，痤疮丙酸杆菌产生的脂酶分解皮脂生成游离脂肪酸，同时趋化炎性细胞和介质,最终诱导并加重炎症反应。

痤疮可能的诱因有以下几个:

(1)压力过大,入睡太晚,情绪焦虑。

(2)摄入太多的糖分、奶制品、淀粉、油炸食品、脂肪、辛辣味重的食品。

(3)没有很好的护肤习惯,清洁肌肤不彻底,毛孔堵塞。或者过度清洁,每天洗脸3~5遍,造成皮肤缺油缺水,反而诱发皮脂腺的过度分泌。

(4)自行用排针清痘或者挤压粉刺,造成毛孔感染,真皮炎症,引起瘢痕。

(5)内分泌的变化,有些女性朋友经期前痤疮加重,同时伴有痛经等,应检查一下性激素六项及多囊卵巢综合征。

448. 痤疮是否会遗传给下一代

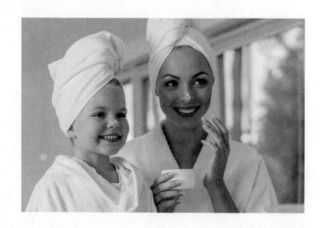

有时候我们不难发现,青春期长痘痘的孩子,其父母青春期往往也有青春痘。其实青春痘的出现确实与遗传有关。

现代医学研究表明:遗传对青春痘的易感性影响很大,同卵双胞胎青春痘的一致性也证明了这一理论的正确。

青春痘与遗传有关,但具体的遗传方式,由什么控制,尚未清楚。可能是多种因素的,比如皮脂产生增加、菌群异常、皮脂腺角化过度等。许多研究都证实,同卵双胞胎患者皮脂分泌率相同,而非同卵双胞胎患者则不同,这支持皮脂分泌率受遗传控制;同卵和非同卵双胞胎患者青春痘的严重程度不同,说明青春痘损害的发展也受环境因素的影响。遗传因素还影响青春痘的临床类型、皮损分布和病程长短。

449. 痤疮有哪些类型

（1）粉刺型痤疮。比如说白头粉刺、黑头粉刺。白头粉刺主要是白头、闭合性粉刺，这种粉刺是毛囊口被角质层覆盖，皮脂不能排出，积在毛囊内，和角化的细胞混合，结成硬块而形成。而黑头粉刺，又称黑头，是开放性粉刺，它是皮脂腺分泌的皮脂过多，不能排出，积于毛囊内，毛囊口处的皮脂与灰尘、角化的死细胞混合，凝结成小脂栓而形成。

（2）丘疹型痤疮。毛囊发炎形成小丘疹，高出皮肤大小犹如米粒到豌豆大较密集，有的也较坚硬，颜色是淡红色或深红色，有时在丘疹中央还可以看到黑头或顶端发黑的皮脂栓，时有痒或痛感。

（3）脓包型痤疮。表现以大小不等的皮脂腺囊肿内含有带血的黏稠脓液，破溃后可形成窦道及瘢痕。

（4）萎缩型痤疮。丘疹或脓包型痤疮的后期，破坏腺体而形成凹坑状萎缩性瘢痕者称萎缩型痤疮。

（5）聚合型痤疮。数个痤疮结节在深部聚集融合，有红肿，颜色青紫，称为融合性痤疮或聚合型痤疮。

（6）恶病型痤疮。这种恶病型痤疮，皮肤损害为小米至黄豆大的紫红色丘疹，脓包或结节，黑头粉刺不多质地较软，还有脓液或血液，经久不愈，多并发于贫血、结核病或其他全身性疾病。

450. 熬夜对痤疮有影响吗

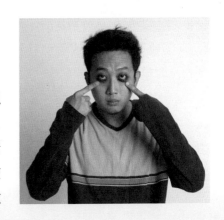

大量研究表明，熬夜可以诱发痤疮。

从中医的角度来说，熬夜后往往出现"阴虚火旺"，火热瘀积于面，出现"青春痘"。

从西医的角度来说，熬夜会使体内激素分泌失衡，间接造成皮脂分泌过于旺盛，使脱氢表雄酮等雄激素样物质浓度变高，刺激皮脂腺分泌过量的皮脂,诱发引起毛囊口堵塞,从而诱发痤疮。

保持心情愉快、睡眠充足,对痤疮的治疗事半功倍。

451. 如何预防或减轻痤疮

(1)清洁皮肤:针对患者皮肤油腻的特点,采取晨起和睡前温水或洗面奶洗脸,并用双手指腹顺皮纹方向轻轻按摩 3~5 分钟,以增强去污力,然后用温水洗干净,清除当天皮肤上的灰尘、油垢。若遇面部尘埃、油脂较多,应及时用温水冲洗。一般洗脸次数以每日 2~3 次为宜。

(2)疏通毛孔:当面部出现粉刺时,打一盆热水,把经洗面奶或细砂磨砂膏净面后的脸置于升腾的蒸汽中,而后用大毛巾包裹面部 3 分钟,促使毛孔打开,再用事先以 75% 酒精棉球消毒过的医用注射针头(5~7 号)的针帽或粉刺器柔和地挤压粉刺边缘的皮肤,即可将粉刺挤出来。此法不易损害附近皮肤,不致留下瘢痕。

(3)避免使用油性或粉质化妆品,酌情使用水质护肤品,尤忌浓妆。睡前应彻底清除当天的化妆品,并避免睡前涂抹营养霜、药膏等,使夜间的皮肤轻松、畅通,充分呼吸。

(4)避免用手经常触摸已长出的粉刺或用头发及粉底霜极力掩盖皮疹,尤其要克服用手乱挤乱压粉刺的不良习惯,因为手上的细菌和头发上的赃物极易感染皮肤,加重粉刺,而乱挤乱压可致永久的凹陷性瘢痕,留下终身遗憾。

(5)饮食上少吃脂肪、高糖、辛辣、油煎的食品及白酒、咖啡等刺激性饮料,多吃蔬菜、水果、多饮开水。经常便秘者可用绿豆 20g、薏米 50g,同煮成粥,加少量冰糖调和,每日分两次服。

(6)坚持多做一些运动,以加快血液循环,提高新陈代谢率,促使体内的废物及时排出体外,使皮肤在不断地出汗过程中保持毛孔通畅,随后及时加以清洗。

452. 痤疮患者的饮食调节

食物进入体内,有一些我们不知道的反应在悄然发生,通过各个途径导致皮脂腺分泌增加,从而诱发痤疮。其中有甜食如巧克力、冰激凌等含高糖及高脂肪物质,常常使皮脂腺分泌增加。富含高蛋白及高动物性激素的食物,如海鲜、牛奶也会导致皮脂腺分泌增加。就现代人的饮食和从前的人比较,摄取过多的动物性脂肪、蛋白质是普遍存在的现象。由于吃下动物性脂肪及其加工品,或奶油、油炸物、乳酪等食物,会促进旺盛的皮脂腺分泌皮脂,因此促成痤疮的生长及恶化。

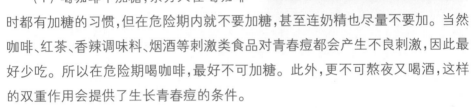

通过大量的研究调查,我们得出以下结论:

(1)喝咖啡不加糖,东方人在喝咖啡时都有加糖的习惯,但在危险期内就不要加糖,甚至连奶精也尽量不要加。当然咖啡、红茶、香辣调味料、烟酒等刺激类食品对青春痘都会产生不良刺激,因此最好少吃。所以在危险期喝咖啡,最好不可加糖。此外,更不可熬夜又喝酒,这样的双重作用会提供了生长青春痘的条件。

(2)避免摄取高脂肪的食品,在痤疮好发年龄,对于下列食物要特别减少摄入,像奶油、乳醋、沙拉酱、牛肉、羊肉、猪肉、鱼肉、洋火腿、鸡肉、冰激凌、鲜奶油等。除此之外还有甜食如糖果、甜馅饼、饼干、巧克力、蛋糕等,不但含糖且含动物性脂肪的点心也要尽量少吃。

(3)不吃香蕉,除了香蕉之外,其他水果可尽量吃,至于吃的份量来说,如苹果、橘子之类一次可吃一个,如葡萄柚则一次吃半个。

(4)多喝白开水,加快新陈代谢。

453. 痤疮患者的皮肤护理

(1)保持毛囊皮脂腺口通畅,防止毛囊皮脂腺口上皮角化及管口变窄,影响皮脂排出,注意多食含丰富维生素A的食物,不宜用油剂和粉剂护肤品、化妆品。及时清洁积存的皮脂、污垢及脱落的角质细胞,必要时可用硫黄皂、二硫化硒制剂等洗面去除皮肤表面的过多皮脂。防止使用溴化物、糖皮质激素类等会增加皮脂药物,防止粉刺形成及游离脂肪酸刺激引起毛囊皮脂腺的炎症反应。

(2)控制炎症反应发生:保持面部皮肤的清洁卫生,减少微生物感染及炎症的发生,勿用手触摸面部肌肤或挤压粉刺,防止毛囊皮脂腺及导管破裂,使微生物、皮脂及分解的游离脂肪酸进入周围组织引起感染性炎症及非特异性炎症。